Michael P. Raith

Natural Bodybuilding

Dualedition

Raith, Michael P.:
Natural Bodybuilding: Trainingsplanung, Ernährungsstrategien,
Übungskatalog / Michael P. Raith – Stuttgart: Dualedition, 2010

Vollständig überarbeitete Neuausgabe, 2. Auflage, 2012
ISBN 978-3-942585-01-9

Informationen zu Bodybuilding und Fitness erscheinen in der
Medienreihe „Natural Challenge": www.naturalchallenge.de

Satz und Umschlaggestaltung: Dualedition
Umschlag und Anhang mit Fotos/Illustrationen von Michael Flippo,
Gina Sanders, Patrick Hermans, FrederickRM – Fotolia.com; Fotos im
Übungskatalog von Jochen Wirth (Model: Robert Gaß)

Dualedition ist ein Imprint der
Dualfilm GmbH, Hauptstr. 2, 70563 Stuttgart

Inhaltsverzeichnis

Ernährung

Training

Übungskatalog

Anhang

Vorwort

Liebe Leserin, lieber Leser,

nunmehr sind 14 Jahre vergangen, seit die Erstausgabe von „Natural Bodybuilding" erschienen ist. In diesen Jahren habe auch ich wieder viel Neues dazugelernt, getestet und weiterentwickelt. Genau das fasziniert mich so an unserem Sport: Alles entwickelt sich und man lernt auch nach Jahrzehnten immer noch da und dort hinzu. Man kann in Sachen Ernährung nahezu unbegrenzt experimentieren und immer neue wissenschaftliche Erkenntnisse in sein persönliches Trainingsprogramm einbauen. All die zusätzlichen Erkenntnisse habe ich in die neue Ausgabe von „Natural Bodybuilding" mit einfließen lassen. Kombiniert mit den immer geltenden Grundregeln der Originalausgabe hoffe ich so, Ihnen einen kompletten, praxisorientierten Ratgeber für erfolgreiches natürliches Bodybuilding bieten zu können.

Bodybuilding auf natürlicher Basis hat sich seit der Erstausgabe dieses Buchs sehr positiv weiterentwickelt. Mittlerweile sind die Teilnehmerzahlen von Natural-Bodybuilding-Wettkämpfen höher als die vieler traditioneller Meisterschaften, und „clean" zu sein liegt fast schon im Trend. Ich habe allerdings den Eindruck, dass die Schere zwischen gesundem, natürlichem Sport einerseits und der Variante mit leistungssteigernden Mitteln andererseits immer weiter auseinandergeht. Zum einen haben viele Menschen dieses extreme Leistungsdenken in unserer Gesellschaft satt, das sich im Sport letztlich durch Doping widerspiegelt. Diese Menschen wollen nicht nur muskulös und stark sein, sondern schlichtweg auch gesund. Andererseits beobachte ich viele vornehmlich jüngere Athleten, bei denen man den Eindruck hat, dass Sie zuerst Stoff nehmen und sich dann erst im Fitnessstudio zum Training anmelden – frei nach dem Motto muskulös und schön sein, aber bitte ohne großen Aufwand. Ich persönlich glaube, dass Steroide auch außerhalb des Leistungssports die Modedroge der nächsten Jahre werden.

Vieles hat sich also entwickelt und verändert. Was sich allerdings definitiv nicht verändert hat, ist die Botschaft hinter diesem Buch: Es geht auch ohne Doping! Wenn Sie dopingfrei trainieren, müssen Sie anders trainieren als ein „Stoffer". Sie müssen sich teilweise anders ernähren und vor allem in Sachen Regeneration wesentlich vorsichtiger sein. Sie werden zwar nie Mr. Olympia werden, aber Sie können viel erreichen, und sicher mehr, als andere Ihnen glauben machen wollen. Und: Sie können wahrlich stolz auf Ihre Ergebnisse sein!

Dabei ist mein Buch kein Anti-Doping-Buch. Es steht jedem Athleten frei zu entscheiden, was er oder sie tut und lässt. Es liegt mir fern, andere zu verurteilen oder über jemanden ein Urteil abzugeben. Ich möchte vielmehr denjenigen Sportlern helfen, die den natürlichen Weg vorziehen und auf die somit einige Stolpersteine mehr auf dem Weg zum Erfolg warten. Selbstverständlich können auch weniger natürliche Athleten sehr von den Ratschlägen in diesem Buch bezüglich körpertypspezifischem Training und entsprechender Ernährung profitieren.

Der Kernpunkt dieser Arbeit ist auch in der neuen Ausgabe die Unterteilung der menschlichen Körpertypen in drei Gruppen mit fließendem Übergang. Dadurch wird praktisch für jeden Athleten ein individueller Weg zum Erfolg ermöglicht, da er gemäß den Richtlinien, die für seinen Körperbau empfohlen werden, gezielt trainieren und sich gezielt ernähren kann. Nur allzu oft wird nämlich vergessen, dass die meisten erfolgreichen Bodybuilder diesen Sport nicht deshalb gewählt haben, weil sie von Anfang an wie Herkules ausgesehen haben; dann hätten sie wohl kaum Bedarf gesehen, überhaupt mit dem Training zu beginnen, denn sie wären ja schon in Topform gewesen. Vielmehr haben ca. 90% der Athleten ursprünglich deshalb mit dem Training begonnen, weil sie entweder viel zu dünn waren oder aber mit Übergewicht zu kämpfen hatten.

Und was können Sie daraus lernen? Ganz einfach: Wenn andere es geschafft haben, dann können Sie es auch! Sie können Ihren Körper durch harte Arbeit in eine tolle Form bringen, egal welche Voraussetzungen Sie zu Beginn mitbringen. Um dieses Prinzip umzusetzen, sollte man allerdings die gängige Praxis kritisch betrachten: Allgemein werden für alle Athleten sehr ähnliche Trainings- und vor allem Ernährungspläne aufgestellt, die zu mehr oder weniger guten Fortschritten führen. Es erscheint aber eigentlich nur logisch, dass ein dünner, nur 65 Kilogramm schwerer Athlet, der Muskelmasse und Körpergewicht aufbauen will, nicht dieselben Ratschläge befolgen sollte wie ein etwas übergewichtiger, bulliger Athlet mit 110 Kilogramm.

Daher wird später jeder Körpertyp mit seinen speziellen Eigenschaften und Bedürfnissen erklärt. Jeder Leser sollte sich daraufhin im Spiegel betrachten und selbst – möglichst ehrlich und objektiv – beurteilen, welchem Körpertyp er am ehesten entspricht. Es kann aufgrund mangelnder Objektivität bei der Beurteilung des eigenen Körperbaus sehr hilfreich sein, Außenstehende oder erfahrene Athleten miteinzubeziehen und ihnen eine Beurteilung zu erlauben. Daraufhin sollte man mit den Trainings- und Ernährungsratschlägen, die für den jeweiligen Körpertyp empfohlen werden, experimentieren, um festzustellen, mit welchen Methoden man die besten Erfolge erzielt.

Um zu überprüfen, ob Sie auch wirklich Fortschritte machen, habe ich am Ende des Buchs eine Erfolgstabelle beigefügt. Dort können Sie regelmäßig Kraft- und Muskelzuwachs eintragen und so eine objektive Übersicht über Ihre Trainingserfolge erstellen. In diesem Sinne wünsche ich Ihnen viel Spaß und Erfolg mit meinem Buch. Folgen Sie mir nun in die faszinierende Welt des Eisensports!

Michael P. Raith
Stuttgart, im Frühling 2010

Kapitel 1

Grundlagen

Der menschliche Körper

Der menschliche Körper ist ein ungemein komplexes Gebilde, geradezu ein Wunderwerk der Schöpfung. Im Wesentlichen besteht unser Körper aus Knochen, Muskulatur, Organen und Nerven, die wiederum aus Billiarden von Zellen aufgebaut sind. Für unsere Zwecke ist hauptsächlich die Muskulatur von Bedeutung, denn sie können wir trainieren und in ihrer Größe verändern.

Vergessen dürfen wir aber nicht, dass die Organe wie Herz oder Lunge die Muskulatur mit Blut, Nährstoffen und Sauerstoff versorgen und deshalb für optimale Muskelfunktionen verantwortlich sind.

In den folgenden Abschnitten soll auf einige Dinge eingegangen werden, die entscheidend für eine erfolgreiche Muskelentwicklung sind. Zunächst muss bedacht werden, dass jeder Mensch ein einzigartiges Individuum darstellt und zwei Menschen sich vielleicht ähneln, niemals jedoch exakt gleich sind. Dennoch ist natürlich jeder menschliche Organismus nach den gleichen Prinzipien aufgebaut, die Grundstruktur ist uniform, das heißt einheitlich. Andernfalls könnten beispielsweise auch Medikamente nicht bei allen Menschen wirken.

Durch die uniforme Grundstruktur lässt sich erklären, weshalb jeder Mensch auf korrektes Gewichtstraining mit Muskelwachstum reagiert. Unsere individuelle Ausprägung hingegen führt dazu, dass manche Menschen Muskeln wesentlich schneller aufbauen als andere.

Charakterisierung der drei grundsätzlichen Körpertypen

Wichtig für den Aufbau der Muskulatur ist das Wissen um die Verschiedenheit einzelner Körper. Deutlich erkennbar ist dies zwischen Mann und Frau. Der bedeutendste Unterschied im Hinblick auf Muskelaufbau und Körperformung ist hier die höhere Konzentration des männlichen Geschlechtshormons Testosteron beim Mann. Abgesehen von einigen anderen Hormonen ist dieses Hormon für die größere Muskelmasse und den allgemein niedrigeren Körperfettanteil beim Mann verantwortlich. Testosteron ist also entscheidend für muskelaufbauende und – in zweiter Linie – auch für am Fettabbau beteiligte Prozesse in unserem Körper. Außerdem bewirkt Testosteron die Ausprägung der sekundären männlichen Geschlechtsmerkmale wie Bartwuchs, Körperbehaarung und tiefe Stimme. Der allgemein höhere Testosteronspiegel spielt prinzipiell für das Training auf Kraft und Muskelaufbau jedoch nur in einer Hinsicht eine Rolle: Männer können logischerweise schneller und in größerem Umfang Muskelmasse aufbauen als Frauen.

Doch auch innerhalb der Geschlechter finden sich ganz unterschiedliche Körpertypen, die man im Wesentlichen in drei Bereiche einteilen kann. Diese drei Grundtypen nennt man **ektomorph**, **mesomorph** und **endomorph**. Ich möchte jedoch gleich darauf hinweisen, dass praktisch kein Mensch völlig eindeutig und exakt einem Körpertyp zugewiesen werden kann, sondern vielmehr Kombinationen von Merkmalen verschiedener Körpertypen auftreten, die so einen fließenden Übergang zwischen den drei Grundtypen darstellen. Dabei überwiegen jedoch immer die Merkmale eines Körpertyps, zu dem man sich dann zählen sollte. Es gibt in der Tat nicht weniger als 88 Untergruppen der drei Körpertypen, die sich durch Bestimmung des Grades der Dominanz einer Hauptgruppe auf einer Skala von eins bis sieben ergeben. So könnte ein Athlet beispielsweise zwei Punkte ektomorph, sechs Punkte mesomorph und fünf Punkte endomorph sein. Für uns ist diese sehr genaue Einteilung aber nicht ausschlaggebend. Es genügt, wenn Sie sich dem Typus zuordnen, dem Sie offensichtlich am ehesten entsprechen. In unserem Beispiel wäre der Athlet also als mesomorph einzuordnen, wobei er zusätzlich mit einigen Eigenschaften eines endomorphen Menschen ausgestattet wäre.

Der jeweilige Körpertyp hängt stark von körperlichen Gegebenheiten wie Stoffwechselgeschwindigkeit, Anzahl und Größe der Fettzellen, dem Knochenbau oder den genetischen Voraussetzungen für Muskelaufbau ab. Dementsprechend reagiert auch jeder Typ anders auf bestimmte Trainings- oder Ernährungsgewohnheiten. Wer kennt nicht den dünnen, untergewichtigen Burschen, der essen kann so viel er will, aber kein Gramm zunimmt, oder aber als Gegensatz dazu den bulligen, etwas übergewichtigen Mann, der schon vom Salat zulegt? Es ist klar, dass diese zwei Athleten ihr Training und ihre Ernährung unterschiedlich konzipieren müssen, um optimale Erfolge zu erzielen. Sie haben normalerweise auch unterschiedliche Trainingsziele.

Im Folgenden möchte ich die drei Grundtypen genauer beschreiben. Die grundsätzliche Einteilung der menschlichen Körpertypen wird uns durch das gesamte Buch begleiten. Prägen Sie sich die Unterscheidung also genau ein. Auf die verschiedenen Tipps bezüglich Training und Ernährung wird dann in den jeweiligen Kapiteln ausführlich eingegangen. Durch praktisches Experimentieren werden Sie recht schnell erkennen, ob Sie sich richtig eingeordnet haben oder ob Sie sich – bei ausbleibendem Erfolg – noch einmal mit der Unterteilung befassen müssen.

Der ektomorphe Körpertyp

Der ektomorphe Typ ist der drahtige, schlanke, sogar dünne und häufig untergewichtige Mensch, der einen sehr leichten Knochenbau hat und nur sehr schwer zunimmt. Er ist von Natur aus eher für Ausdauer- und Schnellkraftsportarten geeignet. Er verfügt in aller Regel über einen flachen, kleinen Brustkorb, schmale Schultern sowie eher zierliche Gelenke.

Da der ektomorphe Typ dünn oder drahtig-schlank ist, hat er meist das Ziel, Muskelmasse aufzubauen und an Körpergewicht zuzulegen. Extrem ektomorphe Typen (die vielzitierten „Spargeltarzane") hätten manchmal nicht einmal etwas gegen zusätzliches Körperfett einzuwenden. Wichtig für diesen Körpertyp ist eine entsprechende Ernährung, die auf Masseaufbau ausgerichtet ist, sowie ein passendes Trainingsprogramm zum Masseaufbau. Aufgrund seines meist recht schnellen Stoffwechsels muss der ektomorphe Typ viele Kalorien zu sich nehmen, um dieses Ziel zu erreichen. Ektomorphe Typen haben jedoch eine recht dünne, filigrane Knochenstruktur, die es ihnen einfach nicht erlaubt, ein Muskelvolumen aufzubauen, wie es der endomorphe Typ entwickeln kann. Auch sollte man als ektomorpher Typ nicht ständig maximale Gewichte im Training verwenden, um Schäden an Gelenken, Sehnen und Bändern zu vermeiden. Ich verweise die Leser des ausgesprochen ektomorphen Typus ausdrücklich auf den entsprechenden Abschnitt zum Masseaufbau im Ernährungs-Kapitel, denn die Ernährung stellt für Sie wahrscheinlich den wichtigsten Faktor überhaupt in Sachen Muskelaufbau dar.

Der mesomorphe Körpertyp

Der mesomorphe Typ verkörpert den Idealtyp im Hinblick auf Muskelaufbau. Er ist muskulös, stark, nicht zu dünn, aber auch nicht zu dick – er ist ein Allroundsportler. Die meisten Spitzenprofis im Leistungssport (speziell in der Leichtathletik und im Bodybuilding) sind ausgesprochen mesomorphe Typen.

Aufgrund seiner in aller Regel guten bis hervorragenden Anlagen zum Muskelaufbau und zur generellen Entwicklung sportlicher Leistungsfähigkeit stellt die Wahl des Trainingsprogramms den mesomorphen Athleten kaum vor Probleme. Er wird wahrscheinlich mit fast allen Trainingsprogrammen recht gute Fortschritte machen. Dennoch gibt es natürlich auch für ihn gewisse Grundsätze und Richtlinien bei der Trainings- und Ernährungsplanung, an die er sich halten muss, um optimalen Zuwachs zu gewährleisten. Die Grundüberlegungen aus den Kapiteln „Training" und „Ernährung" sind für ihn wie für alle anderen Athleten überaus wichtig!

Der endomorphe Körpertyp

Der endomorphe Typ ist der stämmige, bullige Athlet, der über ein recht hohes Körpergewicht, sowie in aller Regel auch über einen recht hohen Körperfettanteil verfügt. Er hat einen stabilen Knochenbau und kann wohl am meisten Muskelmasse aller Körpertypen aufbauen, er wird es aber schwer haben, das muskulöse und durchtrainierte Aussehen eines mesomorphen Athleten zu erreichen, da er zu starkem Fettansatz neigt. Der typische Körperbau eines endomorphen Athleten sieht folgendermaßen aus: Er hat breite Hüften, weiche Muskulatur und ein volles, eher rundes Gesicht („Vollmondgesicht").

Im Normalfall hat der endomorphe Typ also einen massigen, manchmal etwas untersetzten Körper und ist häufig mit einem relativ hohen Körperfettanteil ausgestattet. Durch das Training mit Gewichten werden zwar Kalorien verbraucht. Körperfett kann dadurch aber niemals direkt „abtrainiert" oder „verbrannt" werden, wie es vielerorts fälschlicherweise verbreitet wird. Deshalb empfiehlt es sich für den endomorphen Typen, neben dem Gewichtstraining regelmäßig auch aerobes Training, also Ausdauertraining zu betreiben, um zusätzliche Kalorien zu verbrauchen und damit Körperfett abzubauen. Große Muskeln wirken in der Tat wenig beeindruckend, wenn sie unter einer dicken Fettschicht verborgen sind. Für aerobes Training hat sich besonders das Radfahren als hervorragend geeignet für den endomorphen Athleten erwiesen, da es keine so große Belastung auf die ohnehin durch das hohe Körpergewicht belasteten Gelenke ausübt wie etwa das Joggen. Gute Dienste tut drei- bis fünfmaliges Radfahren pro Woche, jeweils ca. 40-50 Minuten ausgeführt.

Sie werden sich beim Lesen gedanklich sicherlich bereits eingeordnet haben. Auf einen Punkt möchte ich in diesem Zusammenhang aber besonders hinweisen: Lassen Sie sich nicht von möglichen „Nachteilen" Ihres Körpertyps deprimieren! Ektomorphe Athleten können sehr wohl einen massigen Körper entwickeln und endomorphe Athleten ebenso einen durchtrainierten, muskulösen Körper, wenn sie nur hart genug dafür arbeiten und sich an die für sie geeigneten Maßnahmen und Methoden halten. Sie sollten immer versuchen, das Beste aus Ihrem eigenen Körper zu machen, auch wenn es Ihnen vielleicht schwerer fällt als einem anderen Athleten, ein bestimmtes Ziel zu erreichen. Orientieren Sie sich deshalb an sich selbst, denn nur Sie allein sind der einzig wahre Maßstab, an dem Sie sich messen sollten, und nicht an anderen, vielleicht besser veranlagten Athleten. Schöpfen Sie aber durchaus Motivation von Athleten, die Ihnen überlegen sind, um sich noch weiter zu verbessern.

Rote und weiße Muskelfasern

Neben den drei Körpertypen gibt es auch noch ein weiteres Kriterium, in dem sich alle Menschen leicht voneinander unterscheiden. Ich betone jedoch, dass dieser Punkt für Erfolg in unserem Sport nicht von ausschlaggebender Bedeutung ist, sondern lediglich erklärt, warum verschiedene Athleten unterschiedlich auf verschiedene Trainingsmethoden reagieren.

Es geht dabei um die Zusammensetzung unserer Muskulatur. Die Muskeln des menschlichen Körpers bestehen im Prinzip aus zwei verschiedenen Arten von Muskelfasern, den roten und den weißen Muskelfasern. Weiße Muskelfasern werden bei kurzzeitigen Aktivitäten maximaler Intensität eingesetzt, ermüden aber relativ schnell. Dann kommen die roten Muskelfasern mit ins Spiel. Sie sind eher für Leistungen im Ausdauerbereich bei mittlerer bis geringer Intensität geeignet. Die Zusammensetzung der Muskeln unterscheidet sich von Mensch zu Mensch darin, dass das Verhältnis von weißen zu roten Muskelfasern variiert. Der eine Athlet verfügt von Natur aus über mehr rote als weiße Muskelfasern, ist daher in Ausdauersportarten wahrscheinlich erfolgreicher als in Schnellkraft- und Kraftsportarten, während ein anderer Athlet vielleicht völlig anders veranlagt ist.

Durch entsprechendes Training kann jedoch die Leistung sowohl im Kraft- als auch im Ausdauerbereich optimiert werden. Niemand ist deshalb nur aufgrund des Aufbaus seiner Muskulatur für eine bestimmte Sportart völlig unbegabt. Jeder kann durch entsprechendes Training seine Leistungen enorm verbessern. Die prozentuale Verteilung der roten und weißen Muskelfasern ist übrigens nicht vom Körpertyp abhängig. Das bedeutet: Der beschriebene Ausdauersportler mit mehr roten als weißen Muskelfasern könnte genauso gut ein ektomorpher (also drahtig-schlanker) wie auch ein endomorpher (also stämmiger) Typ sein.

Auf- und Abbauphasen

Der menschliche Körper ist keine Maschine und kann deshalb nicht immer die gleiche Leistung bringen. Folglich kann man auch im Training – und das gilt für alle Sportarten – nicht ständig Fortschritte machen, die einer linearen Steigung gleichkommen. Stattdessen finden im Körper ständig Phasen des Aufbaus und des Abbaus statt, die sich normalerweise in etwa die Waage halten. Man erhält also eher eine wellenartige Kurve seiner Leistungsfähigkeit mit sich abwechselnden Hoch- und Tiefpunkten.

Der Fachausdruck für einen aufbauenden Körperzustand heißt **anabol**, der für einen abbauenden Körperzustand **katabol**. „Anabol" heißt also ins Deutsche übersetzt nichts anderes als „aufbauend", „katabol" dementsprechend „abbauend".

Zu den möglicherweise auftauchenden Assoziationen mit „Anabolika": Anabolika sind Medikamente, die bei entsprechenden Krankheiten, die einen erhöhten Eiweiß- und Körpersubstanzaufbau erfordern, eingesetzt werden, und zwar um das natürliche Gleichgewicht anaboler und kataboler Prozesse im Körper in Richtung vermehrter anaboler Prozesse zu verschieben. Daher der Name Anabolika. Wir werden uns jedoch mit den natürlichen Auf- und Abbauphasen unseres Körpers beschäftigen. Ein Beispiel für eine ganz natürliche anabole Phase ist das starke Wachstum während der Kindheit und Jugend, das ebenfalls in Schüben und nicht exakt gleichmäßig verläuft.

Das Wissen über anabole und katabole Phasen ist für das Training zwecks Muskel- und Kraftaufbau sehr wichtig. In der Praxis heißt das nämlich, dass wir einige Wochen unsere Leistungen verbessern können, dann jedoch kommt ein Punkt, an dem die Fortschritte zum Stillstand kommen. An diesem Punkt bringt es nichts, den Körper zu weiterem Aufbau zwingen zu wollen! Vielmehr sollte man im Training einen Gang zurückschalten und dem Körper Zeit geben, sich an das neue, höhere Leistungsniveau anzupassen. Tut man dies nicht, so wehrt sich der Körper, indem er in einen katabolen Zustand übergeht, also Substanz abbaut anstatt aufzubauen, um auf diese Weise den Belastungen standzuhalten. Ist solch ein kataboler Zustand erreicht, kann man Fortschritte jedoch garantiert vergessen. Deshalb sollte man so schnell wie möglich wieder aus dieser Lage herauskommen. Eben das wird durch Erholung und durch leichtes Training erreicht. Sie werden selbst merken, wann bei Ihnen Kraft und Energie etwas nachlassen oder zumindest stagnieren und Ihre Fortschritte trotz großer Motivation zurückgehen. Sie fühlen sich unter Umständen nicht mehr so fit und leistungsfähig wie sonst. Achten Sie genau auf diese Anzeichen und versuchen Sie die ungefähre Zeitspanne herauszufinden, während der Sie gute Fortschritte gemacht haben und sich fit fühlten. Es ist überaus wichtig, dieses Gespür für den eigenen Körper zu erlangen.

Aber Achtung: Verwechseln Sie nicht Faulheit oder Müdigkeit nach einer langen Nacht mit einem katabolen Zustand. Sie können sich Sicherheit verschaffen, indem Sie anfangen zu trainieren. Wenn Sie sich nach ca. 15-20 Minuten immer noch etwas schlapp fühlen, so sind Sie am Ende eines Aufbauzyklus angelangt. Ansonsten wird Sie die stimulierende Wirkung des Trainings munter machen.

Sind Sie tatsächlich am Ende eines Aufbauzyklus angelangt, dann trainieren Sie fünf bis acht Tage sehr leicht oder noch besser gar nicht. Gönnen Sie sich und ihrem Körper aktive Erholung (zum Beispiel Schwimmen, Radfahren, Wandern) und starten Sie danach mit neuer Kraft einen weiteren Aufbauzyklus. Angewandt auf die im Kapitel „Training" erläuterten Trainingssysteme und Programme heißt das, dass Sie nicht immer gleich intensiv trainieren sollten. Wichtig ist es deshalb, nicht einfach irgendeinen Trainingsplan oder Trainingsrhythmus eines anderen Athleten zu kopieren, nur weil dieser damit gute Erfolge erzielt hat. Die Länge eines Aufbauzyklus ist von Mensch zu Mensch verschieden. Deshalb sollte man Trainingssysteme oder die Dauer eines speziellen Trainingsprogramms, wie sie zum Beispiel häufig in Fachzeitschriften angeführt werden, stets den eigenen Bedürfnissen anpassen, um optimale Ergebnisse zu erzielen.

Der menschliche Organismus unterliegt aber nicht nur länger dauernden Auf- und Abbauphasen, sondern es gibt auch während eines Tages eine natürliche Schwankungsbreite, was die Leistungsfähigkeit des Körpers betrifft. Im Laufe des Tages gibt es einige Stunden, in denen wir über mehr Energie verfügen als zu anderen Tageszeiten. Diese Zeiträume sollten wir natürlich dazu nutzen, um ein Maximum aus unserem Training herauszuholen. Geeignete Tageszeiten sind am frühen Morgen, am späten Nachmittag und am Abend. Natürlich müssen Sie Ihre Trainingszeiten an Ihre Arbeitszeiten anpassen, aber dennoch sollten Sie, wenn irgend möglich, während der genannten Tageszeiten Ihr Training einlegen. Persönliche Vorlieben spielen bei der Trainingsplanung natürlich auch eine Rolle. Der eine Sportler trainiert bevorzugt morgens, der andere lieber abends. Ich rate Ihnen dazu, Ihr Training eher auf den Feierabend als vor die Arbeit zu verlegen, und zwar aus dem ganz einfachen Grund, weil Ihr Körper um diese Uhrzeit bereits „auf vollen Touren" läuft, Sie schon mehrere Mahlzeiten zu sich genommen haben und somit Ihre Energiedepots voll aufgeladen sind. So können Sie das Optimum aus Ihrem Training herausholen.

Die Muskulatur des Menschen

Wenn Sie jemanden, der kein Bodybuilding betreibt, nach den Muskeln des menschlichen Körpers fragen, so werden Sie meist nicht mehr als den Bizeps und die Bauchmuskeln zu hören bekommen. Die Namen und Funktionen unserer Muskeln sind nur wenigen Nichtsportlern vollständig bekannt. Ich gehe zwar davon aus, dass die meisten Leser meines Buchs die Muskeln, die sie trainieren, auch benennen können. Die Grundfunktion, die ein Muskel innehat, ist jedoch selbst erfahrenen Bodybuildern nicht immer völlig klar. Dabei bildet die Kenntnis der Muskelfunktionen die eigentliche Basis für optimales Training. Nur Übungen, die die natürliche Muskelfunktion in ihrer Bewegung nachahmen, trainieren diese Muskeln auch effektiv. Selbstverständlich macht es keinen Sinn, alle Muskeln des Körpers aufzuführen – es wären über 600! Ich möchte Ihnen aber einen kleinen Überblick über die Hauptmuskelgruppen des menschlichen Körpers und deren Funktionen geben. Sie können der Anatomietafel im Anhang entnehmen, wo sich welcher Muskel befindet.

Muskelgruppe	Funktionen
Pectorialis major/minor (Brustmuskeln)	Führt die Arme vom Körper weg nach vorne und von der Seite zusammen.
Deltamuskeln (Schultermuskeln)	Heben die Arme nach vorne, zur Seite, nach hinten oder über den Kopf.
Trapezius (Nackenmuskel)	Zieht die Schultern nach oben (Ohrbereich).
Bizeps (Armbeuger)	Beugt den Unterarm im Ellbogengelenk.
Trizeps (Armstrecker)	Streckt den Arm aus dem Ellbogengelenk.
Latissimus dorsi (großer Rücken-muskel)	Zieht die Arme von oben nach unten oder von vor dem Körper an den Körper heran.
Erector Spinae (Rückenstrecker)	Streckt den Rücken am „Kreuz" durch.
Rectus abdominus/obliquus (Bauchmuskeln)	Klappt Ober- und Unterkörper im Becken zusammen.
Glutaeus maximus (Gesäßmuskeln)	Streckt die Beine am Hüftgelenk.
Quadrizeps (vordere Oberschenkel)	Streckt das Bein aus angewinkelter Position.
Beinbizeps (Beinbeuger)	Beugt das Bein im Kniegelenk.
Gastrocnemius und Soleus (großer und kleiner Wadenmuskel)	Strecken den Fuß aus dem Fußgelenk heraus.

Aus den Bezeichnungen der Muskelgruppen können Sie erkennen, dass viele Muskeln nicht nur aus einem einzigen „Muskelstück" bestehen, sondern sich aus mehreren Muskelköpfen zusammensetzen. So besteht zum Beispiel der Bizeps aus zwei Muskelköpfen („bi"-zeps = „zweiköpfiger" Muskel), der Quadrizeps aus vier Muskelköpfen.

Muskelaufbau

Der eigentliche Muskelaufbau ist ein weitaus komplexerer Prozess, als dies auf den ersten Blick erscheinen mag. Auf allzu viele wissenschaftliche Details verzichte ich aber bewusst. Mir geht es um die wichtigen Aspekte, die die Grundlage zum Verständnis darüber schaffen sollen, was Muskelaufbau eigentlich ist. Was veranlasst also einen Muskel zu Wachstum (Hypertrophie)?

Hypertrophie und Superkompensation

Muskelwachstum erfolgt erst nach dem Training. Während des Trainings einer bestimmten Muskelgruppe stellt sich zwar der sogenannte „Pumpeffekt" ein. Das heißt nichts anderes, als dass sich der Muskel aufgrund des Trainings stark mit Blut füllt, er schwillt an, wird größer. Das darf jedoch auf keinen Fall mit wirklichem Muskelwachstum verwechselt werden. Der Pumpeffekt lässt allmählich nach, sobald man das Training beendet.

Während des Trainings wurden allerdings zahlreiche kleinste Muskelfasern angegriffen und „verletzt". Das ist kein Grund zur Aufregung, sondern muss so sein, damit ein Muskel überhaupt wachsen kann. In der Zeit zwischen zwei Trainingseinheiten für eine Muskelgruppe muss nun dieses zerstörte Muskelgewebe wieder „repariert" werden. Dazu wird das über die Ernährung zugeführte Protein herangezogen. Nach vollständiger Regeneration und Reparatur ist der Muskel etwas vergrößert, um einer Trainingsbelastung das nächste Mal besser standzuhalten. Man nennt diesen Vorgang **Hypertrophie**. Der Muskel ist „hypertrophiert", also (minimal!) gewachsen. Noch einmal zur Klarheit: Muskelaufbau findet nicht während des Trainings statt, sondern in der Ruhephase danach als Reaktion auf starke muskuläre Beanspruchung, wie beispielsweise durch das Gewichtstraining.

Genetische Voraussetzungen

Die Genetik spielt eine überaus wichtige Rolle im Bodybuilding. Wenn Sie von Natur aus, also gemäß Ihrer genetischen Erbanlagen, einen Oberarm von beispielsweise maximal 46 Zentimeter Umfang aufbauen können, so können Sie trainieren und essen so viel Sie wollen, Sie werden ihre Oberarmmuskeln nie über dieses Maß hinaus entwickeln können.

Es soll jedoch ausdrücklich darauf hingewiesen werden, dass Sie ihr volles genetisches Potenzial erst nach sehr vielen Jahren harten Trainings und optimaler Ernährung erreichen können – wenn Sie es überhaupt jemals voll ausschöpfen werden! Dieser Hinweis soll aber nicht als Ausrede zur Trainingsfaulheit dienen, sondern lediglich erklären, weshalb ein Athlet relativ schnell und leicht große Muskeln aufbaut und ein anderer nur sehr langsam – trotz korrekten Trainings und entsprechender Ernährung.

Der durchschnittliche Athlet kann pro Jahr ungefähr drei bis vier Kilogramm reine Muskelmasse aufbauen. Muskelaufbau ist also ein sehr langsamer Prozess und erfordert reichlich Geduld. Das hat auch seinen guten Grund, denn schließlich muss die neue Muskelsubstanz mit Blut und Sauerstoff versorgt werden, was wiederum eine gesteigerte Herz- und Lungenleistung erfordert. Erwarten Sie deshalb nicht, nach einem Jahr Training wie Arnold Schwarzenegger auszusehen. Unrealistische Zielsetzungen, die einfach nicht erreicht werden können, sind die Hauptursache, warum einige Athleten das Training recht schnell wieder aufgeben. Wer schon etwas länger trainiert, wird vielleicht entgegnen, dass er im ersten Trainingsjahr insgesamt zehn Kilogramm oder sogar noch mehr aufbauen konnte – richtig! Aber diese Gewichtszunahme setzt sich nicht ausschließlich aus purer Muskelmasse zusammen, sondern sie besteht auch aus vermehrter Wassereinspeicherung in den Muskeln, erhöhter Glykogenspeicherung (siehe dazu auch im Kapitel „Ernährung"), und auch aus etwas zusätzlichem Körperfett durch die erhöhte Nahrungsaufnahme. Es ist in der Praxis nahezu unmöglich, nur reine Muskelsubstanz aufzubauen. Wer aufbauen will, muss unter anderem gut und viel essen. Um aber ausschließlich pure Muskelmasse aufzubauen, müsste man den täglichen Kalorienbedarf auf die Kalorie genau decken, was bloße Theorie ist und in der Praxis nicht erreicht werden kann. Das ist jedoch nicht weiter schlimm, solange der Muskelaufbau den absoluten Großteil der Gewichtszunahme ausmacht und der Fettaufbau gering gehalten wird. Dazu aber später mehr.

Muskelwachstum durch Belastung

Als Anfänger oder nur leicht Fortgeschrittener nimmt man wesentlich leichter an Muskelsubstanz zu als nach einigen Trainingsjahren. Der menschliche Körper passt sich Belastungen stets an (man spricht von „Adaption"). Deshalb wird es mit zunehmender Trainingspraxis immer schwieriger, den Organismus zu neuem Muskelzuwachs anzuregen.

Im Grunde ist es aber auch eine solche Belastungsanpassung, die den Muskel überhaupt zum Wachsen veranlasst. Um mit der Belastung eines Gewichtes während einer Übung das nächste Mal besser fertig zu werden, versucht der Körper seine Muskelsubstanz in dem trainierten Bereich zu vergrößern. Ihr Muskel wächst und Sie werden stärker. Diesen Vorgang nennt man **Superkompensation**. Im Grunde ist Superkompensation der Vorgang schlechthin, um den es in unserem Sport geht! Daher wird uns das Prinzip der Superkompensation durch alle Kapitel hindurch begleiten.

Dabei kann man die Art und Weise, wie Muskeln durch Training zu Wachstum angeregt werden können, im Wesentlichen in drei Schritte gliedern. Ausgangspunkt ist dabei der Zustand der sogenannten „Homöostase". Darunter versteht man einen Status des Gleichgewichts aller biologischen Vorgänge in unserem Körper. Der Körper ist nämlich stets darum bemüht, dieses Gleichgewicht zu halten. Auf Muskelwachstum bezogen heißt das, dass der Körper von Natur aus und ohne Sport immer versucht, muskelaufbauende und muskelabbauende Prozesse ins Gleichgewicht zu bringen. Muskelwachstum ist dabei natürlich ausgeschlossen, Stillstand ist angesagt.

Im Hinblick auf Muskelaufbau müssen wir also den Zustand der Homöostase so verändern, dass vermehrt Muskelsubstanz aufgebaut wird. Diesen Vorgang kann man wie erwähnt in drei Phasen gliedern:

Phase I: Belastung

Während der Belastungsphase (also dem Training) wird in unserem Körper der Zustand der Homöostase gestört. Der Körper versucht nun, geeignete Maßnahmen zu ergreifen, um diesen Zustand wiederherzustellen. Diese Maßnahmen finden in Phase II statt.

Phase II: Erholung und Anpassung

Den optimalen Weg, um das nächste Mal mit einer solchen Belastung besser fertig zu werden, sieht der Organismus darin, dass er neue Muskelsubstanz aufbaut. Deshalb regeneriert er zunächst die angegriffene Muskelsubstanz und versucht zudem, sich mittels Aufbau zusätzlicher Substanz der Belastung anzupassen. Die Muskelfasern verdicken sich.

Phase III: Leistungssteigerung

Grundvoraussetzung für den Eintritt von Phase III ist, dass Phase II vollständig abgeschlossen ist. Das heißt: Der Körper hat sich von der Belastung vollständig erholt und nimmt eine Anpassung für zukünftige Belastungen vor. Es kann folglich nur dann eine Leistungssteigerung stattfinden, wenn ausreichend Pause und Erholungszeit zwischen zwei Belastungen liegen.

An diesem 3-Phasen-Prinzip muss sich also Ihre Aufteilung von Trainingseinheiten und Ruhetagen orientieren. Nur bei optimaler Trainingsplanung für jeden Körpertyp werden auch optimale Ergebnisse folgen. Wie dieses Prinzip in der alltäglichen Trainingspraxis angewendet wird, werden Sie ausführlich im Kapitel „Training" lernen.

Vermehrung von Muskelzellen

Wie Sie soeben gelesen haben, werden die Muskelzellen während der Regenerationsphase „repariert", und zwar durch Zufuhr von Aminosäuren aus dem Nahrungsprotein. Die Muskeln vergrößern sich dadurch minimal. Korrekter wäre es eigentlich zu sagen, sie verdicken sich, denn in der Tat wird das Volumen der Muskeln durch eine Verdickung der bereits vorhandenen Muskelfasern erzielt. Wie eingangs erläutert, nennt man diesen Vorgang Hypertrophie.

Nun leuchtet es ein, dass sich Muskelzellen nicht endlos verdicken können. Die Größe der einzelnen Zellen hat seine Grenzen und damit auch das Muskelwachstum. Perfekt wäre daher, wenn es eine Möglichkeit gäbe, auch die Anzahl der Muskelzellen zu erhöhen, so dass sich mehr Muskelzellen verdicken können und damit neues Wachstum möglich ist.

Heutzutage weiß man: So etwas ist machbar. Den besten Beweis dafür liefern die aktuellen Top-Profis im Bodybuilding, deren schier übermenschliche Muskelmasse sicher nicht auf herkömmlichem Weg, auch nicht mit Steroiden, erzielbar ist. Wenn eine Vermehrung von Muskelzellen eintritt, nennt man diesen Vorgang **Hyperplasie**. Hypertrophie ist also das Dickenwachstum bereits vorhandener Muskelzellen, Hyperplasie das Wachstum neuer Muskelzellen.

Wachstumshormone können in der Tat eine Zunahme der Anzahl an Muskelzellen bewirken. Neben den Wachstumshormonen gibt es sogenannte Wachstumsfaktoren wie IGF (*Insulinelike Growth Factor*), die Hyperplasie ermöglichen. Nur durch den Einsatz dieser Mittel werden Körper möglich, wie Sie heute beim Mr. Olympia auf der Bühne zu sehen sind. Experimente gibt es auch zu einem anderen Wirkmechanismus: Myostatin hemmt bei Menschen und Tieren das Muskelwachstum. Dies ist ein sinnvoller Prozess, zum Beispiel nach der Pubertät, denn endlos wachsende Muskeln würden uns irgendwann platzen lassen. Die Idee einiger unverbesserlicher Menschen war nun, das Myostatin zu hemmen. Dadurch sollte nahezu ungezügeltes Muskelwachstum möglich sein. Was dann allerdings noch alles wächst (man denke an Organe etc.) steht wohl in den Sternen.

Das alles sei Ihnen, liebe Leser, nur zur Erklärung gesagt, auf welche Arten sich eigentlich Muskeln vergrößern lassen und wo die Grenzen des Wachstums liegen. Für uns natürliche Sportler beschränkt sich das erzielbare Muskelwachstum auf die Hypertrophie, also das Dickenwachstum der Muskelzellen. Bereits damit lassen sich hervorragende Erfolge erzielen – und nur darum geht es!

Regeneration

Im Abschnitt über Auf- und Abbauphasen wurde bereits erwähnt, dass der menschliche Körper keine Maschine ist, die fortwährend die gleiche Leistung bringen kann. Vielmehr handelt es sich um einen äußerst komplexen Organismus, der phasenweise Leistungssteigerung, aber auch Leistungsabfall entwickeln kann. Dem menschlichen Körper steht nicht unbegrenzt Energie zur Verfügung. In physischer wie psychischer Hinsicht braucht er Phasen der Ruhe, in denen verbrauchte Energie ersetzt und kleine Schäden etwa an Nerven und Muskeln nach starker Belastung beseitigt werden können. Das ist der Hauptgrund, warum wir so dringend jeden Tag eine bestimmte Zeit schlafen müssen. Der Körper regeneriert sich dabei durch zahlreiche biochemische Vorgänge, der Geist durch Träume, in denen Eindrücke und Erlebnisse verarbeitet werden.

Je stärker der Mensch körperlicher oder geistiger Belastung ausgesetzt ist, desto länger ist der Zeitraum, den er zur kompletten Regeneration braucht. Hartes körperliches Training fordert die begrenzten Regenerationskapazitäten unseres Körpers stark. Wenn sich Ihr Körper von einer Trainingseinheit noch nicht vollständig erholt hat, so können Sie beim nächsten Training noch nicht 100% Leistung bringen und werden deshalb kaum oder gar keine Fortschritte machen.

Sehr wichtig ist die Tatsache, dass während eines harten Trainings zwar hauptsächlich die trainierte Muskelgruppe belastet wird, dass aber durch jedes Training auch der gesamte Organismus – speziell das Zentralnervensystem – beansprucht wird. Dieser Aspekt wird häufig bei der Trainingsplanung nicht beachtet und es wird dem Körper zu wenig Zeit zur Regeneration gegeben. Grundsätzlich gilt im Bodybuilding, dass mehr nicht immer besser, sondern häufig sogar schlechter ist!

Die Regenerationskapazitäten des menschlichen Körpers sind individuell sehr verschieden und hängen von zahlreichen, teils genetisch bedingten Faktoren ab. Das zeigt sich in der Praxis dadurch, dass ein bestimmter Athlet nahezu jeden Tag, ein anderer vielleicht nur jeden zweiten oder sogar dritten Tag hart trainieren kann, ohne ins „Übertraining" zu geraten und somit Fortschritte zu verhindern.

Ihre Regenerationsfähigkeit entwickelt sich mit zunehmender Trainingserfahrung und wird nach einigen Jahren voll ausgeprägt sein. Ihre persönliche Regenerationszeit müssen Sie selbst beurteilen, indem Sie mit verschiedenen Trainingsprogrammen experimentieren. Probieren Sie zum Beispiel, ob Sie bessere Fortschritte machen, wenn Sie einige Wochen nur jeden zweiten Tag trainieren, oder wenn sie zwei aufeinanderfolgende Tage trainieren und erst dann einen Tag Pause einlegen. Als generelles Limit für die Trainingshäufigkeit wird im Anfängerstadium ein drei- bis viermaliges Training pro Woche und für Fortgeschrittene oder Leistungssportler ein vier- bis sechsmaliges Training pro Woche empfohlen, wobei für den Aufbau von Muskelmasse sechsmaliges Training pro Woche auf natürlicher Basis nur für wenige, äußerst talentierte Athleten geeignet ist. Für die große Mehrheit aller Natural Bodybuilder ist hingegen vier- bis fünfmaliges Training pro Woche die Obergrenze in Sachen Trainingshäufigkeit.

Der Aspekt der Regeneration ist der dritte entscheidende Faktor neben Training und Ernährung für Erfolg im Bodybuilding-Sport. Wichtig ist dabei sowohl die Regenerationszeit zwischen einzelnen Sätzen (lokale Regeneration), als auch diejenige zwischen Trainingseinheiten und ganzen Trainingsphasen (zentrale Regeneration). Die kurzfristige, lokale Regeneration zwischen einzelnen Sätzen gibt dem Muskel Zeit, um die während eines harten Satzes angesammelten Abfallstoffe zu entfernen und durch stärkere Durchblutung mehr Nährstoffe und Sauerstoff zuzuführen. Die längerfristige Regeneration zwischen Trainingseinheiten gibt dem Körper hingegen dafür Zeit, beschädigtes Muskelgewebe wieder aufzubauen, sowie zudem die durch das Training entleerten Energiespeicher der Muskeln aufzufüllen und das zentrale Nervensystem von der starken Belastung zu regenerieren.

Ich betone deshalb noch einmal: Sie müssen sich von einem harten Training zu 100% erholen, sonst werden sie keine Erfolge erzielen! Ein Großteil der Regeneration findet während des Schlafs statt. Deshalb müssen Sie ausreichend erholsamen Schlaf finden, damit Ihr Körper sich von den Strapazen des Trainings erholen und Energie für weitere Trainingseinheiten aufbauen kann. Die individuellen Schlafbedürfnisse können sich dabei von Mensch zu Mensch stark unterscheiden. Eine Faustregel besagt, dass man mindestens sechs bis acht Stunden Schlaf pro Nacht erreichen sollte. Mit acht Stunden Schlaf fahren die meisten Athleten sicher sehr gut und gewährleisten eine vollständige Regeneration. Wenn Sie nur drei bis vier Stunden Schlaf pro Nacht fnden, weil sie ständig bis spät in die Nacht fernsehen oder ausgehen, können Sie hingegen kaum nennenswerte Fortschritte erwarten. Wer nachts einmal wenig geschlafen hat und die Zeit findet, mittags dieses Schlafdefizit aufzuholen, der sollte es auf jeden Fall tun.

Abgesehen vom nächtlichen Schlaf ist auch Ruhe und Entspannung im täglichen Leben sehr wichtig. Betrachten Sie einmal Menschen, die sehr hektisch und nervös sind, und Sie werden feststellen, dass diese Personen häufig recht dünn sind. Durch Stress und Nervosität verbraucht Ihr Körper nämlich ebenfalls jede Menge Energie, die dann natürlich für Ihr Training nicht mehr zur Verfügung steht und auch Ihre Regenerationsfähigkeit negativ beeinflusst. Entspannen Sie sich, wann immer möglich und schalten Sie einen Gang zurück. Manchmal muss man sich förmlich zur Ruhe zwingen – tun Sie dies, falls notwendig! Denn Stress und Hektik können nur schaden und werden mit Sicherheit Ihre Erfolge beim Aufbau Ihres Körpers verringern.

Auch andere, sehr anstrengende körperliche Aktivitäten wie 3-Stunden-Tennismatches bei 35° Celcius im Schatten oder acht Stunden Skifahren ohne Pause fordern die Regenerationskapazitäten zusätzlich zum Training enorm und tragen somit nicht gerade dazu bei, Muskeln schneller aufzubauen.

Regenerationsfördernde Maßnahmen

Es gibt einige Möglichkeiten, wie Sie die Regeneration nach harten Trainingseinheiten beschleunigen können. Diese Maßnahmen sind in der Regel sehr angenehm und regenerieren nicht nur den Körper, sondern auch den Geist. Daher sollten Sie sich – wenn zeitlich und finanziell möglich – diese Maßnahmen zur schnelleren Regeneration regelmäßig gönnen.

Cool-Down nach dem Training

Die erste Maßnahme zur optimalen Regeneration findet unmittelbar im Anschluss an das Training statt. Während viele Athleten sich wenigstens gut aufwärmen, kenne ich nur wenige, die ein wirkliches Cool-Down-Programm nach dem Training ausführen. Zunächst sollten Sie direkt nach dem Gewichtstraining etwa zehn Minuten zügig, aber locker auf einem Laufband gehen (nicht joggen!). Dadurch werden Stoffwechselendprodukte, die durch das harte Training produziert wurden, besser und schneller abgebaut. Anschließend sollten Sie die trainierten Muskelpartien und gegebenenfalls auch Ihren ganzen Körper durch sanftes Dehnen lockern und die Muskeln entspannen. Dadurch wird die hohe Spannung von den Muskeln genommen und der Blutfluss mit regenerierenden Nährstoffen verbessert.

Massagen

Massagen können die Regeneration sehr positiv beeinflussen. Ein guter Masseur schafft es nicht nur, die Muskeln zu lockern, sondern auch die Durchblutung von Bindegewebe, Sehnen und Muskulatur anzuregen. Verhärtete Muskeln können gelöst werden, der Stoffwechsel wird angeregt. Massagen entspannen herrlich und wirken ganzheitlich harmonisierend auf Geist und Körper. Natürlich sind Massagen auch eine Frage der Finanzen; wer es sich aber leisten kann, gelegentlich eine Massage in Anspruch zu nehmen, sollte das unbedingt tun.

Sauna

Ein beliebter Weg, die Regeneration zu verbessern, ist für viele Athleten der Gang in die Sauna. In der Tat werden Stoffwechselendprodukte durch das Schwitzen und die Anregung des Kreislaufs besser abtransportiert. Auch hat ein Saunabesuch positive Wirkungen auf das Immunsystem und entspannt Muskeln und Geist. Direkt im Anschluss an ein Training kann ein Saunabesuch sehr angenehm und förderlich sein, ganz besonders natürlich in den kalten Herbst- und Wintermonaten.

Thermalbad

Eine weniger häufig genutzte, aber ebenfalls sehr gute Maßnahme zur Verbesserung der Regeneration ist der Besuch eines Thermalbads. Das mineralienhaltige Wasser hat positive Auswirkungen auf den ganzen Organismus. Meist findet man auch Massagedüsen in Thermalbädern vor, die bei entsprechend starkem Druck Muskeln und Gelenke herrlich lockern können. Ich persönlich bin ein großer Fan von Thermalbädern, lasse jede einzelne Muskel- und Gelenkpartie von den Massagedüsen einmal durchkneten, um mich danach auf einer Liege zu entspannen. Das Ganze kann natürlich auch wunderbar mit einem Saunagang im Bad kombiniert werden.

Mein Tipp: Nehmen Sie sich zum Beispiel einmal einen sonntäglichen Nachmittag Zeit, trainieren Sie erst hart, gehen Sie dann in ein Thermalbad und nutzen Sie die Massagedüsen sowie die Sauna, fahren Sie anschließend abends heim und gehen Sie ins Bett. Sie werden tief schlafen und super erholt am nächsten Morgen aufwachen.

Mentale Entspannungstechniken

Hartes Training fordert nicht nur den Körper stark, sondern auch die Psyche. Das vernachlässigen immer noch die meisten Athleten sträflich. Oft ist ein Übertraining gar nicht nur eine körperliche Angelegenheit, sondern man ist psychisch ausgelaugt und kann einfach nicht ständig Top-Leistungen erbringen. Daher macht es Sinn, auch für nervliche und psychische Erholung zu sorgen. Dazu eignen sich sehr gut Entspannungstechniken wie progressive Muskelentspannung nach Jacobsen und autogenes Training.

Die progressive Muskelentspannung funktioniert folgendermaßen: Durch gezielte An- und Entspannung der Muskeln wird ein tiefer körperlicher Entspannungzustand hervorgerufen. In diesem Zustand entspannt sich dann auch die Psyche und man kann gezielt über suggestive Formulierungen den Geist positiv beeinflussen. Autogenes Training hingegen soll über Bilder, die man sich intensiv vorstellt, den Geist und dadurch gleichzeitig den

Körper entspannen und in einen positiven Zustand versetzen. Beide Methoden eint, dass Sie ganzheitlich wirken. Nur in einem entspannten Körper ist auch ein entspannter Geist und umgekehrt.

Optimale Ernährung

Eine möglichst optimale Ernährung ist für eine optimale Regeneration natürlich unerlässlich. Wenn Sie sich an die Ratschläge im Kapitel „Ernährung" halten, ist sichergestellt, dass auch Ihre Regenerationsfähigkeiten aus Ernährungssicht optimal ausgeprägt sind.

Trainingspausen

Wenn Sie sich nun trotz der genannten Maßnahmen ausgelaugt und schlapp fühlen, so ist es an der Zeit, eine Pause vom Training einzulegen. In der Regel reicht eine Woche Pause aus, um sich vollständig zu regenerieren. Falls Sie allerdings nach einer Woche immer noch nicht wirklich fit und vor allem motiviert sind für das Training, dann sollten Sie eine weitere Woche Pause anhängen.

Sie brauchen keine Schuldgefühle haben, nur weil Sie nicht trainieren. Erfahrungsgemäß fällt vielen Athleten eine einwöchige Pause völlig ohne Training sehr schwer. Das ist ein rein psychologisches Problem: Der Athlet denkt tatsächlich, seine Muskeln würden schrumpfen. Manche sehr engagierte Sportler bekommen fast Panik, wenn Sie nicht trainieren sollen oder dürfen. Bedenken Sie jedoch, dass auf lange Sicht eine solche Trainingspause sehr hilfreich sein kann, um Übertraining auszuschließen (beachten Sie dazu auch den nächsten Abschnitt). Viele Top-Profis und auch viele Amateure legen ab und zu eine kleine Pause ein, um ihrem Körper die Zeit zu geben, kleine Schäden an der Muskulatur, leichte Verletzungen oder andere Langzeitauswirkungen harten und härtesten Trainings zu beheben. Nach dieser Pause können Sie wieder mit frischer Motivation und Energie an die Hanteln gehen und neue Fortschritte erzielen. Eine Woche Pause mindert also mittelfristig nicht Ihr Muskelwachstum, sondern wird es vielmehr verbessern!

Übertraining

Regeneration und Übertraining stehen in einem ursächlichen Verhältnis zueinander. Wenn keine ausreichende Erholung von Trainingseinheiten gewährleistet ist, dann können Sie mit der Zeit in ein Stadium des Übertrainings kommen. Wie der Name schon sagt trainieren Sie dann Ihren Körper über seine Grenzen hinaus. Sie überfordern ihn schlichtweg. Da der Begriff des Übertrainings uns das ganze Buch hindurch begleiten wird, möchte ich in diesem Abschnitt erklären, wie Übertraining zustande kommt und an welchen Symptomen es erkannt werden kann. Ausführlich befassen wir uns mit diesem Thema auch im Kapitel „Training", wo ich erklären werde, mit welchen Trainingsmethoden Sie Übertraining verhindern können.

Übertraining ist der schlimmste Feind des Bodybuilders. Wenn Sie übertrainiert sind, können Sie Fortschritte vergessen. Noch schlimmer, wenn Sie nicht erkennen, dass Sie übertrainiert sind und aufgrund der ausbleibenden Fortschritte versuchen, noch härter oder länger zu trainieren, so werden Sie Ihren Körper nur immer mehr überfordern. Übertraining kommt dann zustande, wenn Sie zu lange, zu hart oder zu oft trainieren oder alles kombinieren!

Wie erkennen Sie aber, dass Sie übertrainiert sind? Nun, es gibt einige Symptome, die charakteristisch sind für ein Übertrainingsstadium. Diese Symptome werden oft unter dem Begriff „Übertrainingssyndrom" zusammengefasst. Zu den Symptomen gehören zunächst ausbleibende Fortschritte (in Extremfällen sogar Kraft- und Gewichtsverlust), Müdigkeit, Muskelschmerzen, Schlaflosigkeit, Unruhegefühl und Nervosität, außerdem Appetitlosigkeit, keine Lust zu trainieren sowie erhöhte Infektanfälligkeit. Vielleicht hat Sie die Auflistung dieser Symptome gerade irgendwie an das Lesen der Packungsbeilage eines Medikaments erinnert. Im Prinzip liegen Sie gar nicht so falsch, denn beispielsweise die erhöhte Infektanfälligkeit, die durch eine Schwächung des Immunsystems zustande kommt, ist ein Indikator dafür, dass Ihr Körper sich tatsächlich in einer Art „krankem Zustand" befindet, wenn Sie übertrainiert sind.

Wenn Sie erkennen oder auch nur ahnen, dass Sie sich in einem Übertrainingsstadium befinden, so gibt es nur eine Konsequenz: Machen Sie sofort Pause! Je nachdem, wie lange oder wie heftig Sie Ihren Körper überfordert haben, reicht die Länge der einzulegenden Pause von mindestens einer bis hin zu zwei oder drei Wochen. Wenn Übertraining über einen langen Zeitraum nicht erkannt wird, so kann es chronisch werden. Dann wird es noch schwerer, sich aus diesem Zustand zu befreien, und die erforderliche Pause kann in Extremfällen mehrere Monate betragen. Seien Sie deshalb vernünftig und zwingen Sie sich trotz großer Motivation und Ehrgeiz im Falle eines Übertrainings dazu, unbedingt eine ausreichende Pause einzulegen. Ihr Körper wird es Ihnen mit verstärktem Muskelwachstum bei Wiederaufnahme des Trainings danken.

Ich möchte noch betonen, dass es das Phänomen des Übertrainings keinesfalls nur im Bodybuilding gibt, sondern in praktisch jeder anderen Sportart auch. Wenn Sie als 100-Meter-Sprinter jeden Tag achtzig Mal die 100 Meter in Höchstgeschwindigkeit laufen, werden Sie garantiert übertrainieren. Übertraining ist also ein allgemeines Problem im Sport, vor allem im Leistungssport, das jedoch für Bodybuilder aufgrund des sehr harten Trainings besonders bedeutsam ist.

Muskelkater und Schmerz

Schmerz hat eine besondere Bedeutung für Bodybuilder. Hartes Training geht bis an die „Schmerzgrenze" und oft darüber hinaus. Dabei unterscheidet man prinzipiell zwei Formen von Schmerz, den positiven und den negativen Schmerz.

Unter positivem Schmerz verstehen wir das Gefühl, das am Ende eines harten Satzes, speziell bei der letzten, schier unmöglichen Wiederholung auftritt. Wie der Name schon sagt, handelt es sich dabei um eine „positive" Art von Schmerz. Vielleicht fragen Sie sich jetzt, warum denn bitte Schmerzen positiv sein sollen, wo sie uns doch nur quälen. Vor Beantwortung dieser Frage möchte ich zunächst einen kleinen Exkurs machen, warum wir überhaupt Schmerzen empfinden können.

Schmerzen sind eine sehr hilfreiche Sache. Ohne Schmerz wären wahrscheinlich schon viel mehr Menschen früher gestorben als mit. Warum? Ganz einfach: Schmerzen sind immer ein Warnsignal, das unser Körper an unser Gehirn aussendet. Wenn irgendwo im Organismus eine Erkrankung oder Beeinträchtigung vorliegt, sendet der Körper von dieser Stelle aus über Nervenbahnen Schmerzsignale an unser Gehirn. Ein Hinweis dafür, dass irgendetwas an dieser Stelle nicht stimmt. Würden wir keine Schmerzen verspüren, wenn wir zum Beispiel ein Magengeschwür haben, so könnte es ungehindert wachsen und riesige, vielleicht irreversible Ausmaße annehmen. Hätten wir keine Schmerzen bei einer Blinddarmentzündung, dann könnte sie unbemerkt bleiben und lebensgefährliche Auswirkungen haben.

Kommen wir aber zurück zum „positiven" Schmerz beim Bodybuilding. Dieses meist brennende Gefühl am Ende eines harten Satzes kommt durch eine Übersäuerung und Anreicherung toxischer Stoffe in der trainierten Muskelgruppe zustande (unter anderem durch die allseits bekannte Milchsäure). Es ist daher kein Schmerz im medizinischen Sinn. Im Gegenteil: Je tiefer Sie in diese Schmerzzone eindringen, desto besser werden die Ergebnisse Ihres Trainings sein. Für Anfänger allerdings, die lange nicht so hart trainieren sollten wie fortgeschrittene Athleten, spielt dies noch keine bedeutende Rolle. Wichtig ist, dass Sie den positiven Schmerz nur im Muskel verspüren. Er hat nichts mit Schmerzen in Gelenken oder Sehnen zu tun! Der positive Schmerz ist einige Sekunden nach Beendigung des Satzes wieder verschwunden, also nur von temporärer Dauer.

„Negativer" Schmerz hingegen ist ein Schmerz, der auf eine Verletzung oder Schädigung von Sehnen, Bändern, Gelenken oder Knochen zurückzuführen ist. Negativer Schmerz fühlt sich anders an als positiver Schmerz. Er ist meist von eher stechender Natur und bleibt auch nach Beendigung des Trainings bestehen. An dieser Eigenschaft können Sie im Zweifelsfall die beiden Schmerzarten am besten unterscheiden. Sollten negative Schmerzen auftreten, so müssen Sie unbedingt jede Bewegung vermeiden, die Schmerzen an der betroffenen Stelle hervorruft. Besser noch wäre, wenn Sie ganz auf das Training verzichten. Sollte es sich tatsächlich um eine ernsthafte Verletzung handeln, dann muss diese von einem Arzt behandelt werden. Lesen Sie zu möglichen Verletzungen bitte auch den später folgenden Abschnitt „Verletzungsgefahr".

Eine besondere Form von längerfristigem Schmerz ist der Muskelkater. Jeder Leser kennt mit Sicherheit das Gefühl von starkem Muskelkater. Muskelkater wird durch die winzigen Schädigungen an den Muskelfasern hervorgerufen, die durch hartes Training entstehen. Muskelkater tritt in der Regel erst ca. 10-15 Stunden nach Beendigung der Aktivität auf. Der stärkste Schmerz beim Muskelkater tritt häufig erst nach 24-36 Stunden ein.

Muskelkater ist der einzige nach dem Training bleibende Schmerz, der positiv zu bewerten ist. Muskelkater zeigt uns an, dass wir ein sehr intensives Training absolviert haben, welches Muskelwachstum ausgelöst hat. Deshalb empfinden viele Sportler Muskelkater sogar als „angenehm", da es ihnen die Gewissheit und die Befriedigung verschafft, hart trainiert zu haben. Aber bitte Vorsicht: Übertrieben starker Muskelkater ist ein Anzeichen für übertrieben hartes Training! Wie wir jedoch wissen, führt Überforderung zu Übertraining. Daher kann es nicht gut sein, wenn Sie vor lauter Muskelkater eine volle Woche praktisch nicht mehr laufen können.

Interessanterweise haben Wissenschaftler herausgefunden, dass hauptsächlich der negative Teil einer Bewegung für die Entstehung von Muskelkater verantwortlich ist. Ebenso wie das Herabsteigen von einem Berg eher Muskelkater hervorruft als das Aufsteigen, löst auch das Herablassen eines Gewichtes zum Brustkorb beim Bankdrücken wahrscheinlicher Muskelkater aus als das Wegdrücken von der Brust. Beachten Sie diesbezüglich auch den Abschnitt über Trainingsintensität im Kapitel „Training".

Der Bodybuilding-Sport

Bodybuilding bietet als Sportart viele positive Wirkungen auf Körper und Geist. Wie immer im Leben kommt es dabei natürlich auf die Dosierung an, zuviel kann mehr schaden als nutzen.

Daher lasse ich den Abschnitt über die vielfältigen positiven Auswirkungen von Bodybuilding auf Ihr Leben und den Abschnitt über die Vorurteile gegenüber diesem Sport bewusst aufeinander folgen, um die große Diskrepanz zwischen der doch eher negativ geprägten öffentlichen Meinung und den tatsächlichen Auswirkungen des Bodybuildings zu verdeutlichen.

Positive Auswirkungen des Bodybuilding-Trainings

Dass Sie Ihren Körper durch Bodybuilding nach eigenen Wünschen formen und neue Muskelmasse aufbauen können, ist für sich genommen für Bodybuilder natürlich schon ein äußerst positiver Effekt.

Darüber hinaus beeinflusst regelmäßiges und korrektes Bodybuilding-Training im Besonderen den Alterungsprozess des Menschen. Mit zunehmendem Alter findet ein Rückgang der Stoffwechselgeschwindigkeit statt. Damit einher geht meist ein Verlust an aktiver Körpersubstanz, also an Muskelsubstanz. Das erklärt, warum alte Menschen in aller Regel dicker sind als junge Menschen und über mehr Körperfett verfügen. Der Abbau von Muskelsubstanz ist ein Teil dessen, was wir eigentlich als „Altern" bezeichnen, nämlich die Zunahme der eingangs erwähnten katabolen (abbauenden) Vorgänge bei gleichzeitiger Abnahme der anabolen (aufbauenden) Vorgänge in unserem Körper. Konkret bedeutet das, dass unser Körper immer mehr Zellen abbaut und immer weniger neue Zellen aufbaut.

Durch das gezielte Muskeltraining werden neue Aufbauimpulse an die Muskulatur gegeben, die dem Abbau der vorhandenen Muskelmasse entgegenwirken. Durch die Erhaltung der Muskelsubstanz bleibt die Stoffwechselgeschwindigkeit höher und dadurch wird wiederum mehr Körperfett verbrannt. Studien haben gezeigt, dass sogar Menschen im hohen Alter – zwischen 75 und 90 Jahren – von Muskelaufbautraining enorm profitieren können und ihre Kraft während weniger Wochen teilweise verdoppeln konnten!

Außerdem ist die entsprechende Ernährungsweise beim Bodybuilding gerade auch für ältere Menschen sehr vorteilhaft, da sie vielen altersbedingten Krankheiten vorbeugen oder sie lindern hilft. Zu diesen vorwiegend im Alter auftretenden Krankheiten gehören zum Beispiel Osteoporose und Arthrose. Dabei kann korrektes Bodybuilding maßgeblich zur Prävention dieser Leiden beitragen, denn zum einen bleiben die Knochen durch Krafttraining und entsprechende, calciumreiche Ernährung stark, und zum anderen bleiben die Gelenke durch das Ausführen einer Übung über den kompletten Bewegungsspielraum beweglich. Bei einigen Formen bereits vorhandener Arthrose können Übungen mit sehr leichten Gewichten und hohen Wiederholungszahlen helfen, da die Durchblutung der einzelnen Gelenkverbindungen verbessert wird und auf diese Weise mehr Sauerstoff und Nährstoffe an die betroffenen Stellen gelangen.

Durch den Erhalt und Aufbau von Muskelsubstanz durch Bodybuilding bleibt Ihr Stoffwechsel dauerhaft beschleunigt und Ihr Körper baut mehr Fett ab, welches ansonsten nur unnützen Ballast für Ihre Knochen in Form von Übergewicht darstellt. Der Abbau von Körperfett hat aber auch noch andere Vorteile: Studien haben gezeigt, dass ein geringer Körperfettanteil und ein hoher Grad an Muskelmasse das Risiko bestimmter Krebserkrankungen mindern und durch Übergewicht verursachten Bluthochdruck senken können.

Vernünftiges Bodybuilding-Training trägt außerdem zur Stärkung des Immunsystems bei. Infektionen können besser bekämpft oder sogar vermieden werden. Auch für diesen Aspekt ist wieder die Kombination von Training und entsprechender Ernährung ausschlaggebend. Wer allerdings Bodybuilding als Leistungssport betreibt und extrem harte Trainingseinheiten durchzieht, der wird – wie in allen anderen Sportarten, die als Leistungssport betrieben werden – eher mit einer leichten Schwächung des Immunsystems durch die extremen körperlichen Belastungen in Folge des harten Trainings rechnen müssen. Deshalb ist es in diesem Fall von besonderer Bedeutung, auf optimale Ernährung, ausreichende Vitamin- und Mineralstoffversorgung und vollständige Regeneration zu achten.

Durch Bodybuilding-Training wird zudem die Durchblutung verbessert, was besonders für Diabetiker wichtig sein kann, die an Durchblutungsstörungen in bestimmten Körperregionen leiden. Häufig kann bei Diabetikern auch durch regelmäßiges Training und eine speziell auf die Bedürfnisse des Patienten abgestimmte Ernährung (die sich übrigens von der für Bodybuilder empfohlenen Ernährungsweise kaum unterscheidet) die Insulinzufuhr gesenkt werden. Genauso ist bei körperlichen Erkrankungen wie Muskelschwund gezieltes Muskeltraining natürlich angezeigt und überaus hilfreich und sinnvoll. Die Stimulation durch das Training kann dem Verlust von Muskelsubstanz entgegenwirken.

Abgesehen von den genannten körperlichen Vorzügen ist Bodybuilding aber auch von großer Wichtigkeit für Ihre geistige Gesundheit, denn es reduziert Nervosität, innere Spannungen und die negativen Auswirkungen von Stress. Indem Sie sich an den Gewichten „abreagieren", schaffen Sie sich eine Art Ventil für den Alltagsstress in Beruf und Freizeit. Sport hilft sogar bei Depressionen, denn es werden bestimmte biochemische Substanzen im Gehirn vermehrt ausgeschüttet, die für Wohlbefinden und gute Laune verantwortlich sind – die sogenannten Endorphine. Dadurch erklärt sich das Hochgefühl, das auf ein hartes Training häufig folgt.

Nicht zuletzt trägt Bodybuilding durch die Summe der genannten Vorzüge auch zu einem gesunden Selbstvertrauen und allgemeinem Wohlgefühl bei. Durch den Ausgleich zu sitzenden Bürotätigkeiten kann man eine Kräftigung und Entlastung der Wirbelsäule erreichen und so den typischen Rückenbeschwerden entgegenwirken. Abgesehen davon werden Sie es als durchaus angenehm empfinden, wenn Sie Ihr äußeres Erscheinungsbild zum Positiven verändern und muskulöser und durchtrainierter aussehen.

Wenn ich immer wieder von „vernünftigem Training" spreche, so hat das seinen guten Grund. Wie bei jeder anderen Sportart auch macht das Maß der Dinge den Unterschied zwischen positiven und negativen Auswirkungen auf die Gesundheit und das Wohlbefinden. Leistungssport an sich ist nie wirklich gesund – das ist aber auch nicht das Ziel von Leistungssport. Zeigen Sie mir einen Fußballprofi, der noch nie verletzt war! Niemand gewinnt bei der Olympiade eine Medaille für die beste Gesundheit. Es geht eben um Leistung, und das oft um jeden Preis.

Wer es im Bodybuilding übertreibt oder Bodybuilding als Leistungssport betreibt, der wird natürlich auf Dauer seiner Gesundheit auch schaden. Jahrelanges Training mit sehr schweren Gewichten und ohne entsprechende Regenerationsphasen wird in fast allen Fällen zu irgendwelchen orthopädischen Problemen an Gelenken, Sehnen oder Bändern führen, wobei ich weniger von akuten Verletzungen wie Knochenbrüchen oder Sehnenrissen spreche, sondern eher von Überlastungssymptomen, Reizungen und Entzündungen. Fast jeder Leistungsbodybuilder wird im Laufe seiner Karriere die Bekanntschaft mit solchen Problemen machen.

Ebenso ist ein dauerhaftes „Massefressen", wie es manche Athleten durchführen, um immer mehr Masse aufzubauen, sicher ebenso wenig gesundheitsförderlich wie sogenannte Proteinkuren, die aus Unmengen meist tierischen Proteins bestehen.

Auch in Phasen von starkem Stress kann ein sehr intensives Krafttraining kontraproduktiv sein. Starker Stress, insbesondere negativer Stress, schwächt den Körper und die Psyche des Menschen. Wenn dann noch mit vollem Einsatz trainiert wird – was man in solchen Phasen ohnehin vermutlich erzwingen muss –, dann fordert man von seinem geschwächten Organismus noch höhere Leistung, und die wird nicht gebracht werden können. Gerade Krafttraining mit hoher Intensität fordert das zentrale Nervensystem intensiv. Dann wird der Sport selbst zum weiteren Stressfaktor, statt Stress abzubauen. In solchen Phasen ist ein leichtes, wenig intensives Training sehr förderlich, oder gegebenenfalls sogar komplette Ruhe und Entspannungstechniken.

Vorurteile

Dieser Abschnitt liegt mir besonders am Herzen, denn nur allzu oft sieht man sich in der Öffentlichkeit großer Unkenntnis bis hin zur Ignoranz gegenüber. Ich möchte hier einige Dinge klarstellen, die auch heute noch weit verbreitet sind, die aber jeder Grundlage entbehren. Der Abschnitt wäre wohl auch besonders für solche Nichtbodybuilder von Interesse, die ständig alte Vorurteile verbreiten.

Eines der häufigsten Vorurteile gegenüber Bodybuilding ist die Ansicht, dass sich die antrainierten Muskeln nach Beendigung des Trainings in Fett umwandeln und „erschlaffen". Dazu sei gesagt, dass aus physiologischer Sicht ein solcher Vorgang schlicht und einfach unmöglich ist. Muskelsubstanz kann sich niemals in Fettgewebe umwandeln. Vielmehr bilden sich die Muskeln nach Einstellung des Trainings langsam wieder zurück, bis sie das Ausgangsniveau (oder auch ein höheres Niveau) erreicht haben, und pendeln sich dort ein. Dabei gilt, dass die Muskelmasse sich in etwa dem selben Tempo zurückbildet, in dem sie auch gebildet wurde. Wenn Sie ihre Muskelmasse innerhalb von einigen Jahren aufgebaut haben, dann wird sich diese auch nicht innerhalb weniger Wochen zurückbilden, sondern es wird nur sehr langsam geschehen. Damit einher geht natürlich auch ein gewisser Kraftverlust, der in aller Regel bedeutend schneller eintritt als der Verlust an Muskelsubstanz. Deshalb empfiehlt es sich, das Training nicht völlig einzustellen, sondern es in kleinem Umfang – falls zeitlich möglich – weiterzuführen. Es erfordert nämlich nur recht wenig Aufwand, um einen Großteil der antrainierten Muskelmasse zu erhalten. Dazu reicht in der Regel ein ein- bis zweimaliges Training pro Woche.

Der Irrglaube, dass Muskeln sich in Fett umwandeln, hat jedoch durchaus einen Ursprung in der Realität. Wenn man nämlich nach Einstellung des Trainings die Essgewohnheiten nicht der neuen Situation anpasst, sondern immer noch die alten Kalorien- und Nährwertmengen trotz nun niedrigerem Bedarf zu sich nimmt, dann setzt man natürlich aufgrund des Energieüberschusses und des zusätzlich langsameren Stoffwechsels Fett an. Die Muskelsubstanz verringert sich und der Körperfettanteil erhöht sich. Auf den Betrachter wirkt das natürlich so, als ob die Muskelmasse sich in Fett umwandelt. Sie können diesen Vorgang ganz einfach umgehen, indem Sie Ihre Nahrungsaufnahme der neuen Situation anpassen. Je mehr Muskelmasse sich am Körper befindet, desto mehr Kalorien und auch Fett werden verbrannt, da sich die Stoffwechselgeschwindigkeit erhöht. Wer durch Training Muskeln aufbaut, der baut zusätzlich also auch vermehrt Fett ab. Gerade deshalb sollte man das Training nicht völlig aufgeben und erst recht nicht abrupt von heute auf morgen von hartem Training auf völligen Sportverzicht umsteigen.

Eng verbunden mit eben genanntem Punkt ist ein weiteres Vorurteil, das die Haut betrifft. Die Meinung, dass sich durch die Vergrößerung der Muskeln die umgebende Haut dehnt und nach Beendigung des Trainings schlaff und faltig „herabhängt", ist weitverbreitet. Das ist aber schlicht und einfach falsch, besonders wenn das Training schrittweise reduziert wird. Die menschliche Haut kann sich durch Ausdehnung und spätere Rückdehnung solchen Situationen anpassen. Dazu sei ein Beispiel aus dem Alltag gegeben, das auf demselben Prinzip beruht: Wenn wir uns irgendwo stark anstoßen, so kann zum Beispiel am Kopf eine mehr oder weniger große Beule entstehen. Durch diese Beule wird Ihre Kopfhaut stark gedehnt. Dennoch hängt an dieser Stelle nach dem Abschwellen der Beule kein schlaffer Hautfetzen herunter. Genauso verhält es sich auch mit der Beziehung zwischen Muskelwachstum und Hautdehnung.

Mit zunehmendem Alter verliert die Haut natürlich an Spannkraft. Das trifft aber auf alle Menschen zu, nicht nur auf Kraftsportler. Im Gegenteil, wer regelmäßig Gewichtstraining betreibt, wird auch im Alter eine straffere Haut haben.

Ein weiterer Aspekt, auf den ich jedoch nur kurz eingehen möchte, ist die weitverbreitete Ansicht, die großen Muskeln von Bodybuildern seien nur „aufgeblasen" und überhaupt nicht stark. Tatsache ist jedoch, dass ein großer Muskel immer auch ein starker Muskel ist, wobei der Begriff „stark" natürlich relativer Natur ist. Wenn von zwei Personen die eine Person größere Muskeln hat als die andere, so heißt das noch lange nicht, dass erstere Person auch zwangsläufig stärker ist.

Kraft ist nicht allein vom Muskelvolumen abhängig, sondern von zahlreichen anderen physiologischen Faktoren, wie zum Beispiel von der Fähigkeit, besonders viele Muskelfasern auf einmal zu aktivieren, oder von einer besonders guten Zusammenarbeit zwischen Nerven und Muskeln. Wenn man jedoch eine einzelne Person heranzieht, so ist diese Person garantiert auch stärker, wenn sie im Laufe der Zeit größere Muskelvolumina aufweist. Es besteht also durchaus eine enge Beziehung zwischen Kraft und Muskelmasse. Je massiger Muskeln werden, desto stärker werden sie in aller Regel auch. Man kann umgekehrt allerdings Kraft auch ohne größeren Muskelsubstanzgewinn aufbauen, was die enorme Kraft einiger Powerlifter in leichteren Gewichtsklassen, die normalerweise nicht über die Muskelmasse von Bodybuildern verfügen, erklärt.

Nun möchte ich noch einige Dinge im Bezug auf „Fettverbrennung" klarstellen. Fett kann man nicht lokal verbrennen oder abtrainieren, wie viele Sportler irrtümlicherweise meinen. Deshalb baut zum Beispiel Bauchtraining nicht direkt Fett in der Taillenregion ab – abgesehen davon, dass natürlich auch Bauchtraining Kalorien verbraucht und dadurch indirekt, aber keinesfalls gezielt an speziellen Stellen Fett verbrennt. Da jedoch die Bauchmuskulatur bei den meisten Menschen unterentwickelt ist, führt eine Kräftigung durch gezieltes Muskeltraining zu einer Straffung der Bauchregion, was optisch als Rückbildung des „Hängebauchs" zur Geltung kommt. Fett abgebaut wird aber nur durch erhöhten Kalorienverbrauch bei körperlichem Training (siehe dazu auch im Abschnitt „Fettabbau" des Ernährungs-Kapitels). Zur Fettreduktion ist aerobes Training – also Ausdauertraining wie Joggen, Radfahren und Treppensteigen – geeigneter als reines Gewichtstraining.

Es bleibt das Problem, dass das Körperfett am ganzen Körper abgebaut wird und nicht an bestimmten, von Ihnen gewünschten Stellen. Das heißt, dass Sie durch Training sehr wohl Körperfett abbauen werden, dass dies jedoch auch durchaus an Schultern, Brust oder Beinen und nicht nur am Bauch geschieht. In der Tat baut der Körper an der Körpermitte Fett am langsamsten ab! Daher ist eine Kombination von Gewichtstraining zur Kräftigung der Muskulatur und aerobem Training zum vermehrten Kalorienverbrauch und zur anhaltenden Steigerung der Stoffwechselrate die optimale Vorgehensweise.

Der letzte Punkt dieses Abschnitts richtet sich speziell an alle weiblichen Leser. Viele befürchten vor Aufnahme eines Trainingsprogramms mit Gewichten, dass sie zu massig und muskulös werden könnten. Bilder von Profibodybuilderinnen und Zeitungsberichte über starke „Mannsweiber" tragen zu dieser Angst sehr viel bei.

Ich kann jedoch alle weiblichen Leser beruhigen: Für die allermeisten Frauen ist es überhaupt nicht möglich, über einen gewissen Grad an Muskelmasse und Muskulosität hinauszukommen, der auch von der breiten Öffentlichkeit noch als durchaus feminin und attraktiv angesehen wird. Im Abschnitt über den menschlichen Körper wurde bereits die spezielle Hormonsituation der Frau erwähnt. Aufgrund des recht geringen Testosterongehalts der Frau in ihrem Hormonhaushalt kann sie nur begrenzt Muskelmasse aufbauen. Sicherlich gibt es einige wenige Frauen, die aufgrund besonderer Veranlagung zum Muskelaufbau überdurchschnittlich massig und muskulös werden können (ich betone „können"), doch dafür ist genau wie beim Mann jahrelanges hartes Training notwendig. Gegen ihren Willen wird bestimmt keine Frau zu muskulös werden!

Wenn nun eine Frau aber Gefallen an großen Muskeln auch am weiblichen Körper findet, so kann sie natürlich durch entsprechendes Training und eine geeignete Ernährung durchaus einen muskulösen Körper entwickeln. Genau darin liegt die Stärke des Bodybuildings: Den Körper ganz nach den eigenen Wünschen formen zu können.

Frauen trainieren jedoch im allgemeinen mit relativ leichten Gewichten und mehr auf das Ziel der Muskelstraffung als auf das Ziel des Masseaufbaus ausgerichtet. So erklären sich die meist überraschten Gesichter, wenn eine attraktive Frau erzählt, sie betreibe Bodybuilding, woraufhin sie die erstaunten Fragen zu hören bekommt, wo denn eigentlich die großen, maskulinen Muskeln seien. Nicht zuletzt deshalb hat sich hier der Begriff des „Bodyshaping" verstärkt eingebürgert.

Hobby und Lebensstil

Die Überschrift wird den einen oder anderen Leser vielleicht auf den ersten Blick etwas verwundern. Gerade deshalb möchte ich etwas näher auf dieses Thema eingehen. Der Sport als „Lifestyle" ist von Bedeutung für alle ernsthaften Bodybuilder.

Im Prinzip kann man zwischen zwei Gruppen von Sportlern in jedem Fitnessstudio unterscheiden, den Hobby-Bodybuildern – oder besser Fitnesssportlern – und den Leistungsbodybuildern. Fitnesssportler sind diejenigen Athleten, die zwei- bis viermal die Woche ins Studio kommen, um mit mittlerer Intensität ein Fitnesstraining zu absolvieren, zumeist ein Ganzkörpertraining. Ihr Ziel ist es, die allgemeine Fitness und das Äußere positiv zu beeinflussen. Häufig werden Fitnesssportler durch die heutigen Gesellschaftsnormen, die immer mehr in Richtung Fitness, jugendliches Aussehen und „Schönheit" tendieren, zum Training angeregt. Fitnesstraining ist eine tolle Sache, keine Frage. Neben den bereits erwähnten positiven Auswirkungen auf Aussehen und Gesundheit trägt es auch dazu bei, die hohen Anforderungen, die heutzutage im Berufsleben an viele Menschen gestellt werden, besser zu meistern. Fitnesstraining schafft außerdem einen guten Ausgleich zu sitzenden oder einseitigen Belastungen. Dennoch ist für diese Gruppe von Sportlern das Training nur Mittel zum Zweck. An wirklicher Muskelmasse und -härte sind sie weniger interessiert, da Bodybuilding für sie nicht mehr als ein Hobby während einiger Wochenstunden ist und auch gar nicht mehr sein sollte. Mit Verlassen des Studios ist das Thema Bodybuilding erledigt.

Anders verhält es sich jedoch mit ernsthaften, begeisterten Bodybuildern, den sogenannten „Hardcore-Bodybuildern". Für sie ist Bodybuilding mehr als nur ein Hobby in der Freizeit; für sie ist es ein ganzer Lebensstil. Wem dies übertrieben erscheint, der überlege sich einmal folgende Punkte: Der Leistungsbodybuilder trainiert in aller Regel zwischen vier- und sechsmal jede Woche, und er trainiert dabei ausgesprochen hart und intensiv. Doch damit noch lange nicht genug. Er weiß genau, dass während des Trainings nur kleinste Muskelfasern zerstört werden, aber dass nach dem Training der eigentliche Muskelaufbau stattfindet. Dementsprechend gut und viel muss er essen. Aber auch ausreichend Schlaf und Regeneration sind notwendig, damit sich der Körper von den Strapazen des harten Trainings wieder erholen kann und Fortschritte erzielt werden. Wer also jede Nacht bis vier Uhr in der Disco ist und nur zwei bis drei Stunden schläft, darf keine optimalen Fortschritte erwarten (verstehen Sie mich bitte richtig – man muss keinesfalls auf das abendliche Ausgehen verzichten, man sollte es aber nicht übertreiben). Dazu kommt, dass praktisch jeder Bodybuilder im

Laufe des Tages einen Blick in den Spiegel wirft, um die eigenen Fortschritte zu überprüfen. Auch der Gang auf eine Waage erfolgt regelmäßig.

Fassen wir zusammen: Tägliches Training, entsprechende Ernährung (wobei die spezielle Zubereitung der fünf bis sechs täglichen Mahlzeiten zu bedenken ist), viel Schlaf und Regeneration, sowie die vielen kleinen täglichen Aktivitäten wie das Lesen von Fachzeitschriften oder Diskussionen mit Gleichgesinnten nehmen einen sehr großen Teil des Tages in Anspruch. Sicherlich haben Sie eben erkannt, dass wir uns zusammengefasst etwa zwei Drittel der Tagesfreizeit um Dinge kümmern, die mit Bodybuilding zu tun haben. Ich glaube, es ist deshalb keine Übertreibung, wenn man all dies unter dem Begriff „Lifestyle" einordnet!

Der Bodybuilding-Lebensstil ist ein überaus positiver Aspekt dieses Sports. Auch allen Nicht-Bodybuildern würde es sehr gut tun, auf Sport, gesunde Ernährung und ausreichend Regeneration zu achten, wie sie der Bodybuilding-Lebensstil umfasst.

Psychologie

Motivation ist alles! Dieses Motto trifft auf sehr viele Bereiche unseres Lebens zu, und in besonders starkem Maß auf sportliche Aktivitäten. Durch die richtige psychische Einstellung kann der Mensch unglaubliche Kraft entfalten. In unserem Unterbewusstsein steckt mehr Kraft, als wir denken. Kaum jemand ist in der Lage, die Kraft seines Körpers zu 100% einzusetzen. Wahrscheinlich haben Sie schon einmal von dem Beispiel einer jungen Mutter gehört, deren Kind von einem Auto angefahren wird und darunter eingeklemmt ist. Von der entsetzlichen Situation beeinflusst, hebt sie das Auto mit bloßen Händen an, so dass ihr Kind sich befreien kann. Unter normalen Umständen wäre es schlicht und einfach unmöglich für diese Frau gewesen, ein Auto anzuheben. In dieser Situation jedoch schaltet der Verstand aus und der Körper wird vom Unterbewusstsein durch Ausschüttung von Stresshormonen (wie Adrenalin) in riesigen Mengen in einen Zustand der „maximalen Stufe" versetzt. In diesem Zustand kann ein Mensch „übermenschliche" Kräfte entfalten.

Für uns ist diese Erkenntnis deshalb wichtig, da man mittels der Psyche den Körper zu besseren Leistungen führen kann. Eine positive Grundeinstellung ist Voraussetzung für Erfolg, und dies trifft uneingeschränkt auch auf Erfolg im Bodybuilding zu. Nur wer an sich selbst glaubt, wird optimale Ergebnisse erzielen. Der Glaube allein reicht natürlich nicht aus. All die anderen Faktoren wie Ernährung, Regeneration und natürlich Trainingsplanung müssen ebenso bedacht werden. Wenn die übrigen Faktoren jedoch stimmen, so ist die innere Einstellung ausschlaggebend für den maximalen Erfolg! Es genügt nicht, einfach durch ein festgelegtes Trainingsprogramm zu gehen und auf Erfolge zu hoffen. Sie müssen Ihr Trainingsprogramm logisch und auf Erfolg ausgerichtet aufbauen, aber dann auch wirklich davon überzeugt sein, dass Sie das Richtige tun.

Wenn Sie eine neue Höchstleistung im Bankdrücken versuchen – nehmen wir als Beispiel acht Wiederholungen mit 100 Kilogramm – und sich auf die Bank legen mit dem Gedanken, wie schwer das Gewicht wohl sein wird und dass Sie es wohl doch nicht schaffen werden, so haben Sie bereits verloren. Zweifel sind immer der Anfang einer Niederlage. Wenn Sie sich aber auf die Bank legen, das Gewicht fixieren und sich wirklich vorstellen, alle acht Wiederholungen zu schaffen, und wenn Sie sich außerdem mental „heiß" machen, dann schaffen Sie es auch. Diese Vorstellungskraft kann übrigens wie die Muskulatur in gewissem Sinne trainiert werden.

Techniken für erfolgreiches Training

Der bekannte amerikanische Profibodybuilder Mike Ashley hat einmal Folgendes gesagt: „What your mind can perceive, your body can achieve", was übersetzt soviel bedeutet wie: „Was dein Geist wahrnehmen kann, kann dein Körper auch erreichen!"

Die Technik, sich ein Wunschbild seines Körpers vorzustellen und es so zu verwirklichen, nennt man **Visualisierung**. Das heißt nun nicht, dass Sie Oberarme von der Größe eines Arnold Schwarzenegger aufbauen werden, nur weil Sie daran glauben (erinnern Sie sich auch an die genetisch festgelegte Maximalgröße eines Muskels). Sie werden aber zweifelsohne sehr motiviert sein und deshalb für sich persönlich maximale Erfolge erzielen.

Im Bezug auf Visualisierung haben Wissenschaftler interessante Entdeckungen gemacht. So fanden sie heraus, dass unser Gehirn nicht in der Lage ist, zwischen wirklich geschehenen Dingen und den Dingen, die wir uns nur sehr intensiv vorstellen, zu unterscheiden. Das bedeutet, dass wir in einem gewissen Maß unser Gehirn „austricksen" können, indem wir uns intensive Bilder immer wieder vor unser geistiges Auge holen. Somit programmieren wir praktisch unsere Psyche darauf, unser angestrebtes Ziel zu erreichen. Der Körper muss dann lediglich den Weg befolgen, den unsere Psyche vorgegeben hat.

Das „Programmieren" des Körpers kann aber nicht nur durch Vorstellungen oder Bilder erreicht werden, sondern auch durch unsere Sprache. Die entsprechende Technik nennt man **Autosuggestion**. Autosuggestion bedeutet nichts anderes, als durch ständig wiederkehrende Formeln unser Bewusstsein so zu verändern, dass wir uns im Laufe der Zeit positive Eigenschaften einprägen, die wir schließlich auch annehmen. Besonders wichtig ist dabei, dass die „Programmierung" immer mit denselben Worten vorgenommen wird. Nur so prägen sich ständig wiederkehrende positive Worte in uns ein. Dadurch können wir zu einer positiven Einstellung gelangen, die Grundvoraussetzung für Erfolg im Bodybuilding ist.

Eine dritte Fähigkeit, über die ein Bodybuilder verfügen sollte, ist die Technik der **Konzentration**. Konzentration ist der Schlüssel zum Erfolg des Trainings. Konzentration bedeutet nichts anderes als „gesammelt und aufmerksam sein". Unsere Gedanken und unsere ganze Aufmerksamkeit müssen auf einen bestimmten Punkt fixiert sein. In der Trainingspraxis ist das die Konzentration auf das korrekte Ausführen einer Übung bzw. die Konzentration auf den gerade trainierten Muskel. Wahre Meister der Konzentration können sich derart in den trainierten Muskel „hineinversetzen", dass Sie jede kleinste Muskelfaser spüren und alles andere um sich herum praktisch nicht mehr wahrnehmen.

Ein besonders wichtiger Ratschlag gerade für junge und/oder übermotivierte Athleten ist aber der, sich trotz allem Enthusiasmus realistische Ziele zu setzen und eine realistische Selbsteinschätzung zu bewahren. Es ist einfach nicht sinnvoll, sich viel zu hohe Ziele vorzugeben. Wer derzeit zehn Wiederholungen Kniebeugen mit 100 Kilogramm schafft, der wird kaum in vier Wochen 200 Kilogramm für zehn Wiederholungen schaffen. Sie werden nur deprimiert sein, wenn Sie sich unrealistische Ziele setzen, die Sie einfach niemals erreichen können. Viele Sportler geben das Training nach kurzer Zeit wieder auf, weil sie sich viel zu hohe Ziele gesetzt haben und dann frustriert feststellen müssen, dass sie einfach keine Chance haben, diese Ziele auch zu verwirklichen.

In diesem Zusammenhang spielt noch ein weiterer Faktor eine Rolle: Geduld. Rom wurde nicht an einem Tag erbaut, und mit ihrem Körper wird dies ebensowenig geschehen. Geduld ist beim Muskelaufbau eine Tugend von höchster Bedeutung. Muskelaufbau ist nunmal ein recht langsamer Prozess. Bei sehr guter Veranlagung gelingt es Ihnen vielleicht, sechs Kilogramm Muskelmasse in einem Jahr aufzubauen. Wenn Sie diesen bereits sehr hoch angesetzten Wert auf Tage und Wochen umrechnen, dann erhalten Sie einen durchschnittlichen Muskelzuwachs von etwa 16 Gramm am Tag bzw. 110 Gramm pro Woche. Wenn man nun bedenkt, dass Zuwächse nicht immer regelmäßig auftreten und dass man zwischendurch krank, im Urlaub oder einfach trainingsfaul sein kann, so reduzieren sich die regelmäßigen Fortschritte noch weiter. Erwarten Sie also nicht, jede Woche drei Kilogramm zuzunehmen. Wenn dies der Fall sein sollte, so besteht der Gewichtszuwachs garantiert aus 90% Wasser und Fett! Geduld ist daher eine Eigenschaft, die jeder (natürliche) Bodybuilding-Champion besitzen muss.

Einstellung zu Doping

Zum Abschluss des Themas Psychologie möchte ich noch den wahrscheinlich wichtigsten Punkt speziell für natürliche Bodybuilder behandeln. Es ist die fatale Einstellung vieler Steroidanwender oder ehemaliger Steroidanwender, die leider überall verbreitet wird – man kann sie mit dem kurzen und prägnanten Satz „ohne Stoff geht nix" am einfachsten charakterisieren. Diese Einstellung ist deshalb so fatal, weil sie praktisch den Weg zu natürlichem Erfolg von Anfang an verbaut.

Die Gründe für diese weitverbreitete Einstellung liegen auf der Hand: Wer schon einmal eine Steroidkur gemacht hat, erinnert sich sicher noch an die schnell eintretenden Erfolge in Sachen Muskelaufbau und Kraftzuwachs. Wahrscheinlich erinnern Sie sich aber genauso gut an das Tief nach Beendigung Ihrer Kur, das sich sehr negativ in Ihre Erinnerung eingeprägt hat. Nicht wenige Bodybuilder werden während dieser Tiefphase geradezu depressiv. Ihre kurz zuvor noch gewaltigen Muskeln beginnen zu schrumpfen, die enorme Kraft, für die Sie alle anderen Studiomitglieder bewundert haben, schwindet dahin. Auch die Trainingskollegen im Studio merken bald, dass Sie plötzlich auf der Bank viel weniger drücken als bisher und beginnen vielleicht sogar, hämische oder ironische Bemerkungen zu machen, die Ihr Bodybuilder-Ego zutiefst treffen. „Diese Situation mache ich doch nicht länger mit", sagen Sie sich und starten eine neue Kur. Der Teufelskreis hat begonnen. Wer sich einmal in diesem Kreislauf befindet, kommt nur schwer wieder heraus. Wenn Sie sich also von vornherein so programmieren, dass „ohne Stoff nix geht", dann wird auch tatsächlich kein Erfolg eintreten. Sie betreiben praktisch eine Art negativer Autosuggestion. Genauso, wie man sich eine positive Einstellung einprägen kann, kann dies nämlich auch mit einer negativ geprägten Denkweise geschehen.

Mein Lösungsvorschlag, falls Sie sich tatsächlich in einer derartigen Verfassung befinden: Lesen Sie dieses Buch ganz durch, erlernen Sie die Kernpunkte und Besonderheiten von natürlichem Bodybuilding, wenden Sie die vorgeschlagenen Trainingstechniken und -methoden an und beginnen Sie, Ihre Ernährungsweise zu optimieren. Zwar werden keine Wunder passieren, die Überbrückungszeit wird sicher hart und es dauert bestimmt eine gute Weile, bis Sie sich von den negativen Auswirkungen des Dopingkonsums erholen, aber mit etwas Geduld werden sich mit Sicherheit Erfolge einstellen. Dieser Erfolg wird Sie wachrütteln und Sie werden im Inneren hellhörig: „Moment mal, ich mache ja Fortschritte ganz ohne Chemie", werden Sie plötzlich feststellen. Diese neue Motivation ist der erste, wichtigste Schritt in Richtung Ihres Erfolgs mit natürlichem Bodybuilding!

Verletzungsgefahr

In diesem Abschnitt sollen die Verletzungsrisiken beim Absolvieren eines Gewichtstrainingsprogramms aufgezeigt und die Vermeidung beziehungsweise Behandlung auftretender Verletzungen erklärt werden.

Generell ist die akute Verletzungsgefahr beim Krafttraining gering, solange die Übungen in korrekter Technik ausgeführt werden. Mit akuter Verletzungsgefahr meine ich Verletzungen, die während eines Trainings entstehen, also beispielsweise einen Muskelriss oder einen Bandscheibenvorfall. Korrekte Technik bedeutet, dass das Gewicht in einer biomechanisch korrekten Form bewegt wird, also langsam herabgelassen und kontrolliert wieder angehoben wird. Ein Beispiel zur Verdeutlichung: Das Herablassen der Langhantel beim Bankdrücken auf die Brust (negativer Bewegungsteil) erfolgt langsam und fließend, um die Brustmuskulatur zu dehnen und zu spüren. Das Wegdrücken von der Brust (positiver Bewegungsteil) erfolgt dann in einem leichten Bogen unter Streckung der Arme und Kontraktion der Brustmuskeln.

Als oberste Regel gilt, dass stets Sie das Gewicht kontrollieren und nicht das Gewicht Sie kontrolliert. Das gilt besonders bei der Verwendung von sehr schweren Gewichten. Aufgrund der langsamen, kontrollierten Bewegungsausführung kann es dann kaum zu Zerrungen, Muskelfaserrissen oder ähnlichen Verletzungen kommen. Genauere Beschreibungen zur korrekten Übungsausführung finden Sie im Übungskatalog.

Eine entscheidende Bedeutung bei der Prävention von Verletzungen kommt dem Aufwärmen zu. Optimales Training kann ohne entsprechendes Aufwärmen kaum erzielt werden. Gründliches Aufwärmen ist also für jeden Körpertyp vor jeder Trainingseinheit obligatorisch! Zum Aufwärmen sollte man zunächst fünf bis zehn Minuten auf einem Fahrradergometer fahren, um den Kreislauf und den gesamten Organismus in Schwung zu bringen. Alternativ eignen sich auch vergleichbare Aktivitäten wie beispielsweise Trepp-Stepp-Geräte. Danach sollten die zu trainierenden Muskeln gedehnt werden. Schließlich sollte man noch Übungen für die betreffenden Muskelgruppen ausführen, wobei sehr leichte Gewichte verwendet werden sollten, um mittels hoher Wiederholungszahlen den Muskel gründlich zu durchbluten. Erst dann sollte das eigentliche Training beginnen.

Im Gegensatz zu akuten Verletzungen im Training kann es beim Gewichtstraining immer wieder zu Beschwerden kommen, die durch die hohe Belastung im Training über lange Zeit entstehen. Dazu zählen Schmerzzustände aller Art und Entzündungen, die in verschiedener Form auftreten können. Nach vielen Jahren schweren Krafttrainings wird es immer mal eine Problemstelle geben. Das ist aber in anderen Sportarten, die leistungsmäßig betrieben werden, nicht anders.

Am häufigsten treten Schmerzen in der Schulterregion auf, die bei nahezu jeder Oberkörperübung mehr oder weniger stark beansprucht wird und bei einigen Bewegungen wie zum Beispiel dem Bankdrücken, speziell mit schweren Gewichten, an der Grenze des natürlichen Bewegungsspielraums gefordert wird. Das hochkomplexe Schultergelenk beinhaltet Sehnen wie Supraspinatus oder Bizepssehne, die bei Überlastung leicht mit Entzündungen reagieren. Solche Sehnenentzündungen sind nicht auf die leichte Schulter zu nehmen, da sie schnell chronisch werden. Bei den ersten Anzeichen muss entzündungshemmend behandelt werden und unbedingt eine Trainingspause eingelegt werden.

Auch Schmerzen in der Kniegegend, den Ellbogen, den Handgelenken oder dem unteren Rücken können durch hartes Training hervorgerufen werden, wobei es sich meistens ebenfalls um Entzündungen der Sehnen oder Gelenke handelt.

Derartige Verletzungen können sehr hinderlich sein oder sogar das Training bestimmter Körperteile unmöglich machen. Grundsätzlich gilt: Wenn Schmerzen oder Beschwerden in irgendeiner Form auftreten, dann sollten Sie jegliche Bewegungen vermeiden, die diesen Bereich betreffen oder Schmerzen verursachen, und Sie sollten einen Facharzt konsultieren. Machen Sie lieber einige Tage oder – falls notwendig – sogar einige Wochen Pause, um Ihre Verletzung vollständig auszukurieren. Dann können Sie wieder mit leichtem Training beginnen und sich langsam an die alten Leistungen herantasten. Eine Verletzung, die Sie nicht vollständig auskurieren, kann chronisch werden und Sie dann jahrelang behindern. Haben Sie also die notwendige Geduld – Ihr Körper wird es ihnen danken!

Kurz erwähnen möchte ich auch noch die Geweberisse (auch „Schwangerschaftsstreifen" genannt), die bei einigen Athleten auftreten. Es handelt sich hierbei um Risse im Bindegewebe, das dem schnellen Muskelwachstum nicht standhalten konnte. Ob man Geweberisse bekommt oder nicht ist hauptsächlich eine Frage der persönlichen Veranlagung. Wer schwaches Bindegewebe hat, ist natürlich besonders gefährdet. Geweberisse können theoretisch an allen Muskeln auftreten, sie sind jedoch besonders häufig am Übergang von Brust zu Schultern zu finden.

Geweberisse ähnlich denen, die durch das Training verursacht werden, treten beispielsweise auch bei schwangeren Frauen auf, deren Umfang nunmal während der Schwangerschaft in der Körpermitte beträchtlich ansteigt und so das umgebende Gewebe einreißen lässt. Die Geweberisse sind zwar nicht schön anzusehen – sie sind zunächst meist rosarot und werden mit der Zeit eher farblos. Sie stellen aber keine gesundheitliche Gefahr dar und sind daher auch nicht mit anderen akuten Verletzungen zu vergleichen.

Stretching

Stretching sollte Bestandteil jeder guten Trainingsplanung sein. Leider beherzigen dies in der Praxis nur auf sehr wenige Athleten. Viele Bodybuilder vernachlässigen den Aspekt der Dehnung eines Muskels, da Dehnen keinen direkten Einfluss auf das Wachstum der Muskulatur hat. Zwar ist es im Prinzip richtig, dass man ohne Dehnübungen gewaltige Muskelmasse aufbauen kann, aber dennoch gibt es einige wichtige Gründe, warum gerade Bodybuilder regelmäßiges Stretching in ihre Trainingsplanung integrieren sollten.

Durch das Training mit schweren Gewichten wird ein Muskel zum Wachstum veranlasst. Dabei muss jedoch beachtet werden, dass dieser Muskel aufgrund des schweren Trainings dazu neigt, sich zu verkürzen. Werden nicht regelmäßig Dehnübungen für die trainierte Muskulatur ausgeführt, so kann eine Verkürzung des Muskels stattfinden, die sich auch optisch bemerkbar machen kann. Das beste Beispiel hierfür ist die ganz spezielle Armhaltung vieler Bodybuilder. Der typische „Ich kann vor Kraft kaum laufen"-Gang, den man bei einigen Bodybuildern beobachtet, ist meist nicht Imponiergehabe, sondern rührt einfach daher, dass sich die Bizepsmuskulatur so verkürzt hat, dass der Arm in locker herabhängendem Zustand nicht mehr voll gestreckt, sondern leicht angewinkelt ist. Ob auch Sie über eine verkürzte Armmuskulatur verfügen, können Sie ganz einfach feststellen, indem Sie im Spiegel von der Seite Ihre Armhaltung betrachten. Ist Ihr Arm in lockerem Zustand leicht angewinkelt, dann versuchen Sie, ihn durchzustecken. Gelingt Ihnen dies nur, indem Sie die Trizepsmuskulatur an der Hinterseite Ihres Arms anspannen, so können Sie selbst sehen, dass Ihre Bizeps bereits leicht verkürzt sein müssen. Ansonsten bedürfte es keiner Muskelkraft, um Ihren Arm gerade herabhängen zu lassen. Eine solche Verkürzung können Sie aber vermeiden, indem Sie von Anfang an geeignetes Stretching in Ihr Trainingsprogramm einbauen.

Ein durch Dehnübungen gestreckter Muskel ist zudem nicht nur flexibler, sondern auch weniger verletzungsanfällig. Er kann über den kompletten Bewegungsspielraum trainiert werden und sich somit zu maximaler Größe entwickeln. In dieser Hinsicht trägt Stretching also indirekt sogar zum optimalen Muskelaufbau bei.

Es gibt zwei geeignete Zeitpunkte, wann Sie Dehnübungen durchführen sollten. Sie können Dehnübungen in Ihr Aufwärmprogramm integrieren, um die Muskeln auf eine Belastung vorzubereiten. Besonders für Athleten, die aus Zeitgründen morgens trainieren, empfehle ich Stretching als Bestandteil ihres Aufwärmprogramms, da die Muskulatur morgens meist noch etwas „steif" ist aufgrund des nächtlichen Bewegungsmangels. Besonders empfehlenswert und sinnvoll sind Dehnübungen aber im Anschluss an das Training. Zum einen tragen Sie dort zum „Cool-Down" nach intensiven Belastungen bei, indem sie Spannung aus der trainierten Muskelgruppe nehmen. Zum anderen ist zu diesem Zeitpunkt Ihr Muskel vollständig durchblutet und erwärmt, so dass es kaum zu Zerrungen oder ähnlichen Verletzungen durch falsches Dehnen kommen kann. Gleichzeitig verhindern Sie eine Verkürzung der Muskulatur, so dass Sie ihr volles Potenzial entfalten können.

Besondere Beachtung sollten Sie der korrekten Durchführung von Dehnübungen schenken. Niemals sollte eine Dehnübung ruckartig ausgeführt werden. Ebenso sollten Sie nie über den Punkt hinausgehen, an dem Ihr Muskel zu schmerzen beginnt. Vielmehr sollten Sie sich ganz langsam an einen Punkt herantasten, an dem Sie ein leichtes Ziehen des Muskels verspüren. An diesem Punkt halten Sie die Dehnung solange, bis Sie spüren, dass das Ziehen nachlässt und Ihr Muskel sich zu lockern beginnt. Dann können Sie ein kleines Stück weiter dehnen. Eine Dehnung dieser Art – die statische Dehnung – sollte etwa 30 Sekunden dauern und drei- bis viermal pro Muskel ausgeführt werden. Stretching sollte niemals anstrengen oder Schmerzen verursachen, sondern vielmehr entspannend auf Körper und Geist wirken!

Neben der Methode der statischen Dehnung gibt es noch eine weitere Methode, die sogenannte dynamische Dehnung. Diese Methode ist allerdings etwas umstritten in ihrer Effektivität. Ich persönlich rate eher zum statischen Stretching, möchte aber auch das dynamische Stretching vorstellen.

Bei der dynamischen Dehnung wird der Muskel ebenfalls bis zu dem Punkt gedehnt, an dem er leicht zu ziehen beginnt. Dann jedoch wird nicht innegehalten, sondern vielmehr ein leichtes Vor- und Zurückwippen ausgeführt, das den Muskel in kurzen Intervallen stärker bzw. schwächer dehnt. Dies ist der dynamische Aspekt. Die Methode beruht auf der Tatsache, dass ein Muskel bei entsprechender Dehnung einen Reflex auslöst, der durch leichtes Anspannen der Muskelfasern eine weitere Dehnung verhindert. Die Befürworter des dynamischen Stretchings argumentieren, dass deshalb beim statischen Stretching der Muskel nicht optimal gedehnt werden kann, während beim dynamischen Dehnen dieser Reflex durch die kurzen Intervalle nicht ausgelöst und damit umgangen wird.

Zwar ist diese Schlussfolgerung logisch, dennoch aber in der Praxis mit einigen Nachteilen verbunden. Durch das Hin- und Herwippen besteht die Gefahr einer Überdehnung, so dass es beispielsweise zu Zerrungen kommen kann. Ich halte daher das dynamische Stretching nur für Fortgeschrittene für empfehlenswert. Anfänger sollten auf jeden Fall die Methode des statischen Stretchings vorziehen.

Einstieg ins Gewichtstraining

Dieses Buch ist zwar primär an den fortgeschrittenen Bodybuilder gerichtet, es soll jedoch auch den Weg vom Anfänger zum Fortgeschrittenen aufzeigen und einige Hinweise für den richtigen Einstieg in diesen Sport liefern. Unter einem Fortgeschrittenen versteht man im Allgemeinen einen Sportler, der durch mindestens sechs bis zwölf Monate regelmäßigen Trainings seinen Körper kennengelernt und ein gutes Gespür für seine Muskeln entwickelt hat.

Der Weg vom Anfänger zum Fortgeschrittenen ist eigentlich recht einfach, jedoch überaus wichtig für die sportliche Zukunft eines Athleten, denn in dieser Zeit werden die Grundlagen hinsichtlich Training, Ausführen der verschiedenen Übungen und sicherlich auch im Hinblick auf die Motivation für weiterführendes Training gelegt. Wer gleich bei der Aufnahme des Trainings vor lauter Ehrgeiz und Eifer übertreibt, der beendet oft wieder nach relativ kurzer Zeit sein Training – frustriert und ohne Erfolge. Deshalb sollten Sie sich als Anfänger genau an die Ratschläge und Richtlinien in diesem Abschnitt halten, um Spaß und Erfolg beim Training von Anfang an zu gewährleisten.

Als absoluter Anfänger ohne jegliche Vorkenntnisse über diesen Sport sollte man vor Aufnahme eines Gewichtstrainingsprogramms – wie vor jeder anderen sportlichen Aktivität – einen Arzt konsultieren und einen gründlichen Gesundheitscheck durchführen lassen. Nur wer hundertprozentig gesund ist, sollte mit dem Training beginnen. Sprechen Sie ansonsten mit Ihrem Arzt bitte mögliche Einschränkungen ab.

Begriffserläuterungen

Ich erwähne von Zeit zu Zeit einige Fachausdrücke, für die es zum Teil einfach keine Übersetzung ins Deutsche oder andere, allgemeinverständliche Ausdrücke gibt. Die meisten Leser werden diese Fachtermini kennen, absolute Anfänger jedoch sind damit vielleicht nicht so vertraut. Um diese Begriffe zu verstehen und damit umgehen zu können, beispielsweise um die Trainingsprogramme im dritten Kapitel zu verstehen, folgen nun einige Erläuterungen dazu:

Pump

Unter dem „Pump" beim Training versteht man die erhöhte Blutzufuhr während und vor allem kurz nach dem direkten Training eines Muskels. Dabei wird für eine gesteigerte Sauerstoffzufuhr viel Blut in diesen Muskel hineingepumpt, was zu einem optischen Anschwellen des Muskels führt.

Vaskulosität

Damit ist das optische Hervortreten der Adern durch die Haut gemeint. Vaskulosität wird durch einen niedrigen Körperfettanteil bedingt, hängt jedoch teilweise auch mit genetischen Faktoren zusammen – und in extremer Form bei Wettkämpfen nicht zuletzt von der Einnahme anaboler/androgener Steroide.

Definition

Unter der Definition eines Muskels versteht man das optische Hervortreten dieses Muskels, also wie gut geformt er zu erkennen ist. Definition hängt im Wesentlichen vom Körperfettanteil und dieser wiederum von der Ernährung ab. Eine gute Definition ist also hauptsächlich eine Frage der richtigen Ernährung (Diät). Ist der Körperfettanteil hoch, sieht man den Muskel unter einer Fettschicht kaum durch. Ist ein Bodybuilder jedoch gut definiert, so hat er kaum Fett am Körper und seine Muskeln treten deutlich sichtbar plastisch hervor, zumeist mit den umgebenden Adern und mit den Streifen der einzelnen Muskelfasern. Extreme Definition ist ein Bewertungskriterium bei Bodybuildingmeisterschaften.

Symmetrie

Wenn man von guter Symmetrie eines Athleten spricht, so heißt das, dass seine Muskeln wohlproportioniert und an der rechten wie an der linken Körperhälfte gleich gut entwickelt sind. Sind jedoch deutliche Schwächen an manchen Muskelgruppen festzustellen, so kann kaum von guter Symmetrie gesprochen werden.

Sätze und Wiederholungen

Wenn Sie ein Gewicht bei einer Übung einmal anheben und wieder absenken, so haben Sie eine Wiederholung (Wdh.) ausgeführt. Heben Sie es zehnmal an und senken es zehnmal ab, dann haben Sie logischerweise zehn Wiederholungen (10 Wdh.) ausgeführt. Diese beispielsweise zehn Wiederholungen bilden zusammen einen Satz. Nach einem Satz legen Sie das Gewicht beiseite und ruhen sich etwa ein bis zwei Minuten aus. Wenn Sie danach wieder zehn Wiederholungen ausführen, dann führen Sie damit einen zweiten Satz aus. Das geht so weiter mit dem dritten Satz, und so fort.

Bei allen nachfolgenden Trainingsprogrammen sind Satz- und Wiederholungszahlen in einem einheitlichen Schema angegeben. Beispiel: „Bankdrücken 3x15" heißt, dass Sie drei Sätze zu 15 Wiederholungen im Bankdrücken ausführen, und „Bizepscurls 4x10-12" bedeutet, dass Sie vier Sätze mit einem Gewicht ausführen, das Ihnen zwischen zehn und zwölf Wiederholungen ermöglicht.

Ruhepausen

Zwischen zwei Sätzen sollten Sie sich eine bestimmte Zeit ausruhen, um dem Körper und speziell den trainierten Muskelgruppen Zeit zu geben, sich vom vorangegangenen Satz zu erholen und Kraft für den nächsten Satz zu sammeln.

Brennen

Unter dem Brennen eines Muskels versteht man das Gefühl, das sich gegen Ende eines harten Satzes einstellt, wenn der Muskel bereits sehr ermüdet ist und man nur noch mit maximalem Einsatz eine oder zwei weitere Wiederholungen ausführen kann. Dieses Brennen entsteht durch eine erhöhte Laktat- und Toxinanreicherung im Muskel und verschwindet einige Sekunden nach Beendigung des Satzes wieder.

Ganzkörpertraining

Damit ist eine Trainingsform gemeint, bei der man alle Muskeln des Körpers in einer Trainingseinheit trainiert. Als Beispiel können Sie das Anfängerprogramm A im nächsten Abschnitt heranziehen.

Splittraining

Darunter versteht man die Aufteilung der Muskelgruppen auf mehrere Trainingstage (englisch: *to split* = aufteilen). Man könnte zum Beispiel Brust, Schultern und Rücken an einem Trainingstag trainieren, und Beine, Bauch und Arme am nächsten. Die Aufteilung über mehr als zwei Trainingseinheiten ist eher für fortgeschrittene Sportler geeignet.

Kurz erwähnen möchte ich noch das sogenannte „Doppel-Split"-System, bei dem zwei Trainingseinheiten pro Tag ausgeführt werden (meist morgens und abends). Dadurch wird eine weitere Unterteilung der Muskelgruppen vorgenommen. Diese Trainingsform ist jedoch nur für ganz wenige Profisportler geeignet und wird deshalb später nicht näher erläutert.

Anfängerprogramme

Für Anfänger spielen die später folgenden Unterteilungen der menschlichen Körpertypen und die jeweils dafür geeigneten Trainingsprogramme noch keine entscheidende Rolle. Im Anfängerstadium geht es vielmehr darum, die Bewegungen der einzelnen, meist ungewohnten Übungen zu erlernen und sich die biomechanisch korrekte Form der Bewegungsabläufe einzuprägen. Deshalb ist es äußerst wichtig, die Übungen am Anfang nur unter fachlicher Aufsicht auszuführen, um eventuelle Fehler bei der Ausführung und daraus möglicherweise resultierende Schäden erst gar nicht aufkommen zu lassen. Erst wenn die Übungen völlig korrekt ausgeführt werden, können Sie alleine trainieren. Scheuen Sie sich nie, erfahrenen Athleten diesbezüglich Fragen zu stellen oder Tipps aufzugreifen.

Grundlegende Anfängerprogramme

Ich werde Ihnen zunächst zwei grundlegende Anfängerprogramme vorstellen, um eventuell aufkommende Langeweile mit nur einem Programm zu vermeiden. Die beiden Programme sind außerdem unterschiedlich zeitaufwendig: Programm A erfordert nur dreimaliges Training pro Woche, während Programm B auf viermaliges Training pro Woche ausgelegt ist. Es gibt sowohl Verfechter des Ganzkörpertrainings als auch Verfechter des leichten Splittrainings für Anfänger. Ich denke, man kann beides empfehlen, solange sich der Trainierende an die angegebenen Satz- und Wiederholungszahlen hält.

Die Trainingsgewichte spielen für Anfänger eine untergeordnete Rolle. Niemals sollte ein Gewicht verwendet werden, das der Sportler nicht vollständig unter Kontrolle hat. Da das Training bei Anfängern nicht besonders intensiv sein sollte, ist eine gute Faustregel für das zu verwendende Trainingsgewicht, dass es ein Gewicht sein sollte, mit dem man unter sehr großer Anstrengung auch 20-25 Wiederholungen schaffen könnte. Sie beenden den Satz aber dennoch nach 12-15 Wiederholungen. Widerstehen Sie auf jeden Fall der Versuchung, als Anfänger die Trainingsprogramme von erfahrenen Sportlern oder sogar Profis (zum Beispiel aus Zeitschriftenartikeln) zu kopieren. Sie würden nur übertrainieren oder sich verletzen, aber wohl kaum Fortschritte machen.

Das Ganzkörpertraining führen Sie jeweils Montag, Mittwoch und Freitag aus (oder an drei anderen, nicht aufeinanderfolgenden Tagen nach Wahl). Wenn Sie hingegen Programm B wählen, werden die Splittage jeweils auf zwei aufeinanderfolgende Tage gelegt, und Sie pausieren nach diesen beiden Trainingstagen, bevor Sie erneut zwei Trainingstage durchführen.

Anfängerprogramm A (Ganzkörpertraining)

Montag, Mittwoch und Freitag	
Beinpressen	2 x 12-15
Beincurls	2 x 12-15
Latziehen zum Nacken	2 x 12-15
Rudern sitzend	2 x 12-15
Bankdrücken	2 x 12-15
Butterfly	2 x 12-15
Nackendrücken an der Maschine	2 x 12-15
Seitheben	2 x 12-15
Langhantelcurls	3 x 12-15
Pushdowns	3 x 12-15
Wadenheben stehend	3 x 12-15
Crunches	3 x max.

Anfängerprogramm B (Splittraining)

Montag und Donnerstag		Dienstag und Freitag	
Beinpressen	3 x 12-15	Latziehen zum Nacken	3 x 12-15
Beinstrecken	2 x 12-15	Rudern sitzend	3 x 12-15
Beincurls	3 x 12-15	Bankdrücken	3 x 12-15
Langhantelcurls	2 x 12-15	Schrägbankdrücken	3 x 12-15
Kurzhantelcurls	2 x 12-15	Kurzhanteldrücken sitzend	3 x 12-15
Trizepsdrücken liegend	2 x 12-15	Seitheben	3 x 12-15
Pushdowns	2 x 12-15	Crunches	3 x max.
Wadenheben stehend	4 x 12-20	Beinheben	2 x max.
Crunches	3 x max.		
Beinheben	2 x max.		

Nach etwa zwei Monaten mit diesen Programmen können Sie den Umfang und die Art des Trainings etwas verändern, denn nun sind Sie kein reiner Anfänger mehr. Das folgende Programm C ist auf den gleichen Prinzipien aufgebaut wie die Programme A und B (also mit dem Ziel, die Technik zu erlernen und ein Gespür für die Muskeln zu entwickeln). Das neue Programm dient jedoch auch der Konditionierung für das spätere Fortgeschrittenen-Training.

Fortgeschrittenes Anfängerprogramm

Sie sollten nun beginnen, den Trainingsgewichten etwas mehr Beachtung zu schenken. Ich weise jedoch nochmals ausdrücklich darauf hin, dass korrekte Technik bei der Ausführung der Übungen oberstes Gebot ist und entscheidend zum Erfolg beiträgt! Gewichte sind nach wie vor nur Mittel zum Zweck. Um Missverständnisse in diesem Punkt zu vermeiden, wird hier eine kurze Skizzierung der Bedeutung der Trainingsgewichte notwendig sein.

Die Steigerung der Trainingsgewichte ist in gewisser Hinsicht nötig, um den Muskel zum Wachstum zu veranlassen. Denn nur wenn ein Muskel höheren Belastungen ausgesetzt wird, als er es zuvor gewohnt war, hat er einen Grund zum Wachsen, und zwar um sich diesen neuen Belastungen anzupassen und sie damit beim nächsten Mal besser meistern zu können. Mit Belastungen sind jedoch nicht zwangsläufig nur die Trainingsgewichte gemeint, sondern vielmehr geht es um die Intensität des Trainings (also den Grad der Anstrengung). Konkret heißt das, dass Ihr Muskel auch wächst, wenn Sie statt vormals zehn Wiederholungen nun zwanzig Wiederholungen ausführen könnten – das Gewicht bleibt gleich, aber die Intensität steigt dennoch.

Da es für den Muskelaufbau jedoch einen bestimmten Bereich an Wiederholungszahlen gibt, der optimale Ergebnisse liefert, ist es nicht zu empfehlen, ständig nur die Wiederholungszahl zu erhöhen. Der optimale Bereich für den Muskelaufbau reicht von etwa 6 bis 12 Wiederholungen, für die Beine sogar von 6 bis 20 und für Bauch und Waden von 10 bis 50 Wiederholungen. (Die hohen Wiederholungszahlen für die Waden erklären sich dadurch, dass die Wadenmuskulatur Tag für Tag beim Gehen, Laufen und Treppensteigen eingesetzt wird und deshalb besonders gut auf entsprechend hohe Wiederholungszahlen reagiert, die diesen Tätigkeiten am ehesten entsprechen.)

Aus diesen Gründen sollten Sie beim folgenden Programm ein Gewicht wählen, mit dem Sie gerade zehn Wiederholungen schaffen, sofern nicht anders angegeben. Wenn Sie sich im Laufe der Zeit auf zwölf Wiederholungen mit diesem Gewicht gesteigert haben, dann erhöhen Sie das Gewicht in kleinen Schritten (zwischen zwei und fünf Kilogramm), so dass Sie anschließend wieder nur acht bis zehn Wiederholungen schaffen. Danach arbeiten Sie sich mit diesem Gewicht wieder auf zwölf Wiederholungen hoch, und so weiter.

Zur Bedeutung der Gewichte noch eine Ergänzung aus der Praxis: Was glauben Sie, warum der austrainierte Athlet neben Ihnen so deutlich größere Brustmuskeln hat als Sie? Nun, er wird vielleicht 130 Kilogramm im Bankdrücken schaffen, während Sie nur 60 Kilogramm drücken können. Abgesehen von Faktoren wie genetischer Veranlagung – eigentlich der wichtigste Faktor überhaupt im Bodybuilding – oder Trainingsdauer und Trainingserfahrung spielt die Kraft eines Muskels für dessen Größe eine entscheidende Rolle. Das heißt aber nicht zwingend, dass ein Athlet im Vergleich zu einem anderen bessere Brustmuskeln hat, nur weil er im Bankdrücken stärker ist. Speziell bei dieser Übung spielen auch Hebelverhältnisse eine wichtige Rolle. Vergleiche sind also nur im Vorher-Nachher-Prinzip an einer Person möglich. Wenn Sie nach einem Jahr Training statt vormals 30 Kilogramm für zehn Wiederholungen bei Bizepscurls nun 50 Kilogramm verwenden können, so garantiere ich Ihnen, dass Ihr Bizeps auch gewachsen ist!

Nun aber zu unserem Anfängerprogramm C für leicht fortgeschrittene Bodybuilding-Einsteiger. Sie können die Aufteilung der Tage wie bei Programm B wählen. Oder Sie nehmen die hier gezeigte Alternative – eine von vielen natürlich.

Anfängerprogramm C

Montag und Donnerstag		Dienstag und Samstag	
Beinpressen	4 x 10	Latziehen nach hinten	4 x 10
Beinstrecken	3 x 10	Rudern an der Maschine	3 x 10
Beincurls	3 x 10	Hyperextensions	3 x 12
Smith-Nackendrücken	3 x 10	Bankdrücken	4 x 10
Seitheben	3 x 10	Butterfly	3 x 10
Wadenheben sitzend	2 x 15-20	Pushdowns	2 x 10
Wadenheben stehend	2 x 15-20	Kurzhantel-Trizepsdrücken	2 x 10
Crunches	3 x max.	Langhantelcurls	2 x 10
Beinheben	2 x max.	Kurzhantelcurls	2 x 10

Wichtige Anmerkungen zu allen drei Anfängerprogrammen:

→ Halten Sie die Pausen zwischen den Sätzen bei 1,5 bis 2 Minuten.

→ Führen Sie langsame, kontrollierte Bewegungen aus.

→ Die Bewegungen sollen Sie im Muskel spüren.

→ Gewichte sind nur Mittel zum Zweck! Übertreiben Sie daher nicht.

→ Bei den Programmen A und B: Wenn Sie ohne große Anstrengung 15 Wiederholungen mit einem Gewicht schaffen, erhöhen Sie es leicht um zwei bis fünf Kilogramm und arbeiten sich damit wieder auf 15 Wiederholungen hoch. Dasselbe gilt für Programm C, allerdings arbeiten Sie sich hier bei den meisten Übungen nur auf zwölf Wiederholungen hoch und erhöhen dann das Gewicht.

→ Bei den Bauchübungen machen Sie jeweils so viele Wiederholungen wie möglich.

→ Wärmen Sie sich vor dem Training gut auf!

Senioren/Junioren

Als nächstes möchte ich auf zwei Personengruppen eingehen, bei denen am häufigsten Bedenken geäußert werden, wenn es um den Einstieg ins Gewichtstraining geht. Zunächst zu den Senioren. Ich mache bewusst keine genaue Altersangabe, da man immer nur so alt ist, wie man sich fühlt – und ich keinem Leser mit dem Wort „Senior" zu nahe treten will.

Gleich vorab die wichtigste Tatsache in Kurzform: Man ist nie zu alt, um mit Bodybuilding zu beginnen. Scheuen Sie sich also nicht, trotz Ihres Alters mit Hanteltraining einzusteigen. Und ich spreche hier auch von Einsteigern über 60 oder 70.

Natürlich ist es in fortgeschrittenem Alter besonders wichtig, vor der Aufnahme eines Trainingsprogramms einen kompetenten Arzt zu konsultieren und sich auf Herz und Nieren untersuchen zu lassen. Erst wenn Ihr Arzt ein uneingeschränktes Okay gibt, können Sie mit dem Training beginnen. Ich kann Ihnen versichern, dass Sie zu der Gruppe Menschen gehören, die besonders viel von einem geeigneten Krafttraining profitieren werden. Sie werden damit nämlich gezielt gegen den Alterungsprozess vorgehen.

Zum einen verlieren Sie aufgrund der veränderten Hormonlage mit zunehmendem Alter an Muskelsubstanz. Wenn Sie Ihre Muskeln aber mittels Krafttraining stärken, wird diesem Abbau entgegengewirkt. Dadurch bleibt auch Ihr Stoffwechsel schneller, was wiederum bedeutet, dass Sie Ihre zugeführte Nahrung besser verwerten können, weniger Fett ansetzen und Ihre Muskeln gekräftigt und gut ausgebildet werden. Zum anderen verbessern Sie durch die verstärkte Blutzirkulation, die durch das Training hervorgerufen wird, die Durchblutung von Gelenken, Organen und natürlich Ihrer Muskulatur. Für genauere Informationen verweise ich Sie auf den Abschnitt „Positive Auswirkungen des Bodybuilding-Trainings".

Einige Besonderheiten gilt es natürlich für Senioren zu beachten. Sie sollten auf gar keinen Fall übermäßig schwere Gewichte bei der Ausführung Ihrer Übungen verwenden. Mit zunehmendem Alter nimmt die Belastbarkeit unserer Gelenke ab, und dem sollten Sie Rechnung tragen, indem Sie leichtere Gewichte benutzen und mit denen etwas mehr Wiederholungen ausführen. Auch eine korrekte Übungsausführung ist für Sie von großer Bedeutung. Achten Sie immer darauf, die Bewegungen langsam und kontrolliert auszuführen. Niemals sollten Sie ruckartige oder schnelle Bewegungen mit Gewichten machen, die das Verletzungsrisiko stark erhöhen.

Ansonsten aber gelten für Sie dieselben Ratschläge und Methoden, die ich generell in diesem Buch empfehle. Hochintensive Trainingsprogramme sind für ältere Menschen natürlich nicht unbedingt geeignet. Da ältere Menschen aber in aller Regel auch kein Bedürfnis nach extrem harten Trainingseinheiten verspüren werden, wird in der Praxis kaum jemand beim Training übertreiben. Geben Sie sich daher ruhig den kleinen Anstoß und beginnen Sie so bald wie möglich mit dem Training. Es lohnt sich!

Damit zu den Junioren. Unter Junioren verstehe ich alle Leser, die noch keine 18 Jahre alt sind. Auch für diese Personengruppe gibt es einige Besonderheiten zu beachten.

Ein Irrglaube, den ich im Abschnitt über Vorurteile bewusst ausgelassen habe – da es hier noch besser zum Thema passt – ist die Ansicht, Jugendliche könnten durch Bodybuilding im Wachstum behindert werden und so nicht ihre eigentlich vorgegebene Größe erreichen. Richtig ist stattdessen, dass bei korrekt ausgeführtem Bodybuilding kein Jugendlicher in seinem Wachstum in irgendeiner Weise gehemmt wird. Im Gegenteil: Durch das Training der Muskulatur wird sich ein Jugendlicher in seinem natürlichen Wachstumsspielraum voll entfalten können. Dabei ist natürlich wichtig, dass der jugendliche Sportler auf eine korrekte Übungsausführung achtet, um möglichen Schädigungen vorzubeugen. Es sollten außerdem keine extrem schweren Gewichte im Training verwendet werden, damit Bänder, Sehnen und Gelenke während des Wachstums nicht zu sehr belastet werden.

Einige Übungen halte ich für Jugendliche unter 18 Jahren allerdings für ungeeignet. Dazu zählen primär die Kniebeuge und das Kreuzheben, sowie Dips (Barrenstütz). Die Versuchung, bei Kniebeuge oder Kreuzheben besonders schwere Gewichte bewältigen zu wollen, kann zu einer übermäßigen Belastung der Kniegelenke beziehungsweise des unteren Rückens und der Wirbelsäule führen. Dazu sei gesagt, dass Jugendliche diese Übungen mit leichten Gewichten und korrekter Bewegungsausführung durchaus in ihr Trainingsprogramm einbeziehen können, um zum Beispiel den Bewegungsablauf zu erlernen, aber leider neigen Jugendliche in der Praxis zu Leichtsinn und Übermut. Jugendliche sollten daher immer unter Anleitung eines kompetenten Trainers trainieren.

Einen besonderen Vorteil haben Jugendliche auf ihrer Seite. Ihr natürlicher Testosteronspiegel steigt im Zuge der Pubertät auf Werte an, die sie nie mehr in ihrem Leben erreichen werden. Von diesem Standpunkt aus gesehen sind Jugendliche um die Fünfzehn zu beneiden, da sie über einen Hormonhaushalt verfügen, der wie geschaffen ist für den Aufbau von Muskelsubstanz. Diese Tatsache ist auch nicht weiter verwunderlich, wenn wir bedenken, in welch imposantem Tempo manche Jugendlichen wachsen. Wobei stets nicht nur die Körpergröße zunimmt, sondern auch die Muskelmasse erheblich gesteigert wird.

Eine weitere Besonderheit bei Jugendlichen möchte ich noch kurz erwähnen. Zwar sind wir von Geburt an einem der drei Körpertypen zugeordnet, dennoch ist der entsprechende Körpertyp manchmal in jungen Jahren noch nicht so ausgeprägt wie im Erwachsenenalter. Für Jugendliche gilt – natürlich ausgenommen der Jugendlichen, die schon in diesem Alter an Übergewicht leiden und deshalb mit dem Training beginnen –, dass sie meist noch über eine höhere Stoffwechselgeschwindigkeit verfügen als Erwachsene des gleichen Körpertyps. Daher sollten sie die im Ernährungs-Kapitel gemachten Angaben in Sachen Kalorienaufnahme noch etwas nach oben steigern. Viele Jugendliche haben eher Probleme bei der Gewichtszunahme als mit Übergewicht. Ansonsten gelten für Junioren aber alle Richtlinien ebenso wie für Erwachsene.

Bodybuilding und andere Sportarten

Früher herrschte die Ansicht vor, dass Bodybuilding mit anderen Sportarten nicht zu vereinbaren sei. Wer große Muskeln und enorme Kraft hatte, galt als unbeweglich, schwerfällig und langsam. Bodybuilder wurden daher oft von anderen Sportlern ausgegrenzt. Unser heutiges Wissen lässt uns darüber eher schmunzeln. Längst hat die Sportwissenschaft den Wert von Gewichtstraining für viele andere Sportarten erkannt. Krafttraining ist heutzutage aus dem Spitzensport nicht mehr wegzudenken. Vergleichen Sie nur einmal Sprinter der heutigen Weltklasse mit den Athleten der 50er-Jahre. Das Sprint-Training selbst war auch damals nicht so grundlegend verschieden vom Training der heutigen 100-Meter-Champions, als dass es den unglaublichen Unterschied hinsichtlich Muskelmasse und Muskulosität erklären könnte. Mitverantwortlich dafür sind einerseits die heutigen Kenntnisse in Sachen Sporternährung, andererseits aber auch das Schnellkrafttraining mit Gewichten, das für Top-Sprinter unerlässlich ist.

Schauen Sie sich nur Athleten wie Usain Bolt oder früher den berühmten Ben Johnson an. Ja, auch Ben Johnson, obwohl er nachweislich gedopt war. Glauben Sie, er wäre ohne Doping ein „Strich in der Landschaft" gewesen? Ich will die enorme Leistungssteigerung, die Sprinter mittels Doping erreichen können, keinesfalls abstreiten. Der Kernpunkt ist aber, dass beispielsweise Johnson auch ohne Doping um ein Vielfaches stärker und muskulöser war, als es die meisten anderen Sportler sind. Johnson lief nach seiner Sperre ohne Doping. Er war etwas langsamer, aber die enormen Muskeln waren teilweise noch da. Die wenigsten wissen, dass Johnson regelmäßig im Kraftraum zu finden war und Kniebeugen mit bis zu 260 Kilogramm sowie Bankdrücken mit 160 Kilogramm ausgeführt hat, um seine Explosivkraft noch mehr zu steigern.

Aber auch Sportler vieler anderer Sportarten gehen regelmäßig in einen Kraftraum, um ihre Leistung zu verbessern. Handballspieler brauchen enorme Wurfkraft, Skifahrer starke und ausdauernde Oberschenkel, und Boxer brauchen gewaltige Schlagkraft und Schnelligkeit. Sogar Michael Schumacher war regelmäßig beim Gewichtstraining zu beobachten, um seinen Körper fit zu halten. Mike Tyson hat mehr Muskelmasse als viele Bodybuilder und war Weltmeister im Schwergewicht. Graciano Rocchigiani hat eine so beeindruckende Definition und Faserigkeit seiner Muskulatur, dass mancher Wettkampfbodybuilder neidisch werden könnte.

Ich könnte diese Liste noch lange fortsetzen. Was ich aber eigentlich damit sagen will, ist, dass das Vorurteil, Krafttraining mache langsam und unbeweglich, schon lange überholt ist. Im heutigen Leistungssport bildet Training mit Gewichten eine überaus wichtige und zentrale Rolle. Nachfolgend daher einige konkrete Beispiele, wie Gewichtstraining sehr effektiv zur Leistungssteigerung oder als Ausgleich in anderen Sportarten eingesetzt werden kann:

Fußball

Fußballspieler haben fast immer eine ausgezeichnete Bein- und Wadenmuskulatur. Der Oberkörper wird im Fußball aber logischerweise kaum trainiert, so dass leicht ein Ungleichgewicht zwischen Ober- und Unterkörper entstehen kann. Daher bietet sich ein gezieltes, unterstützendes Training des Oberkörpers an. Speziell ein Bauch- und Rückentraining ist sehr empfehlenswert und kann sogar die Schusskraft verbessern.

Grundsätzlich rate ich eher zu leichten bis mittelschweren Gewichten und höheren Wiederholungszahlen, um Kraftausdauer und Muskulatur zu entwickeln. Schweres Training mit wenigen Wiederholungen ist nur dann geeignet, wenn der Sportler das Gewichtstraining nicht zur Leistungsoptimierung im Fußball ausführt, sondern wirklich Muskelmasse aufbauen will. Mehr Muskelmasse hemmt oft die Kondition, die im Fußball ja sehr wichtig ist, da die ganze Muskulatur auch mit Sauerstoff versorgt werden will und große Muskeln zudem schneller übersäuern.

Es gibt natürlich auch Fußballspieler, speziell in den niedrigen Ligen, die sich mehr Beinkraft wünschen. Dann sind Kniebeugen, Beincurls und Wadenheben im Wiederholungsbereich von 15-25 Wiederholungen empfehlenswert, die Übungsausführung sollte korrekt, aber zügig bis explosiv erfolgen.

Andere Ballsportarten

Sportarten wie Tennis, Tischtennis, Badminton oder auch Handball haben alle eines gemeinsam: Sie werden sehr einseitig ausgeführt. Rechtshänder spielen oder werfen immer mit rechts, Linkshänder mit links. Das führt natürlich zwangsläufig zu einer unterschiedlichen Muskelentwicklung der beiden Körperseiten. Ich weiß, wovon ich spreche, da ich früher auch intensiv Tischtennis und Tennis gespielt habe.

Ein Krafttraining für beide Körperseiten kann hier hervorragende Dienste leisten. Ich empfehle ganz besonders Übungen mit Kurzhanteln, da bei Langhantelübungen immer die stärkere Seite mehr Arbeit übernimmt und somit das Ungleichgewicht sogar noch gefördert werden kann. Bei Kurzhantelübungen hingegen muss jede Körperseite alleine das Gewicht bewältigen.

Sehr förderlich ist aufgrund der explosiven Bewegungen in diesen Sportarten auch eine explosive Ausführung der Kraftübungen. Dazu muss aber erst die korrekte Technik der Übungen erlernt werden, bevor man die Geschwindigkeit der Übungsausführung steigern darf. Der negative Teil der Bewegungen sollte korrekt und kontrolliert erfolgen, der positive Teil dagegen explosiv. Als Beispiel sei das Bankdrücken erwähnt, wobei die Hantel kontrolliert auf die Brust herabgelassen wird und das Hochdrücken von der Brust explosiv erfolgt. Das fördert die Schnellkraft ungemein. Ich empfehle Wiederholungszahlen zwischen zehn und zwanzig Wiederholungen.

Leichtathletik

Die Leichtathletik umfasst so viele Einzelsportarten, dass ich in diesem Buch nicht darauf eingehen kann. Grob kann ich aber für die wichtigsten Disziplinen einige Empfehlungen geben.

Sprinter sollten mit explosiven Bewegungen trainieren, allen voran mit Kniebeugen. Langsam in die Hocke gehen, explosiv wieder aufstehen. Früher ging man sogar so weit, dabei leicht hochzuspringen, aber das halte ich für gefährlich im Hinblick auf Verletzungen. Die Wiederholungen sollten umso geringer sein, je kürzer die Sprintdistanz ist. Sprich: Ein 100-Meter-Sprinter sollte zwischen 6 und 15 Wiederholungen trainieren, ein 400-Meter-Sprinter zwischen 15 und 25.

Läufer, die längere Distanzen laufen, werden von Gewichtstraining nur begrenzt profitieren. Bei Bedarf können Sie mit hohen Wiederholungszahlen zwischen 20 und 50 trainieren. Es sind keine explosiven Wiederholungen empfehlenswert, sondern vielmehr gleichmäßige, mittelschnelle Bewegungen.

In den Kraftdisziplinen wie Kugelstoßen oder Diskuswerfen kommt es dagegen wieder auf explosive Schnellkraft an. Entsprechend sollten auch die Kraftübungen explosiv ausgeführt werden. Hier kommen geringere Wiederholungszahlen zum Einsatz: Zwischen vier und acht Wiederholungen halte ich für optimal.

Kampfsport

Für Kampfsportler finde ich Krafttraining unentbehrlich. Allerdings muss das Training in diesem Fall nicht unbedingt mit Gewichten erfolgen; vielmehr machen Übungen wie Liegestütze, Crunches oder Klimmzüge Sinn. Kampfsportler müssen schnell, ausdauernd und beweglich sein. Daher machen schwere Übungen mit hohen Gewichten und niedrigen Wiederholungszahlen nur bedingt Sinn. Eine Mischung aus mittelschweren, explosiven Sätzen mit 10-15 Wiederholungen und Kraftausdauerübungen mit schnell ausgeführten 15-50 Wiederholungen bringt exzellente Resultate.

Für Kampfsportler ist es essenziell, reichlich Dehnübungen nach jeder Krafteinheit auszuführen. Die Muskeln neigen ansonsten dazu, sich zu verkürzen. Sehr empfehlenswert ist auch ein Zirkeltraining statt des klassischen Trainings. Das Zirkeltraining ist ideal für ein Ganzkörpertraining, das sowohl Kraft als auch Ausdauer zum Ziel hat. Kurze Pausen zwischen den Sätzen und explosive Bewegungen sind wichtig. Mehr zum Thema Zirkeltraining finden Sie im entsprechenden Abschnitt im Trainings-Kapitel.

Auch nach Verletzungen ist richtig dosiertes und von einem Sportarzt oder Physiotherapeuten überwachtes Gewichtstraining fester Bestandteil nahezu jedes Rehabilitationsprogramms. Sie sehen schon, Gewichtstraining hat eine viel größere Bedeutung für den gesamten Breiten- und Leistungssport erreicht, als dies viele für möglich gehalten hätten. Und wir sind noch nicht am Ende dieses Trends angelangt.

Doping

Vielleicht sind Sie beim Überfliegen des Inhaltsverzeichnisses bei diesem Punkt etwas ins Stocken geraten und fragen sich, was dieses Thema in einem Buch über natürliches Bodybuilding zu suchen hat. Zum einen möchte ich die gesundheitlichen Risiken dieser leistungssteigernden Substanzen aufzeigen, um Sie in Ihrem Beschluss zu bestärken, Erfolge im Bodybuilding ohne Doping zu erreichen. Zum anderen aber können wir einige wichtige Erkenntnisse aus der Wirkungsweise von Steroiden und Co. für unser Training ziehen, und sei es nur, dass wir ohne die enormen Effekte des Dopings völlig anders trainieren und regenerieren müssen.

Außerdem ist das Thema Doping heutzutage quasi in aller Munde und damit leider auch viele Gerüchte und Unwahrheiten in Umlauf. Die Zeiten, in denen Doping ausschließlich ein Thema für internationale Spitzenathleten war, sind längst vorbei. Machen wir uns nichts vor: Doping ist mittlerweile auch fester Bestandteil im Breitensport. Gerade deshalb möchte ich Aufklärung betreiben, damit jeder Leser die Fakten kennt und sie selbst beurteilen kann, vor allem aber nicht den Leuten Glauben schenkt, die dieses Thema verharmlosen, nur weil sie selber „Stoff" verkaufen wollen.

Es liegt mir ganz besonders am Herzen, die nachfolgenden Ausführungen ohne jegliche Wertung darzulegen. Nichts liegt mir ferner, als irgend jemanden verurteilen zu wollen! Dieses Buch ist nicht dazu konzipiert, eine große Kluft zwischen natürlichen und weniger natürlichen Athleten zu schaffen und den Zeigefinger gegenseitig aufeinander zu richten, sondern es soll lediglich dazu dienen, denjenigen Sportlern zu helfen, die sich gegen eine Einnahme von leistungssteigernden Substanzen entschieden haben. Oder noch entscheiden. Ich bin mir nämlich sicher, dass auch der eine oder andere Leser dabei ist, der entweder schon Steroide verwendet (aber irgendwo doch auf eine Möglichkeit hofft, ohne Doping Erfolge zu erzielen), oder gerade am überlegen ist, ob er es tun soll oder nicht. Es wäre mir persönlich eine große Freude, wenn ich mit meiner Arbeit den einen oder anderen Steroidanwender zum Nachdenken oder sogar zum Umstieg auf natürliches Bodybuilding bewegen könnte.

Genug aber der Vorrede, gehen wir zu den Fakten über. In diesem Abschnitt werden die wesentlichen Dopingmittel mit Verbreitung im Kraftsport behandelt. Es soll hierbei nicht auf chemische oder medizinische Details eingegangen werden, sondern vielmehr die Wirkungsweise sowie die mit diesen Substanzen verbundenen Gefahren behandelt werden. Da dieses Thema jedoch speziell im Hinblick auf die medizinische Seite überaus umfangreich und bis heute noch nicht vollständig untersucht ist, werde ich häufig auf weiterführende Erklärungen und Details verzichten. Allein die detaillierte Beschreibung aller möglichen Nebenwirkungen würde viele Seiten füllen. Da es außerdem dutzende, ja hunderte verschiedener Präparate gibt, möchte ich es lieber bei einer allgemeinen Information über dieses Thema bewenden lassen.

Anabole/androgene Steroide

Anabole Steroide stellen die mit Abstand größte Gruppe von verbotenen leistungssteigernden Substanzen dar. Ihre Bedeutung wurde durch spektakuläre Fälle wie die Ben-Johnson-Affäre bei den Olympischen Spielen 1988 in Seoul in der Öffentlichkeit bekannt. Anabolika gibt es jedoch schon seit einigen Jahrzehnten. Sie bestehen im Prinzip aus Derivaten („Abwandlungen") des männlichen Geschlechtshormons Testosteron. Anabolika sind Medikamente, die ursprünglich für Krankheiten wie Muskelschwund, körperlichen Kräfteverfall (Kachexie) oder für die Regeneration nach Strahlentherapien entwickelt wurden. Leider ist der Gebrauch dieser Substanzen heute weitverbreitet, zum Beispiel im Hochleistungssport. Es gibt Berichte, nach denen in vielen Sportarten die heutigen Weltklasseleistungen ohne derartige Substanzen einfach nicht erreicht werden könnten. Es wurde nachweislich unglaublich viel vertuscht, geheimgehalten oder totgeschwiegen in Beziehung auf Doping im Leistungssport. Viele sehr bekannte Athleten wurden überführt, ohne dass die Öffentlichkeit größere Notiz davon genommen hat oder nehmen konnte. (Bei Interesse empfehle ich Brigitte Berendonks Buch „Doping".)

Wenn ich später auf die *möglichen* Nebenwirkungen anaboler Steroide hinweise, so behalten Sie bitte im Hinterkopf, dass dies – analog zum Beipackzettel eines Medikaments – eine Auflistung der theoretisch möglichen Nebenwirkungen ist, von denen nur manchmal mehrere auftauchen. Tatsache ist, dass von den abertausenden Anwendern anaboler/androgener Steroide schon 95% tot sein müssten, würde man einigen Schreckensmeldungen in der Öffentlichkeit glauben. In der Praxis ist dem Gott sei Dank nicht so, die meisten Athleten scheinen sich zumindest optisch guter Gesundheit zu erfreuen. Was sich allerdings in den Körpern und Organen abspielt, kann man nicht sehen – und das ist das eigentlich tückische an Steroiden.

Da anabole Steroide hauptsächlich den Muskelaufbau durch Eingriffe in komplizierte chemische Vorgänge in unserem Körper fördern, finden sie logischerweise im Bodybuilding große Verbreitung. In der Praxis wird durch die Einnahme solcher Präparate zweifelsohne eine Gewichtszunahme erfolgen, die jedoch meistens auf vermehrte Wasserretention (das heißt „Speicherung" von Wasser in der Muskulatur) und nicht auf reinen Muskelzuwachs zurückzuführen ist. Zugleich findet häufig ein großer Kraftzuwachs statt und die Regenerationsfähigkeit nach harten Trainingseinheiten wird deutlich verbessert. Deshalb an dieser Stelle ein Tipp an Natural Bodybuilder: Kopieren Sie nicht die Trainingsprogramme der Champions aus Zeitschriften. Bei Ihnen würden sie nicht zum Erfolg führen, da diese Programme ohne Einsatz von Anabolika, abgesehen auch von der Trainingserfahrung und dem bereits geleisteten Trainingszeitraum, den Körper überlasten.

Bekannte Nebenwirkungen

Wären nur die eben erwähnten positiven Leistungssteigerungen zu erwarten, wären Anabolika prinzipiell wohl nicht verboten. Der Handel mit Anabolika wird in Deutschland jedoch hart bestraft. Denn es gibt eine ganze Reihe an gefährlichen Nebenwirkungen bei diesen Medikamenten. Ein Medikament wäre kein Medikament, hätte es keinerlei Nebenwirkungen. Die möglichen Nebeneffekte sind bei Mann und Frau unterschiedlich. Bei einigen männlichen Konsumenten tritt die sogenannte „Steroid-Akne" auf, die häufig auf Verunreinigungen von Schwarzmarktpräparaten zurückzuführen ist. Anabole Steroide können die Leber belasten, besonders in der Form von Tabletten durch deren zusätzlichen Abbau in der Leber, was zu Leberschäden führen kann. Beim Mann kann eine Atrophie (Verkleinerung) der Hoden, sowie nach anfänglichem Ansteigen eine Abnahme der Libido und der Potenz stattfinden. Zur Erklärung: Entgegen der allgemeinen Annahme, dass bei Einnahme männlicher Geschlechtshormone ein Wachstum im Genitalbereich auftritt, findet tatsächlich durch Einstellung oder Verringerung der körpereigenen Hormonproduktion eine Verkleinerung der dafür zuständigen Organe statt. Außerdem kann sich die Prostata vergrößern und es können schwere, teils lebensgefährliche Blutungen in der Bauchhöhle auftreten. Die Stoffwechselgeschwindigkeit nimmt zu und es kann zu Hypertonie (Bluthochdruck) kommen. Auch Herz-Kreislauf-Erkrankungen sind durch erhöhte Blutfettwerte sowie durch einen erhöhten Cholesterinspiegel nicht auszuschließen. Viele dieser Nebeneffekte sind zwar reversibel, das heißt nach Absetzen der Steroide wieder rückgängig zu machen, dennoch kann eine bleibende Schädigung nie vollkommen ausgeschlossen werden.

Bei Frauen können andere, geschlechtsspezifische Nebenwirkungen auftreten. Es kann zu teils extremen Klitorisvergrößerungen kommen, gelegentlich steigt der sexuelle Trieb in übermäßigem, fast krankhaftem Maß an. Es kann zu verstärktem Haarwuchs, speziell im Gesicht („Frauenbart") und an den Beinen kommen. Eine möglicherweise auftretende Vertiefung der Stimme bei der Frau ist irreversibel, also nicht mehr rückgängig zu machen. Dadurch erklärt sich die häufig zu beobachtende Virilisierung (Vermännlichung) einiger Sportlerinnen, speziell im Kraftsportbereich. Anabole Steroide können außer physiologischen auch psychologische Nebenwirkungen haben. Es wird von Sportlern berichtet, die regelrechte Wahnzustände, Halluzinationen oder Psychosen erlebt haben.

Gefahr durch hohe Dosierung

All die eben genannten Nebenwirkungen anaboler Steroide können, müssen aber noch lange nicht bei jeder Person auftreten; individuelle Toleranzgrenzen im Hinblick auf Hormongaben können sehr verschieden sein. Ob Nebenwirkungen auftreten oder nicht, hängt in starkem Maß auch von der Höhe der Dosierung sowie von den Eigenschaften des verwendeten Präparats ab.

Da jedes anabole Steroid aus zwei Komponenten besteht, die abhängig vom Präparat in unterschiedlichem Verhältnis zueinander auftreten, sind die Wirkungen ebenfalls unterschiedlich. Die eine Komponente ist die anabole Komponente, die den eigentlichen Muskelaufbau fördern soll. Die andere Komponente ist die androgene Komponente, die für die „vermännlichenden" Effekte zuständig ist sowie Auswirkungen auf Organe und Stoffwechsel hat. „Milde" Anabolika haben einen recht hohen anabolen Anteil, während ihr androgener Anteil eher gering ist. Daher werden diese Produkte hauptsächlich von weiblichen Sportlerinnen genutzt, um die unerwünschte Virilisierung möglichst gering zu halten. „Aggressive" Anabolika hingegen haben einen hohen Androgenanteil. Sie haben daher noch stärkere Effekte auf den Körper, sowohl in gewollter Hinsicht (Muskelaufbau, Fettabbau) als auch in ungewollter Hinsicht (Nebenwirkungen).

Würden Athleten Anabolika in den Mengen nehmen, die auf den Beipackzetteln der Medikamente aufgeführt sind, so würden die Gefahren sich höchstwahrscheinlich in Grenzen halten. Weil aber solche Dosierungen in der Praxis nur sehr geringe Auswirkungen auf Muskel- und Kraftzuwachs hätten, wird häufig die 10- bis 30-fache Menge genommen. Diese hohen Dosierungen bringen allerdings meist keinerlei zusätzlichen Nutzen, da im Körper nur eine begrenzte Anzahl an Steroidrezeptoren vorhanden ist, an die die Steroidmoleküle andocken und erst so ihre Wirkung entfalten können. Das bedeutet, dass Sie mit zwanzig Tabletten keinesfalls eine vierfach größere Wirkung erzielen werden als mit fünf Tabletten eines Steroids. Wenn Sie schon meinen, unbedingt Steroide nehmen zu müssen, dann lassen Sie sich bitte wenigstens von einem wirklich kompetenten Fachmann über alle Gefahren aufklären. Durch extreme Dosierungen steigt das Risiko möglicher Nebenwirkungen natürlich immens an. Was glauben Sie hätte es für Nebenwirkungen, wenn Sie statt einer Kopfschmerztablette einfach zwanzig oder statt zwei Löffeln Hustensaft gleich dreißig auf einmal nehmen würden?

Nach Aufzählung der Nebenwirkungen, die im Extremfall bis zum Tod führen können, sollten Sie sich die Frage stellen, wie ein Einsatz dieser Mittel – besonders außerhalb des Hochleistungssports – nach einer Nutzen/Schaden-Analyse zu bewerten ist. Mein Rat: Lassen Sie Ihre Finger von diesen Medikamenten!

Sie können nunmal auch auf natürliche Wege einen hohen Grad an Muskelmasse aufbauen. Es dauert vielleicht länger und erfordert mehr Disziplin und Einsatz, aber der dauerhafte Erfolg und ihre Gesundheit werden es Ihnen danken. Natürlich antrainierte Muskulatur hat nämlich einen weiteren Vorteil gegenüber „Anabolikamuskulatur": Nach Absetzen der Anabolika findet ein massiver Leistungseinbruch statt, Masse und Kraft gehen teilweise verloren. Je schneller Muskelmasse aufgebaut wird, desto schneller schwindet sie nach Einstellung des Trainings wieder. Natürliche Muskelmasse hält daher wesentlich länger. Sie können dann mit Stolz auf Ihre Erfolge blicken, die Sie durch Einsatz, Willenskraft und Disziplin errungen haben.

Wachstumshormone

Abgesehen von anabolen Steroiden sind Wachstumshormone eine zweite große Gruppe verbotener Substanzen zur Leistungssteigerung. Wachstumshormone haben in den letzten Jahren eine enorme Ausbreitung erfahren, insbesondere im Spitzenbereich des Leistungssports. Die Wachstumshormone sind natürliche Bestandteile des menschlichen Körpers und werden von der Hypophyse abgesondert. Eigentlich dienen sie dazu, das Wachstum von Kindern und Jugendlichen zu beeinflussen, solange die Enden der langen Röhrenknochen noch nicht durch die Einwirkung von Testosteron verkalkt sind. Im Laufe der Pubertät schließen sich durch die vermehrte Testosteronproduktion also die Wachstumsfugen der Knochen.

Deshalb kann beim erwachsenen Menschen durch die Einnahme von Wachstumshormonen keinesfalls ein weiteres Längenwachstum realisiert werden. Was allerdings sehr wohl erreicht werden kann, ist ein beträchtliches Wachstum von Muskel- und Organgewebe. Auch dieser Zuwachs ist ja im Laufe der Pubertät deutlich sichtbar. Ich denke, viele Bodybuilder würden in dieser Hinsicht gerne eine zweite Pubertät durchleben. Es gibt kaum einen anderen Lebensabschnitt, in dem eine derart anabole Körpersituation und ein so schnelles Muskelwachstum erreicht wird.

Die Wirkungen, die durch die Einnahme von Wachstumshormonen erzielt werden können, umfassen hauptsächlich drei Bereiche: Zum einen findet durchaus eine teils beträchtliche Zunahme der körpereigenen Muskelmasse statt. Zum anderen kann jedoch auch eine Zunahme des Fettgewebes im Körper auftreten. Desweiteren kann auch ein Wachstum der mit Knorpel bedeckten Körpervorsprünge vorkommen, also an Nase, Kinn, Finger, Gesichtsknochen, Fußknochen, etc. Das Erschreckende aber sind die Langzeitauswirkungen, die diese Hormone mit sich bringen. Kurzfristig treten – wenn überhaupt – nur geringe Nebenwirkungen ein, auf lange Sicht aber treten teils sehr starke Nebeneffekte auf, besonders bei hohen Dosierungen. Wachstumshormone sind in dieser Hinsicht wahre „Zeitbomben". Das gilt im Besonderen bei einer gleichzeitigen Einnahme von Wachstumshormonen und anabolen Steroiden, wie sie in der Praxis leider sehr häufig anzutreffen ist.

Zahlreiche Spitzenleistungen im heutigen Hochleistungssport werden primär auf die Einnahme von Wachstumshormonen zurückgeführt. Früher war der Erwerb geringer Mengen von Wachstumshormonen ausschließlich gutverdienenden Profis vorbehalten. Eine solche Hormonkur war nämlich extrem teuer, insbesondere aufgrund der Tatsache, dass man die Wachstumshormone aus Leichenhypophysen entnahm. Heute kann man das menschliche Wachstumshormon mit Hilfe der Gentechnik herstellen, daher sind die Preise auf dem Drogenmarkt deutlich gesunken und Wachstumshormone wesentlich weiter verbreitet als noch vor fünf Jahren.

Anabole Steroide haben schon gefährliche Nebenwirkungen. Weil die Nebenwirkungen von künstlich verabreichten Wachstumshormonen noch weitaus gravierender sein können, muss vor diesen Substanzen noch ausdrücklicher gewarnt werden. Der wohl bedenklichste Faktor ist, dass die Nebenwirkungen im Gegensatz zu den meisten Nebenwirkungen, die durch Anabolika hervorgerufen werden, oftmals irreversibel sind und nicht selten bis hin zum Tod führen können. Zu den schlimmsten Nebenwirkungen zählen Akromegalie (Riesenwachstum der Knochen), Herzschwäche oder die Erkrankung an Diabetes. Es wäre auf jeden Fall ein unkalkulierbares Risiko in vielerlei Hinsicht, sich auf eine Behandlung mit solchen Hormonen einzulassen. Abgesehen davon steckt die Erforschung der Wirkungsweise und der Gefahren, die die Applikation von Wachstumshormonen mit sich bringt, noch in den Kinderschuhen. Es gibt bisher kaum umfassende und brauchbare Studien zu diesem Thema. Konkrete Aussagen über die Nebenwirkungen – speziell durch die Langzeitauswirkungen – können nur hypothetisch gemacht werden. Auch beim Thema Wachstumshormone gilt, dass die aufgeführten Nebenwirkungen nicht bei jedem Athleten auftreten müssen.

Man hat erst vor kurzer Zeit den sogenannten „Wachstumsfaktor IGF-1" isolieren können, der in besonderem Maße für die muskelaufbauenden Prozesse verantwortlich ist. Möglicherweise dürften dessen Nebenwirkungen geringer Natur sein. Doch zu IGF-1 gibt es bislang so wenige Forschungsergebnisse, dass vieles hypothetisch bleibt. Noch genauer will ich auf diese Themen nicht eingehen, ich wollte Ihnen lediglich nahebringen, wie fortgeschritten die Pharmaindustrie heutzutage agiert und welch großen Einfluss sie auf viele Sportarten haben kann.

Schilddrüsenhormone

Schilddrüsenhormone haben eine wichtige Funktion im menschlichen Organismus. Sie steuern große Teile des Stoffwechsels und wirken auf viele Organe ein. Wer eine Schilddrüsenüber- oder -unterfunktion hat, weiß sehr genau, wovon ich rede. Die Schilddrüse ist dabei ein Organ, das auch recht empfindlich auf psychische Störungen reagiert. Bei einem Übermaß an Schilddrüsenhormonen läuft der Organismus zu hohen Touren auf. Herzrasen, verstärktes Schwitzen, Zittern, innere Unruhe, Gewichtsverlust und Schlafstörungen sind die Folge. Bei einem Mangel an Schilddrüsenhormonen tritt genau das Gegenteil ein, also Gewichtszunahme, Müdigkeit, Schläfrigkeit und niedriger Blutdruck.

Daraus leitet sich schnell das Einsatzgebiet im Bodybuilding ab: Während einer Diät werden oft Schilddrüsenhormone zugeführt, um den Stoffwechsel und damit auch die Fettverbrennung zu beschleunigen, mit dem Ziel, schneller und einfacher hart und definiert zu werden. Das ist oftmals ein Spiel mit dem Feuer, da ein zuviel an Schilddrüsenhormonen schnell auch zu einem „Verbrennen" von Muskelsubstanz führen kann. Um diesen Effekt zu vermeiden, werden Schilddrüsenhormone fast immer in Kombination mit Steroiden, Insulin und Wachstumshormonen eingesetzt, die dem Muskelabbau entgegenwirken.

In extremen Fällen hat der Einsatz von Schilddrüsenhormonen zu grotesken Situationen geführt: Durch den immens schnelleren Stoffwechsel können – oder müssen manchmal sogar – auch während der Diät fleißig Burger oder Pizzas konsumiert werden, die zugeführten Kalorien werden einfach verbrannt, der Athlet erreicht trotzdem Härte und Definition. Wie bei allen Hormonen führt die Zugabe von außen zu einer verminderten Produktion des Körpers, der natürlich das Übermaß an Hormonen durch eine Drosselung seiner eigenen Produktion zu kompensieren versucht. Darin liegt auch die Hauptgefahr der Einnahme von Schilddrüsenhormonen. Es kann sein, dass der Körper nach dem Absetzen seine normale Produktion nicht mehr in vollem Umfang aufnimmt und damit eine Störung der natürlichen Hormonproduktion entsteht. Daneben wirkt ein hoher Level an Schilddrüsenhormonen auch stark auf das Herz. Insbesondere bei sehr massiven Athleten mit schlechter aerober Konditionierung kann das im schlimmsten Fall zu schwerwiegenden Herzproblemen führen.

Insulin

Insulin gehört zu den stärksten anabolen Hormonen, die der menschliche Körper produziert. Dementsprechend liegt es nahe, dass auch einige Bodybuilder Insulin einsetzen. Insulin hat als Hauptaufgabe, Zucker aus dem Blut in die Muskelzellen zu bringen, damit dieser dort zur Energiegewinnung herangezogen werden kann. Beim Diabetiker sind entweder die Insulinrezeptoren nicht empfindlich genug zur richtigen Verstoffwechselung von Zucker (Anfangsstadium), oder aber die Insulinproduktion durch die Bauchspeicheldrüse ist gestört, sprich, dem Menschen fehlt das Insulin. Die Folge sind zu hohe Blutzuckerwerte, die dauerhaft zu vielen ernsten Gesundheitsproblemen führen. Insulin alleine eingenommen bringt dem Athleten allerdings nur geringe Effekte. Erst in der synergistischen Wirkung mit den anderen anabolen Hormonen (Steroide, Wachstumshormone) kann das Insulin seine anabolen Eigenschaften voll entfalten.

Insulindoping ist heute speziell im Wettkampfbodybuilding weit verbreitet. Zwei große Gefahren bringt Insulindoping dabei mit sich. Zum einen kann die körpereigene Insulinproduktion bei länger andauernder externer Zufuhr dauerhaft gestört werden. Der Athlet kann im schlimmsten Fall zum Diabetiker werden. Zum anderen kann eine nicht optimale Verwendung von Insulin schnell zu Problemen mit Unterzuckerung führen. In heftigen Fällen kann eine Unterzuckerung sogar lebensbedrohlich sein.

Clenbuterol

Clenbuterol ist zwar schon relativ lange auf dem Markt, führte aber bis zum Dopingskandal um Sprinterin Kathrin Krabbe mehr oder weniger ein Schattendasein. Ursprünglich ist dieses Medikament für Asthmatiker entwickelt worden. Erst durch den Fall Krabbe wurden die Öffentlichkeit und damit auch viele Sportler auf diese Substanz und ihre Anwendung im Leistungssport aufmerksam.

Die Besonderheit an Clenbuterol ist, dass es kein Hormon ist und damit nichts mit anabolen Steroiden zu tun hat. Die Wirkungen, die man mit Clenbuterol erzielen kann, sind denen einiger Steroide allerdings sehr ähnlich. Clenbuterol hat nämlich im Wesentlichen zwei Funktionen: Einerseits findet ein verstärkter Aufbau von Muskelsubstanz statt, andererseits wird verstärkt Körperfett abgebaut. Clenbuterol hat eine antikatabole, das heißt die Muskelsubstanz schonende Wirkung, wodurch während einer Diät der Fettabbau unterstützt wird, die Muskelsubstanz aber unangetastet bleibt. Während der Einnahme von Clenbuterol steigt die Körpertemperatur leicht an, indem vermehrt Körperfett verbrannt wird. Man befindet sich also in einem Zustand leichten Fiebers, was die häufig auftretenden Hitzewallungen bei Clenbuterol-Anwendern erklärt.

Aufgrund der stark fettverbrennenden Eigenschaften von Clenbuterol wurde und wird es im Bodybuilding besonders gerne während der Vorbereitung auf eine Meisterschaft verwendet. Der Wirkstoff heißt eigentlich Clenbuterolhydrochlorid und kommt in vielen verschiedenen Präparaten und Darreichungsformen vor. Da Clenbuterol kein Hormon ist, hat es auch nicht die für Steroide üblichen Nebenwirkungen. Das bedeutet aber keinesfalls, dass Präparate mit diesem Wirkstoff völlig harmlose Medikamente wären, ganz im Gegenteil. Die möglichen Nebenwirkungen sind feines Fingerzittern (Tremor), Unruhegefühl, Hitzewallungen, Herzklopfen und eventuell Muskelkrämpfe, die allerdings meist nach acht bis zehn Tagen von selbst abklingen. Man sagt Clenbuterol auf Dauer eine herzschädigende Wirkung nach.

Die „große" Zeit von Clenbuterol als Wunderwaffe zur Fettverbrennung ist aber definitiv vorbei. Die fettverbrennende Wirkung ist zwar eindeutig vorhanden, aber der Preis dafür war oft zu hoch. Viele Athleten klagten über nervöse Beschwerden, Herzbeschwerden und ähnliche Einschränkungen. Heute wird im Leistungsbodybuilding eher auf Schilddrüsenhormone gesetzt, die eine stärkere Wirkung entfalten.

Als Fazit dieses Kapitels ist es mir nochmals ein echtes Bedürfnis, meine persönliche Einstellung zum Thema Doping klarzumachen. Doping lohnt sich nicht und ist schlicht gefährlich für Ihre Gesundheit, vielleicht weniger kurzfristig als längerfristig. Man sollte sich stattdessen die Mühe machen und sich mit Ernährung, Training und Regeneration intensiv vertraut machen, dann wird man auch ohne Doping einen tollen Körper aufbauen können. Leider ist der Trend aber, dass viele Menschen ohne großen Aufwand tolle Ergebnisse erzielen wollen – und das geht auf natürlichem Weg eben nicht.

Ob jemand Doping nimmt oder nicht ist letztendlich seine persönliche Entscheidung, die ich neutral akzeptiere und nicht bewerten will. Mit dem Finger auf jemand zu zeigen ist nicht mein Ding. Ich will Sie aber immer wieder darin bestärken, den natürlichen Weg zu gehen! Es lohnt sich, denn Sie werden auf Dauer gesund und fit sein, ohne alle Schwankungen, möglichen Nebenwirkungen und psychischen Probleme, die Doping verursachen kann.

Kapitel 2

Ernährung

Basiswissen

In diesem Abschnitt werden die grundlegenden Bestandteile unserer Ernährung behandelt. Viele Experten sind der Ansicht, dass die Ernährung den vielleicht wichtigsten Faktor im Hinblick auf Muskelaufbau darstellt (natürlich nur in Kombination mit Gewichtstraining). Ich sehe das genauso. Ohne die entsprechende Ernährung wird auch das beste und härteste Trainingsprogramm keine optimalen Erfolge liefern.

Die Weisheit „Der Mensch ist, was er isst" hat also eine ganz besondere Bedeutung für Bodybuilder. Die Ernährung eines Athleten sollte unbedingt – wie das Training auch – auf den speziellen Körpertyp abgestimmt werden. Wie ich im Grundlagen-Kapitel erwähnt habe, verfügen ektomorphe Sportler meist über eine völlig andere Stoffwechselrate als endomorphe Athleten. Daher sollten sich beide nicht genau gleich ernähren, sondern jeden der im nächsten Abschnitt erklärten Hauptnährstoffe auf ihre Bedürfnisse abstimmen. Das hört sich vielleicht kompliziert an, ist es aber im Grunde nicht. Ein klein wenig Zeit sollten Sie der Planung Ihrer Ernährung allerdings widmen, denn Sie stellt in der Tat eine effektive Möglichkeit zum Ausgleich der „Vorteile" der Dopingkonsumenten dar. Ich behaupte sogar, dass ein Athlet, der anabole/androgene Steroide verwendet, sich aber mangels ausreichendem Wissen nur minderwertig ernährt, nur noch geringe Vorteile gegenüber einem natürlichen Athleten hat, der sich optimal ernährt.

Als erstes möchte ich auf die Grundlage Nr. 1 einer effektiven Ernährung für Bodybuilder hinweisen, die allerdings interessanterweise auch Nichtsportlern von Ernährungswissenschaftlern empfohlen wird. Es hat sich leider eingebürgert, dass die große Mehrheit der Menschen ihren Traditionen folgend die Nahrung auf drei große Hauptmahlzeiten verteilt, nämlich auf Frühstück, Mittagessen und Abendessen. Diese Ernährungsweise birgt aber einige schwerwiegende Nachteile in sich. Ihr Magen ist nur in der Lage, eine bestimmte Menge an Nährstoffen pro Mahlzeit zu verwerten. Führen Sie ihm nun die drei traditionellen (großen) Mahlzeiten zu, so ist Ihr Körper einfach nicht in der Lage, das Übermaß an Nährstoffen effektiv zu nutzen. Die überschüssige Energie der Mahlzeit wird daher vom Körper einfach als Vorrat für „schlechtere Zeiten" gespeichert. Die Form der Speicherung können Sie sich wahrscheinlich schon denken. Die überschüssige Energie wird in Form von Fett gespeichert (meist an den „beliebtesten Stellen" wie Bauch, Po und Oberschenkel). Im Grunde sind also unsere Fettpölsterchen nichts anderes als gespeicherte Energie aus nicht verbrauchten Nährstoffen.

Daher ist es oberstes Gebot für Bodybuilder, anstatt der drei großen, traditionellen Mahlzeiten die tägliche Nahrungsaufnahme auf vier bis sechs kleinere Mahlzeiten zu verteilen. Ihr Körper erhält damit stets nur so viele Nährstoffe, wie er effektiv verwerten kann. Da keine überschüssigen Kalorien zugeführt werden, wird auch kein überschüssiges Körperfett aufgebaut. Ihr Körper wird stattdessen den ganzen Tag über mit Energie versorgt. Das bekannte „11-Uhr-Loch" sowie die Mittagsmüdigkeit werden damit weitgehend vermieden. Sie werden den Unterschied an Energie und neuer Vitalität nach wenigen Wochen kaum glauben, wenn Sie sich auf diese Ernährungsweise umstellen!

Von großer Bedeutung ist aber nicht nur die Anzahl der Mahlzeiten, sondern auch der zeitliche Abstand zwischen den einzelnen Mahlzeiten. Ihr Magen verdaut bestimmte Nahrungsmittel schneller als andere, was zum Großteil vom Fettgehalt der Speisen abhängig ist. Fette Gerichte wie Schweinshaxen mit Knödel und Soße haben eine teilweise doppelt bis dreifach so lange Verweilzeit im Magen wie fettarme Nahrungsmittel, etwa Reis und Hühnchen. Der Volksmund spricht dann von „schwer im Magen liegen". Ich denke, jeder von uns kennt das damit beschriebene Gefühl.

Da Bodybuilder aber kaum fette Nahrungsmittel zu sich nehmen (oder zumindest nicht zu sich nehmen sollten), wird die zugeführte Nahrung recht schnell verdaut und verwertet. Die durchschnittliche Verweildauer dieser Nahrungsmittel liegt bei ca. drei Stunden. Das bedeutet, dass Sie einen optimalen Nutzen aus Ihrer Nahrung ziehen können, wenn Sie alle drei Stunden eine Mahlzeit zu sich nehmen. So stellen Sie sicher, dass die vorangegangene Mahlzeit bereits vollständig verwertet wurde und auch Ihr Energiepegel durch die regelmäßige Zufuhr an Nährstoffen konstant hoch bleibt.

Im Prinzip ist also alles recht einfach: Alle drei Stunden gut essen, das heißt fünf bis sechs kleinere Mahlzeiten pro Tag. Denken Sie aber bitte einen Schritt weiter. Gehen Sie abends aus, so gilt diese Regel ebenso, wie auch bei der Arbeit, beim Studium, etc. Sie sollten also unbedingt auch im Büro oder rund um den Theaterbesuch alle drei Stunden eine gute Mahlzeit zu sich nehmen. Sie müssen also gegebenenfalls Speisen für Ihren Arbeitsplatz oder für das abendliche Ausgehen vorbereiten, wenn sich keine andere Möglichkeit bietet. Dieser Punkt wird leider nur allzu oft aus Bequemlichkeit vernachlässigt. Was glauben Sie, wieviel Energie Sie während einer Stunde Tanzen in der Disco bei 35° Celcius verbrauchen, die Sie unbedingt wieder ersetzen müssen, um am nächsten Tag im Training vollen Einsatz bringen zu können? Glauben Sie mir, mehr als Ihnen lieb ist.

Übersicht der Nähr- und Vitalstoffe

Nahrungsmittel enthalten verschiedene Nährstoffe. Man unterscheidet zwischen den sogenannten Makronährstoffen – das sind die drei Hauptnährstoffe Eiweiß, Kohlenhydrate und Fette – und den Mikronährstoffen, zu denen Vitamine, Mineralien und Spurenelemente zählen. Mikronährstoffe sind im eigentlichen Sinn keine „Nähr"-Stoffe, da sie keinen Nährwert haben. Der Nährwert weist den Energiewert eines Nahrungsmittels aus und wird in Kilokalorien (kcal) bzw. Kilojoule angegeben. Wir wollen uns auf die Einheit der Kilokalorien bei Nährwertangaben beschränken, da dies die gebräuchlichere der beiden Einheiten ist.

Die einzelnen Nährstoffe werden im Folgenden ausführlich beschrieben sowie deren Bedeutung und Funktionen in unserem Körper erklärt.

Protein (Eiweiß)

Nährwert je 1 Gramm: 4,2 kcal

Proteine sind die wichtigsten Bestandteile aller lebenden Zellen. Nicht nur Muskeln, sondern auch Hormone und Enzyme setzen sich aus Eiweißbausteinen zusammen. Selbst Knochen, Sehnen und Knorpel haben einen hohen Anteil an Eiweißbausteinen. Proteine sind wiederum aus kleineren Bausteinen aufgebaut, den Aminosäuren. Es gibt zwanzig verschiedene Aminosäuren, von denen unser Körper die Mehrzahl selbst bilden kann. Acht dieser Aminosäuren kann er jedoch nicht selbst bilden, weshalb wir sie ständig mit der Nahrung zuführen müssen. Da diese Aminosäuren lebensnotwendig sind, nennt man sie essenzielle Aminosäuren. Die essenziellen Aminosäuren sind: Isoleucin, Leucin, Valin, Lysin, Methionin, Phenylalanin, Threonin und Tryptophan. Weitere nicht- oder nur semiessenzielle Aminosäuren sind: Arginin, Ornithin, Alanin, Asparginsäure, Cystin, Glutaminsäure, Glycin, Hydroxyprolin, Prolin, Serin, Tyrosin und Histidin.

Von den essenziellen Aminosäuren sind wiederum drei besonders wichtig für den Bodybuilder, die sogenannten Zweigkettenaminosäuren (kurz: BCAAs von *branched chain amino acids*), da sie speziell den Abbau von Muskelsubstanz verhindern und einen Großteil des Muskelproteins darstellen. Diese drei Zweigkettenaminosäuren sind Leucin, Isoleucin und Valin.

Proteine sind auch deshalb so wichtig für unseren Körper, da er bei Bedarf zwar Proteine in Fett oder Kohlenhydrate umwandeln kann, eine Rückumwandlung von Fett oder Kohlenhydraten jedoch nur sehr schwer oder gar nicht möglich ist, eben weil die acht essenziellen Aminosäuren nicht gebildet werden können. Fehlt dem Körper eine dieser essenziellen Aminosäuren, so wird der Aufbau von Körpersubstanz stark behindert oder gar unmöglich.

Proteine werden nach ihrer biologischen Wertigkeit eingestuft. Diese biologische Wertigkeit sagt aus, inwieweit die Zusammensetzung des Nahrungsproteins dem Baumuster des körpereigenen Proteins entspricht. Je höher die biologische Wertigkeit eines Proteinträgers, desto effektiver kann der Körper also das aufgenommene Protein verwerten. Grundsätzlich gilt, dass tierisches Protein eine höhere biologische Wertigkeit hat als pflanzliches Protein. Deshalb sollten mindestens 70% der täglichen Proteinzufuhr tierischen Ursprungs sein. Man kann jedoch die niedrige biologische Wertigkeit eines pflanzlichen Proteinträgers durch eine Kombination mit einem tierischen Proteinlieferanten erhöhen. Beispiele für geeignete Kombinationen sind:

→ Fleisch und Gemüse

→ Getreide und Milchprodukte

→ Kartoffeln und Eier

Die genaue Höhe des Proteinbedarfs für Kraftsportler wird auch heute noch heiß diskutiert. Für Nichtsportler empfiehlt die Deutsche Gesellschaft für Ernährung einen Proteinbedarf von 0,8 Gramm Eiweiß je Kilogramm Körpergewicht. Durch Kraft- und Muskeltraining steigt der Proteinbedarf deutlich an. Die große Mehrheit der Experten rät zu 1,5 bis 2,5 Gramm Protein je Kilogramm Körpergewicht, wobei der Bedarf mit zunehmender Trainingsintensität steigt. Als Richtwert kann man sich an etwa zwei Gramm Protein je Kilogramm Körpergewicht orientieren.

In diesem Zusammenhang noch ein wichtiger Hinweis: Bei erhöhter Proteinaufnahme steigt natürlich auch der Bedarf an den Stoffen, die zur Verstoffwechslung von Proteinen benötigt werden. Diese sind hauptsächlich Vitamine des B-Komplexes (speziell das Vitamin B6), sowie Calcium und Magnesium. Achten sie deshalb auf eine ausreichende Zufuhr dieser Stoffe. Beachten Sie dazu auch die Abschnitte „Vitamine" und „Mineralstoffe".

Wann sollten Sie nun Ihr Protein zu sich nehmen? Generell sollte jede Mahlzeit ca. 30-35 Gramm hochwertiges Protein enthalten, um eine ständige Versorgung der Muskulatur mit Aminosäuren zu gewährleisten. Eine Ausnahme stellt der Zeitpunkt nach Ihrem Training dar. Während Sie unmittelbar nach dem Training Kohlenhydrate konsumieren sollten (siehe Abschnitt „Kohlenhydrate"), sollten Sie mit der Zufuhr von Protein lieber noch etwas warten oder Ihr Protein direkt nach dem Training unbedingt mit Kohlenhydraten kombinieren. Der Grund dafür ist recht einfach: Direkt nach dem Training lechzt Ihr Körper förmlich nach Kohlenhydraten, um die verbrauchte Energie zu kompensieren. Wenn Sie zu diesem Zeitpunkt Protein konsumieren und vielleicht gleichzeitig zu wenig Kohlenhydrate, so besteht die Gefahr, dass das zugeführte Protein aufgespalten und teilweise zur Energieversorgung „missbraucht" wird, anstatt in die Muskelzellen zum Wiederaufbau der Muskulatur gebracht zu werden. Warten Sie deshalb mit der Zufuhr von Protein bis etwa eineinhalb Stunden nach dem Training. Zu diesem Zeitpunkt nutzt Ihr Organismus Aminosäuren wieder in der Muskulatur, um das beschädigte Zellgewebe zu reparieren.

Besonders am Herzen liegt mir noch ein weiterer Punkt: In der Öffentlichkeit wird oft vor sogenannten „Eiweißmastkuren" im Kraftsport gewarnt, die einen Eiweißüberschuss im Körper zur Folge haben. Ausnahmsweise beruhen diese Warnungen auf Tatsachen. Unser Magen ist – je nach Größe – nämlich nur in der Lage etwa 30 bis maximal 40 Gramm Protein pro Mahlzeit zu verwerten. Das restliche Protein kann aber in Fett umgewandelt oder auch über den Urin wieder ausgeschieden werden. Dabei kann es die Nieren zusätzlich belasten, was bei jahrelangem Andauern sicher nicht gesundheitsfördernd ist. Auch deshalb sollten fünf bis sechs kleinere Mahlzeiten mit jeweils ca. 30-35 Gramm Protein statt der drei traditionellen Großmahlzeiten verzehrt werden. Auf diese Weise wird das zugeführte Protein optimal verwertet ohne irgendwelche Rückstände zu hinterlassen. Mit einer Mahlzeit 80-100 Gramm Protein zu sich zu nehmen, ist also zumindest für Naturals nicht nur unsinnig, sondern auch eine Belastung für den Organismus.

Ebenso entstand die weit verbreitete Meinung, dass Bodybuilder aufgrund des erhöhten Proteinkonsums häufig in späteren Jahren an Arthritis, Gicht oder Artheriosklerose erkranken, zu Recht auf Grund einer nicht ganz zu verleugnenden Vorgehensweise aus der Vergangenheit. Früher war es nämlich gang und gäbe, nach dem Training haufenweise Steaks und Eier zu essen. Wenn Sie sich einmal Artikel aus Bodybuildingzeitschriften der 60er-Jahre anschauen, werden Sie solche Ernährungspraktiken durchaus antreffen. Tatsache ist allerdings, dass nicht das im Übermaß konsumierte Protein an den Erkrankungen schuld war, sondern die Wahl der proteinreichen Nahrungsmittel. Es ist heute allgemein bekannt, dass Steaks und Eier Purine, Harnsäuren und Cholesterin in rauen Mengen enthalten, die nachweislich für derartige Erkrankungen verantwortlich sind.

In der heutigen Zeit sind derart ungesunde Ernährungsweisen zwar noch nicht vollständig beseitigt, aber die große Mehrheit der Menschen weiß, dass Eiklar, Fisch und Geflügel viel gesündere Proteinlieferanten sind und daher bevorzugt konsumiert werden sollten.

Kohlenhydrate

Nährwert je 1 Gramm: 4,2 kcal

Kohlenhydrate bestehen aus Zuckermolekülen. Der normale weiße Industriezucker liefert also nichts anderes als Kohlenhydrate. Es gibt allerdings verschiedene Arten von Kohlenhydraten, die nicht alle als hochwertig einzustufen sind. Kohlenhydrate stellen für uns die wichtigste Energiequelle überhaupt dar. Auf sie greift unser Körper zuerst zurück, wenn eine Aktivität vom ihm verlangt wird, die Energie verbraucht.

Werden dem Körper Kohlenhydrate zugeführt, so reagiert er darauf mit der Ausschüttung eines bestimmten Hormons, dem Insulin. Insulin braucht der Körper zur Verwertung der Kohlenhydrate, damit kein übermäßig hoher Blutzuckerspiegel bestehen bleibt. Das Insulin ist dabei ein Hormon, das unsere besondere Beachtung verdient. Es kann nämlich sowohl positive als auch negative Auswirkungen auf unser Ziel haben, Muskeln aufzubauen. Dazu aber später mehr.

Zunächst möchte ich die verschiedenen Arten von Kohlenhydraten beschreiben. Es gibt sowohl einfache Kohlenhydrate als auch komplexe Kohlenhydrate. Zu den einfachen Kohlenhydraten gehören Fruchtzucker (Fructose), Traubenzucker (Dextrose), Milchzucker (Lactose) sowie natürlich der gewöhnliche weiße Industriezucker (Saccharose). Einfache Kohlenhydrate heißen deshalb so, weil sie nur aus einem bis höchstens zehn Zuckermolekülen aufgebaut sind. Sie werden daher schnell verdaut und liefern innerhalb kurzer Zeit Energie. Der Nachteil ist allerdings, dass dieser Energieschub nur sehr kurz anhält, bedingt durch den sprunghaft ansteigenden Blutzuckerspiegel. Auf einen derart schnellen Anstieg des Blutzuckerspiegels reagiert der Körper mit einer ebenfalls starken Ausschüttung von Insulin, um ihn wieder auf normale Werte zu senken. Dadurch fällt der Blutzuckerspiegel tiefer ab, als er vor der Einnahme der einfachen Kohlenhydrate war. Dieser Zustand äußert sich in Müdigkeit und Leistungsabfall.

Fruchtzucker stellt unter den Einfachzuckern noch den hochwertigsten Energielieferanten dar, da er nicht ganz so schnell abgebaut wird wie andere Einfachzucker. Daher können Früchte ohne Bedenken verzehrt werden. Einfache Kohlenhydrate sollten ansonsten nur einen relativ geringen Anteil an der täglichen Kohlenhydratzufuhr ausmachen.

Zu einem bestimmten Zeitpunkt sollten Einfachzucker allerdings zur Anwendung kommen, und zwar unmittelbar nach Beendigung einer harten Trainingseinheit, wenn die Energiedepots der Muskulatur völlig aufgebraucht sind. Um die entleerten Energiespeicher wieder aufzufüllen, saugt der Körper in diesem Zustand Zuckermoleküle geradezu ein. Daher sollten auch Einfachzucker direkt, spätestens aber zehn Minuten nach Beendigung des Trainings konsumiert werden, da sie besonders leicht verdaulich sind und so schnellstmöglich durch chemische Prozesse in die Muskelenergiespeicher gelangen.

Forschungen haben gezeigt, dass das enge Zeitfenster unmittelbar nach Beendigung des Trainings sehr wichtig ist. Die „Schleuse" für Kohlenhydrate schließt sich danach nämlich langsam wieder und erschwert so die Wiederauffüllung der Energiedepots. Werden direkt nach dem Training nicht genügend Kohlenhydrate konsumiert, braucht der Körper deutlich länger, um sich vollständig zu regenerieren. Der Sachverhalt macht gleichzeitig deutlich, warum es keinen Sinn ergibt, direkt nach dem Training Protein, beispielsweise in Form von Proteinshakes, einzunehmen: Ein Teil des für den Wiederaufbau der Muskulatur vorgesehenen Proteins würde nämlich zur Wiederauffüllung der Energiespeicher umgewandelt werden.

Neben den einfachen Kohlenhydraten gibt es noch die komplexen Kohlenhydrate. Diese bestehen aus vielen Zuckermolekülen (teilweise mehr als 100.000), die in Form einer Kette aneinandergehängt sind. Da sie also erst aufgespalten werden müssen, um Energie zu liefern, werden sie langsam, aber kontinuierlich in Energie umgewandelt. Es findet daher kein drastischer Anstieg des Blutzuckerspiegels statt. Der Blutzuckerspiegel bleibt stattdessen über mehrere Stunden hinweg auf einem konstant hohen Niveau. Somit fühlen wir uns dauerhaft energiegeladen, ohne einen plötzlichen Leistungsabfall befürchten zu müssen. Komplexe Kohlenhydrate sollten den Großteil der konsumierten Kohlenhydrate ausmachen.

Nach einem harten Training sollte stets ein Mix aus ca. 50-100 Gramm einfachen und komplexen Kohlenhydraten eingenommen werden, um die Energiespeicher der Muskulatur sowohl schnell als auch auf längere Sicht gesehen wieder aufzufüllen.

Kohlenhydrate werden aber nicht als solche in den Energiespeichern der Muskeln eingelagert. Vielmehr werden alle Kohlenhydrate zunächst in Glucose und dann in Glykogen umgewandelt. In der Form von Glykogen können sie dann in den Glykogenspeichern der Muskeln eingelagert werden, bis sie wieder für eine Aktivität, die die Freisetzung von Energie erfordert, verbraucht werden. Sind die Glykogenspeicher der Muskeln erschöpft, so beginnt die Leber Glykogen aus ihrem Speicher zur Verfügung zu stellen. Zur Einlagerung von Glucose als Muskelglykogen braucht der Körper ausreichend Wasser. Glykogen wird in einem Verhältnis von 1:3 (Kohlenhydrate zu Wasser) aufgebaut – 100 Gramm Kohlenhydrate erfordern also 300 Milliliter Wasserzufuhr.

Wird das eingelagerte Glykogen wieder freigesetzt, durchläuft es mehrere chemische Prozesse, bis es schließlich in das sogenannte ATP (Adenosintriphosphat) umgewandelt wird. ATP ist der Hauptlieferant an Energie für den Muskel bei kurzen Belastungen wie etwa dem Gewichtstraining. Ein weiterer wichtiger Energielieferant ist das sogenannte Kreatinphosphat, das ebenfalls bei kurzzeitigen Belastungen Energie liefert. Die genauen chemischen Details bei der Freisetzung von Energie mittels ATP bzw. der Kreatinphosphatsynthese möchte ich Ihnen aber ersparen, da dies doch sehr komplexe Vorgänge sind, die aber für die Trainingspraxis keinen besonderen Wert aufweisen. Wichtig ist mir, dass Sie im Groben ein Verständnis dafür entwickelt haben, wie der Energiehaushalt unseres Körpers während des Trainings gesteuert wird. Sollten diese Informationen völlig neu und kompliziert für Sie sein, so bitte ich Sie, diesen Abschnitt noch einmal durchzuarbeiten.

Ziel Ihres Trainings ist es im Grunde genommen, die Glykogenspeicher der Muskeln und der Leber vollständig zu verbrauchen, um sie danach mittels der konsumierten Kohlenhydrate wieder aufzufüllen. Die Glykogenspeicher können sich im Laufe der Zeit vergrößern, was wiederum zu einer Leistungssteigerung und zu einem optischen Anstieg des Muskelvolumens führt.

Man sollte die Kohlenhydratquellen stets in möglichst naturbelassener Form essen, also beispielsweise Vollkornnudeln statt normaler Nudeln, Vollkornreis statt poliertem Reis, und so weiter. Auf diese Art wird eine Vielzahl von Stoffen mitgeliefert, die zur Verstoffwechselung der Kohlenhydrate benötigt werden, zum Beispiel die Vitamine des B-Komplexes (siehe auch Abschnitt „Vitamine"). Da jedoch in der Praxis statt Vollkornprodukten häufig die wesentlich nährstoffärmeren verarbeiteten Industrieprodukte konsumiert werden, empfiehlt sich die Einnahme eines guten Vitamin-B-Komplex-Präparats (oder eine Zufuhr der B-Vitamine im Rahmen eines hochdosierten Multivitaminpräparats).

Fette

Nährwert je 1 Gramm: ca. 9,1 kcal

Die gewöhnliche Bezeichnung „Fett" ist eigentlich etwas ungenau, da man verschiedene Arten von Fetten unterscheidet. Fette bestehen im Prinzip aus Glycerin und Fettsäuren. Bei den Fettsäuren gibt es – wie bei den Aminosäuren auch – essenzielle Fettsäuren (zum Beispiel die Linolsäure); diese Fettsäuren müssen unbedingt mit der täglichen Nahrung aufgenommen werden. In aller Regel tritt heutzutage aber kein Mangel an Fett auf, wie es zum Beispiel während des Zweiten Weltkriegs häufig der Fall war. Im Gegenteil: Über 80% der Bevölkerung nehmen zu viele Kalorien in Form von Fett zu sich. Zuviel Körperfett und daraus resultierendes Übergewicht können jedoch den Cholesterinspiegel negativ beeinflussen, zu Bluthochdruck führen und zahlreiche andere schädliche Auswirkungen haben. Die essenziellen Fettsäuren hingegen können sich positiv auf den Cholesterinspiegel auswirken.

Abgesehen von den negativen Auswirkungen bei einem Überkonsum an Fett haben die Fette aber natürlich auch sehr wichtige Funktionen im Körper inne:

- → Fette sind Träger der fettlöslichen Vitamine A, D, E und K.
- → Fette bilden Schutzpolster für unsere inneren Organe (wichtig z. B. bei Unfällen).
- → Fette sind Energieträger, die bei langandauernden Belastungen zur Energiegewinnung herangezogen werden (deshalb werden Sie nie übergewichtige Marathonläufer sehen).
- → Fette dienen außerdem der Aufrechterhaltung des Muskelstoffwechsels.

Die Fettsäuren unterteilt man in gesättigte und einfach oder mehrfach ungesättigte Fettsäuren. Generell finden sich gesättigte Fettsäuren hauptsächlich in tierischen Nahrungsmitteln, ungesättigte Fettsäuren treten hingegen vorwiegend in pflanzlichen Nahrungsmitteln auf. Je härter ein Fett ist, desto mehr gesättigte Fettsäuren enthält es. Je weicher oder flüssiger Fette hingegen sind, desto mehr ungesättigte Fettsäuren enthalten sie. Daher sollten flüssige Fette den Großteil der täglichen Fettaufnahme ausmachen. Margarine ist folglich Butter vorzuziehen, da sie etwas weicher ist und somit mehr ungesättigte Fettsäuren enthält.

Ich persönlich bin der Meinung, dass flüssige pflanzliche Fette wie Olivenöl, Sonnenblumen-öl oder Leinöl, die reich an essenziellen Fettsäuren sind, von Bodybuildern viel zu wenig beachtet werden. Diese Fette haben viele positive Wirkungen auf Gesundheit und Stoffwechsel und sollten daher fester Bestandteil jedes Ernährungsplans sein. In Massephasen kann man sogar ruhig eine größere Menge pro Tag konsumieren, um hochwertige Kalorien zu sich zu nehmen. Insbesondere für endomorphe oder auch mesomorphe Athleten kann es sinnvoll sein, etwas weniger Kohlenhydrate zu verzehren, dafür aber mehr Kalorien aus pflanzlichen Fetten.

Für Bodybuilder besonders interessant sind auch die sogenannten MCTs (englisch: *medium chain triglycerides* = mittelkettige Triglyceride), die aus Kokosöl und Palmenkernen hergestellt werden. Diese speziellen Fette werden wesentlich leichter verdaut und stehen somit recht schnell zur Energiegewinnung zur Verfügung. Sie werden deshalb nicht als Körperfett eingelagert, sondern vielmehr in Langzeitenergie umgewandelt. Doch Vorsicht: Man sollte sich nur in kleineren Schritten an eine höhere Dosis (60-100 ml die Woche) herantasten, da MCTs nicht wie normales Fett verdaut werden und daher Verdauungsprobleme auftreten können.

Vitamine

Vitamine zählt man ebenfalls zu den lebensnotwendigen Nährstoffen, weil unser Körper Vitamine nicht oder nur begrenzt selbst aufbauen kann. Vitamine müssen deshalb in ausreichenden Mengen mit der Nahrung zugeführt werden. Man unterscheidet fettlösliche und wasserlösliche Vitamine. Während eine Überdosierung fettlöslicher Vitamine zu ernsthaften gesundheitlichen Problemen führen kann, ist eine Überdosierung von wasserlöslichen Vitaminen praktisch ohne Gefahren, da ein Überschuss normalerweise mit dem Urin wieder ausgeschieden wird. Unser Körper kann Vitamine jedoch nur kurze Zeit „speichern" – bei wasserlöslichen Vitaminen meist nur einige Stunden. Deshalb bringen einmalige hohe Dosierungen wenig, über den Tag verteilte Vitamingaben in geeigneter Dosierung hingegen sind sehr sinnvoll.

Aufgrund der erhöhten Nahrungsaufnahme sowie des hohen Flüssigkeitsverlustes während des Trainings haben Kraftsportler (wie auch andere Sportler) einen deutlich erhöhten Vitaminbedarf gegenüber einem Nichtsportler. Lange Zeit wollte man diese Tatsache nicht wahrhaben, doch ist dieser Sachverhalt mittlerweile auch durch die Sportwissenschaft eindeutig bewiesen worden. Speziell die Vitamine des B-Komplexes, wie auch Vitamin C und E sind in dieser Hinsicht von besonderer Bedeutung. Die Vitamine des B-Komplexes sind hauptsächlich verantwortlich für die Verstoffwechselung der großen Mengen an Kohlenhydraten und Proteinen, die ein Kraftsportler konsumiert. Das Vitamin C hat so viele wichtige Funktionen in unserem Körper inne, dass es schon für sich alleine genommen ein Wundermittel zu sein scheint, besonders durch seine Wirkung auf das Immunsystem und den Zellaufbau. Die Vitamine A, C und E sind gerade in unserer heutigen Zeit mit all der Umweltverschmutzung besonders wichtig, weil sie viele Schadstoffe (sogenannte „Freie Radikale") neutralisieren können und somit durch einen erhöhten Schutz der Körperzellen auch zur Prävention vor Krankheiten wie Krebs beitragen. Die drei Vitamine bezeichnet man daher auch als Radikalfänger oder Antioxidantien, die die Körperzellen vor den Angriffen der aggressiven Freien Radikalen schützen.

Die Vitaminzufuhr sollte in gewissem Maß an die Trainingsintensität angepasst werden. Je härter Sie trainieren, umso wichtiger ist eine erhöhte Vitaminzufuhr. Gerade Vitamin C kann helfen, das Immunsystem vor einer Schwächung durch die enorme körperliche Belastung während des Trainings zu schützen, während Vitamin E allgemein körperlicher Erschöpfung vorbeugen hilft, zu einer verbesserten Sauerstoffaufnahme beiträgt und Ihr Herz kräftigt.

Wie wichtig Vitamine für uns sind, zeigt die Geschichte: Seefahrer erkrankten früher häufig an Skorbut und viele starben auch daran. Durch Zufall wurde entdeckt, dass frisches Sauerkraut gegen diese Seefahrerkrankheit half. Der Hintergrund war ganz einfach: Die übliche Seemannskost beinhaltete logischerweise kaum frisches Obst oder Gemüse. Deshalb trat mit der Zeit ein Mangelzustand an Vitaminen auf, in diesem Fall besonders ein Mangel an Vitamin C, der Auslöser für die Krankheit war. Wissenschaftlich geklärt wurden solche Ereignisse natürlich erst viele Jahre später.

Über die Dosierung einzelner Vitamine ist während der letzten 20 Jahre viel diskutiert worden. Heutzutage steht eindeutig fest, dass Sportler und speziell Leistungssportler einen erhöhten Bedarf an bestimmten Vitaminen haben. Die Angaben der Deutschen Gesellschaft für Ernährung (DGE) für den Tagesbedarf eines erwachsenen Menschen an Vitaminen sind in diesem Zusammenhang allerdings irreführend und unzureichend, weil sie sich nicht auf eine optimale Dosierung von Vitaminen für Gesundheit und Leistungsvermögen beziehen, sondern lediglich die Mindestdosierung angeben, bei denen ein Mensch nicht erkrankt oder Schaden nimmt. Es besteht aber natürlich ein großer Unterschied zwischen einer Dosierung, um schwere Krankheiten wie Skorbut zu vermeiden, und einer Dosierung, die ein optimales Leistungsvermögen und beste Gesundheit sicherstellt.

Ich persönlich rate jedenfalls aus meiner eigenen Erfahrung heraus zu einer soliden Vitaminsubstitution, um Ihren Körper und Ihren Stoffwechsel optimal funktionieren zu lassen und sich vor den stetig wachsenden Umweltbelastungen zu schützen. Da Vitamine aber auch eindeutig leistungsfördernde Eigenschaften aufweisen – Vitamin E fördert, wie bereits erwähnt, die Sauerstoffaufnahme und Leistungsfähigkeit, Vitamin C trägt zur schnelleren Regeneration bei –, ist eine erhöhte Vitaminzufuhr besonders für den natürlichen Athleten ein absolutes Muss.

Extreme Dosierungen jedoch, wie sie etwa der berühmte Nobelpreisträger Linus Pauling für das Vitamin C empfiehlt (nämlich Werte, die die normale Tagesdosis um das 1000-fache übersteigen), halte ich persönlich nicht für empfehlenswert, da zum Beispiel beim Vitamin C in solchen Dosierungen Magenprobleme aufgrund der sauren Eigenschaften dieses Vitamins auftreten können. Ich habe deshalb in diesem Buch Mittelwerte für Kraftsportler angegeben, die durchaus bei sehr hartem Training noch etwas erhöht werden können, besonders bei Vitaminen des B-Komplexes und den Vitaminen C und E.

Von Extremdosierungen rate ich auch deshalb ab, da zwar eine ausreichende Versorgung mit Vitaminen ein absolutes Muss ist, eine große Steigerung der Dosierung allerdings in klinischen Tests keine zusätzliche Leistungssteigerung nach sich zog. Behalten Sie deshalb im Kopf, dass Vitamine für Ihre Leistungs*fähigkeit* essenziell sind, dass sie aber in aller Regel keine zusätzliche Leistungs*steigerung* bewirken können.

Erwähnen möchte ich noch, dass bei der Dosierung von Vitaminen für alle Körpertypen dieselbe Menge empfohlen wird. Für die Vitaminzufuhr spielt also der Körpertyp im Gegensatz zur Zufuhr der drei Makronährstoffe (Protein, Kohlenhydrate, Fette) keine Rolle.

Aus Gründen der Übersichtlichkeit fasse ich die Bedeutung, Funktion und das natürliche Vorkommen der einzelnen Vitamine in tabellarischer Form zusammen:

Vitamin	Empfohlene Tagesdosis	Funktionen	Vorkommen in der Nahrung
A	1.000 mcg	Sehvermögen, Haut, Krebsvorsorge	Leber, Eier, Milch, Möhren, Sanddorn
C	200-500 mg	Immunsystem, Krebsvorsorge, Zellaufbau	(Zitrus-)Früchte, Kiwi, Paprika, Brokkoli
D	8-12 mcg	Knochen, Zähne	Milch, Butter, Fisch
E	100-400 mg	Zellschutz, Sauerstoffversorgung	Nüsse, Vollkorngetreide, Gemüse
K	80 mcg	Blutgerinnung	Soja, Getreide, Kohl, Spinat
B1	4-8 mg	Gehirn, Nerven, Kohlenhydratstoffwechsel	Vollkorngetreide, Hülsenfrüchte
B2	4-8 mg	Energiestoffwechsel	Milchprodukte, Leber, Getreide
B3	25-30 mg	Energiestoffwechsel, Haut	Nüsse, Milchprodukte, Leber, Fleisch, Fisch
B5	12-20 mg	Energiestoffwechsel, Haut, Schleimhäute	Vollkorngetreide, Gemüse, Eier, Nüsse
B6	4-8 mg	Proteinstoffwechsel, Gehirnfunktion	Vollkorngetreide, Gemüse, Hülsenfrüchte
B12	8-10 mcg	Nerven, rote Blutkörperchen	Leber, Rindfleisch, Eier, Nüsse, Fisch
Folsäure	700 mcg	Bildung von Hämoglobin	Vollkorngetreide, Leber, Gemüse, Milch
Biotin	100-400 mcg	Energiestoffwechsel	Hefe, Eigelb, Leber, Niere, Milch, Soja

Noch ein Wort zum Thema natürliche Vitamine aus Nahrungsmitteln versus Vitaminprä-parate: Die im Labor hergestellten Vitamine haben exakt den gleichen Aufbau wie die na-türlichen Vitamine. Dennoch sollten Sie immer natürliche Vitaminquellen den künstlichen vorziehen, denn in natürlichen Nahrungsmitteln sind die Vitamine und Mineralstoffe in spe-ziellen, natürlichen Kombinationen vorhanden. Zudem enthalten beispielsweise Obst und Gemüse noch viele weitere, sogenannte sekundäre Pflanzenstoffe, die wir großteils noch gar nicht in vollem Umfang erforscht haben, die aber von hohem gesundheitlichen Nutzen sein können. Da erfahrungsgemäß aber kaum jemand immer alle notwendigen Nahrungsmittel für eine optimale Vitaminversorgung zu sich nimmt, kann ein gutes Multivitamin- oder Mi-neralpräparat eine wertvolle Ergänzung sein.

Aufgrund der Tatsache, dass die Vitaminzufuhr für Athleten aller Körpertypen gleich hoch sein kann, habe ich im Folgenden einen einheitlichen Vitaminplan erstellt, der sich in der Praxis hervorragend bewährt hat. Sowohl das Immunsystem wird gestärkt und somit bei-spielsweise Erkältungen vermieden, als auch optimale Leistungsfähigkeit und Stoffwechsel-funktionen gewährleistet:

Morgens:	200 I.E. Vitamin E, 200 mg Vitamin C
Mittags:	1 Kapsel Vitamin-B-Komplex
Nachmittags:	1 Multivitamin-/Multimineral-Tablette, 1 Kapsel Vitamin-B-Komplex
Abends:	200 I.E. Vitamin E, 200 mg Vitamin C

Anmerkungen:

→ Die Abkürzung I.E. steht für die Maßeinheit „Internationale Einheiten".

→ Vitamin-E-Präparate in Form von „Alpha-Tocopherol" kaufen (siehe Packung).

→ Die Vitamine C und B-Komplex wie aufgeführt getrennt voneinander einnehmen.

Mineralstoffe und Spurenelemente

Mineralstoffe und Spurenelemente machen zusammen circa vier Prozent unserer Körper-substanz aus. Die Mineralstoffe sind im Körper in Flüssigkeit gelöst. Deshalb gehen bei starkem Schweißverlust während sportlicher Aktivitäten immer auch eine Reihe wichtiger Mineralstoffe verloren. Bereits ein recht geringer Wasser- und Mineralstoffverlust kann eine deutlich verminderte Leistungsfähigkeit nach sich ziehen. Mineralstoffe sorgen zusammen mit Wasser für die Stabilisierung und Regulation des Flüssigkeitshaushalts und -gleichge-wichts in unserem Organismus. Da sie in der körpereigenen Flüssigkeit als elektrisch gela-dene Teilchen vorkommen, bezeichnet man sie häufig auch als Elektrolyte. Sie sollten zum Ausgleich des Flüssigkeitsverlusts beim Training niemals Leitungswasser verwenden, son-dern immer mineralstoffhaltige Getränke (wie etwa Mineralwasser, Apfelsaftschorle oder Mineraldrinks).

Besondere Beachtung finden einige Mineralstoffe auch in der Wettkampfvorbereitung. Die Handhabung dieser Mineralstoffe (Kalium, Natrium) finden Sie detailliert im Abschnitt „Wettkampfvorbereitung" erklärt.

Welche weiteren Funktionen die einzelnen Mineralstoffe in unserem Körper haben, zeigt die folgende Tabelle:

Mineralstoff	Funktionen	Vorkommen in Nahrungsmitteln
Chlor	Flüssigkeitshaushalt, Magensäure	Kochsalz, Fisch, gesalzene Nahrungsmittel
Kalium	Flüssigkeitshaushalt, Muskeln	Bananen, Trockenfrüchte, Rosinen, Gemüse, Fleisch
Calcium	Knochen, Zähne, Herz	Milchprodukte, Schalentiere, dunkelgrüne Blattgemüse
Magnesium	Herz, Nerven, Muskeln, Knochen	Vollkorngetreide, Milchprodukte, Gemüse, Bananen, Nüsse, Soja
Natrium	Flüssigkeitshaushalt, Blutdruck	Kochsalz, salzhaltige Speisen
Phosphor	Knochen, Zähne, Energiestoffwechsel	Fleisch, Fisch, Eigelb, Milch, Milchprodukte

Wie bei den Mineralstoffen soll auch für die wichtigsten Spurenelemente deren Vorkommen in der Nahrung und die Funktionen im menschlichen Organismus genannt werden:

Spurenelement	Funktionen	Vorkommen in Nahrungsmitteln
Chrom	Wichtig für Wirksamkeit von Insulin	Fleisch, Käse, Vollkorngetreide
Eisen	Bildung von Hämoglobin	Fleisch, Leber, Niere, Eigelb, Vollkorngetreide
Fluor	Knochen, Zähne, Kariesprophylaxe	Fisch, schwarzer Tee, Trinkwasser
Jod	Schilddrüse, Haut, Haare, Nägel	jodiertes Tafelsalz, Seefisch
Kupfer	Rote Blutkörperchen	Leber, Nüsse, Kakao, Schalentiere, weiße Bohnen
Selen	Zellschutz	Fisch, Schalentiere, Fleisch, Eigelb, Nüsse, Niere
Zink	Hormonhaushalt, Wundheilung	Austern, Krabben, Fleisch, Leber, Eier, Bierhefe
Molybdän	Zellfunktionen	Hülsenfrüchte, Hafer, Weizen, dunkelgrüne Gemüse, Innereien
Mangan	Knochen, Zellstoffwechsel	Nüsse, Vollkorngetreide, Gemüse, Obst, Kakao

Über die optimale Zufuhr von Spurenelementen gibt es bis heute leider nur sehr wenige Untersuchungen, wobei besonders der Bedarf eines Kraftsportlers an verschiedenen Spurenelementen noch relativ im Dunkeln liegt. Deshalb gilt auch hier, den Bedarf durch eine ausgewogene und abwechslungsreiche Mischkost zu decken. Wirklich gute Multivitamin-/Multimineralpräparate enthalten auch diese eher unbekannten Substanzen. Eine Substitution mit solch einem Präparat kann gegebenenfalls hinzugezogen werden. Manche Frauen verlieren während ihrer Periode beispielsweise viel Eisen. In solchen Fällen muss (auf ärztlichen Rat hin) ein spezielles, relativ hoch dosiertes Einzelpräparat eingenommen werden.

Ballaststoffe

Ballaststoffe sind die faserigen, unverdaulichen Bestandteile pflanzlicher Nahrung, die nicht einmal die Enzyme unseres Körpers „knacken" können, und die somit in ihrer ursprünglichen Form den Verdauungstrakt passieren. Gerade für den Magen-Darm-Bereich sind sie von großer Bedeutung, da sie Verstopfung und andere Erkrankungen verhindern helfen. Bei Kraftsportlern mit hoher Nährstoff- und Kalorienaufnahme sind Verdauungsprobleme nicht selten. Daher ist der Verzehr von Ballaststoffen bei dieser Personengruppe besonders angezeigt.

Ballaststoffe kommen hauptsächlich in Vollkornprodukten wie Vollkornmehl, Roggen- und Weizenkorn, Knäckebrot, Haferflocken und Weizenkleie, in vielen Gemüsesorten sowie in Obst, Trockenobst und Nüssen vor.

Wasser

Der menschliche Körper besteht, je nach Fettanteil, zu 50-70% aus Wasser. Ohne Wasser könnte ein Mensch nur wenige Tage überleben, ohne feste Nahrung hingegen Wochen. Die Ursache dafür sind die vielen lebensnotwendigen Funktionen, die Wasser innehat. Wasser dient zum Beispiel als Transportmittel vieler Nähr- und Vitalstoffe, ist bei chemischen Reaktionen beteiligt und steuert außerdem – beispielsweise beim Sport – die Wärmeregulierung des Körpers. Ausreichende Flüssigkeitszufuhr bei sportlicher Betätigung, speziell bei warmen oder heißen Außentemperaturen, ist deshalb unbedingt notwendig für alle Athleten. Wenn ein Durstgefühl eintritt, hat der Körper meist schon recht viel Flüssigkeit verloren. Deshalb sollte man schon zu Beginn des Trainings genügend trinken, um Leistungseinbußen vorzubeugen.

Die tägliche Wasseraufnahme sollte zwischen drei und sechs Litern liegen – je nach Trainingsintensität und -dauer, sowie den Außentemperaturen angepasst. Wasser ist der vielleicht am häufigsten unterschätzte Bestandteil unserer Ernährung. So können zum Beispiel Kohlenhydrate nur mit ausreichend Wasser zu Muskelglykogen umgewandelt werden, und auch zur Fettverbrennung ist ausreichend Wasser wichtig. Genauere Erläuterungen finden Sie im Abschnitt „Wettkampfvorbereitung", da in dieser Phase Wasser einen besonders hohen Stellenwert bekommt.

Nahrungsmittelgruppen

Nachdem nun die Nähr- und Vitalstoffe, die wir mit unserer Nahrung aufnehmen, genannt und ihre Eigenschaften und Funktionen erklärt wurden, ist es natürlich von Interesse, in welchen Nahrungsmitteln wir diese Stoffe vorfinden. Es würde den Umfang dieses Buchs bei Weitem sprengen, wenn alle Nahrungsmittel mit allen darin enthaltenen Nähr- und Vitalstoffen einzeln aufgelistet würden. Die wichtigsten Nahrungsmittel und ihren Nährstoff- und Kaloriengehalt finden Sie aber in der Nährwerttabelle am Ende dieses Unterkapitels.

Unsere Nahrungsmittel lassen sich prinzipiell in acht Gruppen einteilen, die alle charakteristische Nährwerte besitzen. Diese Gruppen sind folgende:

Gruppe 1: Getreide, Reis, Kartoffeln, Teigwaren („Beilagen")
Gruppe 2: Gemüse
Gruppe 3: Milchprodukte
Gruppe 4: Obst
Gruppe 5: Fleisch, Fisch, Eier
Gruppe 6: Hülsenfrüchte
Gruppe 7: Fette und Öle
Gruppe 8: Sonstiges

Auf den folgenden Seiten finden Sie eine Charakterisierung der einzelnen Gruppen.

Gruppe 1: Getreide, Reis, Kartoffeln, Teigwaren

Diese Nährmittel habe ich in einer Gruppe zusammengefasst, da sie sehr ähnliche Nährstoffverteilungen aufweisen: Sie sind die bedeutendsten Kohlenhydratlieferanten unserer Nahrung. So enthalten zum Beispiel 100 Gramm Vollkornreis stattliche 70 Gramm Kohlenhydrate.

Generell sollte man immer die Vollkornform dieser Nahrungsmittel der industriell verarbeiteten Form vorziehen, da bei der Verarbeitung eine Vielzahl von wichtigen Nährstoffen verloren gehen. Essen Sie also Vollkornreis statt poliertem weißem Reis, bei dem die Schale mit sehr vielen wichtigen Nährstoffen entfernt wird. Essen Sie ebenso Vollkornnudeln statt normaler Nudeln und Vollkornbrot statt Weißbrot.

Das Vorurteil, Nudeln seien generell Dickmacher, kommt daher, dass die industriell verarbeiteten Nudeln aus Weißmehl keine Vitamine zur Verstoffwechselung mehr enthalten. Deshalb kann unser Körper sie nicht gut verwerten und wandelt sie bevorzugt in Fett um. Nudeln sind jedoch in ihrer ursprünglichen Form (als Vollkornnudeln) keinesfalls Dickmacher. Sie enthalten dann nur ca. ein Gramm Fett pro Portion von 100 Gramm.

Abgesehen vom großen Kohlenhydratanteil der Nahrungsmittel in Gruppe 1 liefern sie auch noch andere wichtige Nährstoffe. Man findet reichlich B-Vitamine (in den Vollkornversionen), Folsäure, Magnesium, Eisen und nicht zuletzt auch Ballaststoffe. Fette hingegen sind nur in recht geringen Mengen vorhanden. Außerdem enthalten die Nahrungsmittel dieser Gruppe pflanzliches Eiweiß, das zwar hinsichtlich des Aminosäurenspektrums unvollständig ist, aber durch eine entsprechende Kombination mit tierischen Eiweißträgern zu einem vollständigen Aminosäurenspektrum erweitert werden kann. Geeignete Kombinationen sind zum Beispiel Brot mit Milchprodukten und Kartoffeln mit Fleisch oder Fisch. Kartoffeln besitzen übrigens das Protein mit der höchsten biologischen Wertigkeit unter allen Pflanzen, wenn auch nur in recht geringen Mengen.

Gruppe 2: Gemüse

Gemüse ist ein sehr wichtiger Bestandteil unserer Ernährung, da die allermeisten Gemüsesorten über eine große Menge an Nähr- und Vitalstoffen verfügen. Zunächst einmal findet man als Hauptnährstoff der „großen Drei" (Proteine, Kohlenhydrate, Fette) die Kohlenhydrate vor. Dies bedeutet jedoch nicht, dass ähnlich große Mengen an Kohlenhydraten wie in Gruppe 1 vorhanden sind. Vielmehr ist ein eher mäßiger Kohlenhydratanteil sowie nur sehr geringe Mengen an pflanzlichem Protein und Fett zu finden (die meisten Gemüsesorten enthalten praktisch null Fett). Somit trägt Gemüse viel zu einer kalorienarmen, gesunden Ernährung bei. In den verschiedenen Gemüsesorten sind auch besonders viele Vitamine, Mineralstoffe und Ballaststoffe enthalten. Brokkoli zum Beispiel liefert viel Beta-Karotin (die Vorstufe zu Vitamin A) sowie Vitamin C und Eisen.

Zu beachten ist aber, dass ein Großteil der Vitamine und Mineralstoffe bei zu langer Lagerung oder beim Kochen verloren geht und man deshalb Gemüse möglichst roh oder nur leicht gegart verzehren sollte. Auch in Tiefkühlkonserven sind häufig nur Bruchteile der Nährstoffmengen von frischem Gemüse.

Gruppe 3: Milchprodukte

Alle Produkte in dieser Gruppe gehen auf die Verarbeitung eines einzigen Lebensmittels zurück, der Kuhmilch. Durch die Verarbeitung zu Butter-, Sauer- oder Dickmilch, Joghurt, Käse oder Kefir variieren die Nährstoffmengen der einzelnen Produkte untereinander geringfügig. Für Schaf- und Ziegenmilch gelten im Wesentlichen die selben Aussagen wie für Kuhmilch.

Zunächst sind Milchprodukte der wohl wichtigste Calciumlieferant aller Lebensmittel. Bereits ein Glas Milch deckt ein Viertel des Tagesbedarfs eines erwachsenen Menschen an Calcium. Da Calciummangel beispielsweise die Entstehung von Osteoporose begünstigen kann und Calcium auch generell für die Knochen von großer Bedeutung ist, sollte man stets auf eine ausreichende Zufuhr achten. Dies gilt besonders auch für Kinder, die sich noch im Wachstum befinden, um ein optimales Knochenwachstum und starke Knochen im Erwachsenenalter zu erzielen. Milchprodukte sind eine hervorragende Möglichkeit, diesen erhöhten Bedarf zu decken. Milch und Milchprodukte enthalten außerdem gut verwertbares Protein, das pflanzliche Eiweißträger von niedriger biologischer Wertigkeit aufwerten kann. Ein Liter Milch enthält etwa 35 Gramm Protein.

Bei Milchprodukten ist der unterschiedliche Fettgehalt besonders interessant. Vollmilch-produkte enthalten am meisten Fett und damit auch die meisten Kalorien. Fettarme Milch hingegen enthält nur geringe Mengen Fett (1,5 g je 100 ml), Magermilch sogar nur Spuren davon (ca. 0,2 g je 100 ml). Man sollte deshalb – sofern man nicht in einer Masseaufbau-phase ist – besonders bei häufigem Konsum von Milchprodukten auf die fettreduzierten Versionen zurückgreifen.

In der Milch sind außerdem die fettlöslichen Vitamine A und D reichlich vorhanden sowie Vitamine des B-Komplexes und Magnesium in etwas geringeren Mengen. Natürlich können mehr fettlösliche Vitamine in Vollmilch gelöst sein, da sie mehr Fett enthält als fettarme Milch. Der Unterschied ist jedoch nicht derart bedeutend, dass deshalb der höhere Fettanteil der Vollmilch in Kauf genommen werden müsste.

Gruppe 4: Obst

Obst ist vor allem aufgrund des süßlichen Geschmacks beliebt. Dieser Geschmack ist durch den Fruchtzucker (Fructose) bedingt. Der Hauptbestandteil fast aller Früchte ist aber Was-ser, einige Früchte bestehen zu 80-90% aus Wasser. Früchte liefern außerdem reichlich Ballaststoffe, daher die sättigende Wirkung einiger Obstsorten, sowie Vitamine und Mine-ralstoffe.

Besonders erwähnenswert ist der hohe Vitamin-C-Gehalt einiger Fruchtsorten wie Kiwi, Orange oder Banane. Vitamin C wird zur Stärkung des Immunsystems und zur Infektionsab-wehr benötigt. Aufgrund der Tatsache, dass im Winter in aller Regel weniger Obst verzehrt und somit auch weniger Vitamin C aufgenommen wird, sind die in dieser Jahreszeit häufiger auftretenden Infektionskrankheiten eine logische Konsequenz.

Früchte enthalten zusätzlich sehr geringe Mengen Protein und kein Fett – abgesehen von Avocados und Nüssen, die einen für Früchte außergewöhnlich hohen Fettanteil haben. So-mit liefert Obst auch nur wenige Kalorien. Obst bietet eigentlich nur Vorteile hinsichtlich einer gesunden Ernährung und sollte deshalb reichlich gegessen werden. Waschen Sie Obst allerdings vor dem Verzehr, damit Spritz- oder Düngemittelreste entfernt werden.

Gruppe 5: Fleisch, Fisch, Eier

Die Nahrungsmittel der fünften Gruppe stellen die wichtigsten Proteinquellen in unserer Ernährung dar. Fleisch, Fisch und Eier liefern hochwertiges Protein in großen Mengen (vgl. Nährwerttabelle).

Fleisch ist außerdem einer der bedeutendsten Eisenlieferanten überhaupt, aber auch weite-re Mineralstoffe wie Zink, Kupfer und Phosphor finden sich in Fleisch, sowie Vitamine des B-Komplexes und Vitamin A. Leider hat jedoch der Konsum von Fleisch auch einige gravieren-de Nachteile. Viele Fleischsorten haben einen hohen Fettanteil. Besonders Schweinefleisch und fettes Rindfleisch sind, vor allem wegen ihres hohen Cholesteringehalts, zu meiden. Geflügel (ohne Haut!) enthält hingegen wenig Fett, aber viel hochwertiges Protein. Deshalb ist zum Beispiel Putenfleisch oder Hühnerfleisch äußerst beliebt bei Bodybuildern. Auch magere Rindersteaks und Kalbfleisch können von Zeit zu Zeit verzehrt werden. Innereien wie Leber oder Niere sollten trotz ihres hohen Nährstoffgehalts nur sehr selten gegessen werden, da sie häufig viele Schadstoffe in sich tragen.

Fisch stellt eine hervorragende Alternative zu Fleisch dar, denn die meisten Fischsorten liefern hochwertiges und leicht verdauliches Protein bei niedrigem Fettgehalt. Das wenige Fett, das in Fischen vorhanden ist, enthält zudem viele ungesättigte Fettsäuren, die den Cholesterinspiegel positiv beeinflussen können. Besonders die sogenannten Omega-3-Fettsäuren sind ein Grund, weshalb zum Beispiel Eskimos, die traditionell extrem viel Fisch essen, deutlich seltener an Arteriosklerose (Arterienverkalkung) erkranken. Außerdem enthält Seefisch viel Jod, welches für die Schilddrüse und ihre optimale Funktion von äußerster Wichtigkeit ist. Der in unseren Breiten auftretende Jodmangel kann zur Bildung eines Kropfes führen. Auch Meerestiere wie Krabben sind empfehlenswert.

Eier liefern das Protein mit der höchsten biologischen Wertigkeit, an dem alle anderen Proteinquellen gemessen werden. Ganze Eier (Eiklar und Eigelb) enthalten neben viel Protein zudem Mineralstoffe und fettlösliche Vitamine, aber leider auch eine größere Menge Fett. Ganze Eier enthalten derart viel Cholesterin, dass Menschen mit erhöhtem Cholesterinspiegel darauf in aller Regel verzichten sollten. Fett und Cholesterin stammen jedoch praktisch ausschließlich aus dem Eigelb, weshalb Bodybuilder häufig nur das fettarme Eiweiß essen.

Häufig wird unterschätzt, wie klein die Portion eines Nahrungsmittels aus Gruppe 5 sein kann, um die gesamte Eiweißaufnahmekapazität unseres Magens für eine Mahlzeit voll auszuschöpfen. Wir können pro Mahlzeit je nach Größe unseres Magens nur etwa 30-35 Gramm Protein verdauen. Der Rest wird nicht verwertet, oder er wird als Fett eingelagert. Bereits ein kleines Rindersteak von ca. 130 Gramm deckt daher die Maximalmenge ab. Die allermeisten Steaks, die Sie beim Metzger kaufen, wiegen jedoch deutlich mehr (häufig 200-250 Gramm). Vermeiden Sie solch große Portionen. Das überschüssige Eiweiß schadet mehr, als dass es nützt.

Gruppe 6: Hülsenfrüchte

Hülsenfrüchte verfügen über eine hohe Nährstoffdichte. Sie sind die proteinreichsten pflanzlichen Nahrungsmittel. Hülsenfrüchte liefern außerdem viele komplexe Kohlenhydrate, reichlich Vitamine des B-Komplexes, sowie die Mineralstoffe Zink, Eisen, Kupfer und Kalium. Da sie gleichzeitig fettarm und cholesterinfrei sind, stellen sie eine sehr wichtige und nützliche Nahrungsmittelgruppe dar. Außerdem haben Hülsenfrüchte den höchsten Ballaststoffgehalt aller pflanzlichen Nahrungmittel.

Wie Sie wahrscheinlich merken, bieten Hülsenfrüchte eigentlich nur Vorteile und kaum Nachteile. Daher sollten Sie einen festen Platz in unserer Ernährung einnehmen. Wenn man Hülsenfrüchte mit einem tierischen Eiweißträger und einer anderen kohlenhydratreichen Beilage kombiniert, kann man sicherstellen, mit dieser Mahlzeit ausreichend tierisches und (aufgewertetes) pflanzliches Protein sowie komplexe Kohlenhydrate in großen Mengen zu sich zu nehmen. So entsteht eine fettarme, aber dennoch kalorienreiche Mahlzeit, die sich hervorragend für die Aufbauphase eignet.

Gruppe 7: Fette und Öle

Ich habe den Fetten und Ölen eine eigene Gruppe eingeräumt, da sie in negativer Hinsicht oft eine wichtige Rolle spielen. Besonders die versteckten Fette in tierischen Produkten werden bei der Berechnung der täglichen Fettzufuhr häufig vergessen oder vernachlässigt. Für die meisten Athleten (außer denen mit ektomorphem Körperbau und sehr schnellem Stoffwechsel) ist es ratsam, die Fettzufuhr einzuschränken. Von der Gesamtmenge der konsumierten Fette sollte ein möglichst großer Teil aus ungesättigten Fettsäuren bestehen.

Nur in Kombination mit Fett können die fettlöslichen Vitamine A, D und E vom Körper verwertet werden. Deshalb sollte man zum Beispiel eine Karotte immer mit etwas Butter oder ähnlichem essen. Bei der Zubereitung Ihrer Speisen empfiehlt sich Sonnenblumenöl oder Olivenöl für Salate, Diätmargarine zum Braten von Fleisch, Fisch, etc., und Butter oder Margarine als Brotaufstrich. Verzichten Sie vor allem auf übermäßige Fettmengen wie etwa beim Frittieren von Kartoffeln zur Herstellung von Pommes Frites. Generell enthalten flüssige Fette mehr ungesättigte Fettsäuren als feste Fette. Daher sind sie diesen stets vorzuziehen.

Gruppe 8: Sonstiges

Zu Gruppe 8 sei angemerkt, dass kein spezieller Name für diese Gruppe in Frage kommt, da hier verschiedenartige Produkte miteinbezogen sind, darunter Süßigkeiten, Kuchen, alkoholische Getränke, Zucker, und so weiter.

Im Prinzip fallen in Gruppe 8 all diejenigen „Nahrungsmittel" (sofern sie diese Bezeichnung überhaupt verdienen), die nicht in eine der ersten sieben Gruppen eingeordnet werden können. Sie sind aus ernährungsphysiologischer Sicht ohne Bedeutung, obwohl sie allgemein aufgrund ihres Geschmacks nur allzu gerne verzehrt werden. Sie liefern jedoch nur „leere Kalorien". Einfachzucker in Süßigkeiten, die ohne Vitamine zur Verstoffwechselung aufgenommen werden, „berauben" beispielsweise den Körper um B-Vitamine oder werden in Form von Körperfett gespeichert.

Mein dringender Rat deshalb: Seien Sie diszipliniert und meiden Sie weitgehend Produkte aus dieser Gruppe. Essen Sie diese maximal bei besonderen Anlässen wie etwa Geburtstagen. Natürlich bin ich nicht realitätsfremd und weiß, dass einen manchmal einfach der Heißhunger überkommt. Wenn es wirklich nicht anders geht und Sie einen Zuckerkick brauchen, dann können Sie Schadensbegrenzung betreiben, indem Sie die Leckereien direkt nach dem Training essen. Zu diesem Zeitpunkt werden Zucker und Co. am ehesten verbrannt.

Ein weiterer kleiner Trick für Liebhaber von Süßigkeiten: Der Konsum von Zucker kann regelrecht zur Sucht werden, da der Zucker den Blutzuckerspiegel kurz in die Höhe schnellen und danach durch die vermehrte Insulinausschüttung sehr tief fallen lässt. Sie brauchen dann einen neuen „Kick" in Form von zuckerhaltigen Produkten. Versuchen Sie deshalb mit aller Kraft, ein bis zwei Wochen ganz ohne Süßigkeiten auszukommen (essen Sie stattdessen zum Beispiel Obst). Je länger Sie es ohne Süßigkeiten aushalten, desto einfacher wird die Situation für Sie, da der Heißhunger nachlässt. Nach einiger Zeit werden Sie kaum noch ein Bedürfnis nach Süßigkeiten verspüren – garantiert!

Auch das Argument „ich brauche etwas Süßes für meine Nerven" geht zum Teil schlichtweg auf den soeben erklärten Suchtfaktor zurück. Es ist nachweislich falsch, dass Süßigkeiten aller Art auf irgendeine Weise direkt auf Nervenzellen Wirkungen ausüben. Vielmehr spielen psychologische Motive in diesen Sachverhalt hinein. Die Süßigkeit wird als Belohnung und Beruhigung angesehen, indem man sich selbst suggeriert, ruhiger und zufriedener zu sein, wenn man sich die „verbotene Kleinigkeit" doch gönnt. Der erhöhte Blutzuckerspiegel trägt seinen Teil zum Wohlgefühl bei, was die betreffende Person durchaus subjektiv als Besserung ihres Zustands allein durch die Süßigkeit empfindet, ohne sich der Hintergründe bewusst zu sein.

Hinweise für Vegetarier

Ich möchte mich speziell noch an alle Vegetarier unter Ihnen wenden. Wie sicher jedermann weiß, essen Vegetarier kein Fleisch beziehungsweise keine tierischen Produkte. Man unterscheidet dabei verschiedene Arten von Vegetariern: Die sogenannten Ovo-Lacto-Vegetarier („Ovo-Lacto" bedeutet Eier und Milch), die zwar kein Fleisch essen, aber Milch und Eier zu sich nehmen, und die „strengen" Vegetarier, die auf jegliches tierisches Nahrungsmittel verzichten.

Wie Sie aus dem Abschnitt über Nahrungsmittelgruppen wissen, sind Fleisch, Geflügel, Fisch, Milch und auch Eier sehr wichtige Proteinquellen. Wir wissen außerdem, dass eine gewisse Menge an hochwertigem tierischen Protein notwendig ist, um optimales Muskelwachstum sicherzustellen. Das Problem für Vegetarier liegt somit auf der Hand. Wie sollen Sie Ihren Proteinbedarf decken, wenn Sie auf die wichtigsten Proteinquellen verzichten? Ovo-Lacto-Vegetarier können wenigstens noch auf Eier und Milch als hochwertige Proteinquellen zurückgreifen, während strenge Vegetarier ausschließlich auf die Zufuhr pflanzlicher Proteinquellen bauen können. Pflanzliche Proteinquellen liefern jedoch kein vergleichbar hochwertiges Protein wie die meisten tierischen Proteinquellen. Sie verfügen nicht über ein vollständiges Aminosäurespektrum und es fehlt ihnen meist an essenziellen Aminosäuren. Ein vegetarischer Bodybuilder kann daher seinen Proteinbedarf ausschließlich über pflanzliche Nahrungsmittel nicht effektiv decken. Ich rate Vegetariern sehr dazu, wenigstens Eier (Eiklar) und Milch zu essen. Eine alternative Möglichkeit, den Poteinbedarf zu decken, stellen Proteinkonzentrate dar, die es auch auf pflanzlicher Basis mit Anreicherung spezieller Aminosäuren zu kaufen gibt.

Doch Protein ist nicht der einzige kritische Punkt in der vegetarischen Ernährungsweise. Es können auch Mangelerscheinungen bestimmter Vitamine und Mineralien auftreten. Die Vitamine des B-Komplexes sind reichlich in Fleisch enthalten. Zum Ausgleich der fehlenden Zufuhr durch Fleisch kann der Bedarf über Vollkornprodukte wie Vollkornnudeln und Vollkornreis zumindest teilweise gedeckt werden. Auch die Eisenzufuhr stellt ein Problem dar. Rotes Fleisch ist einer der Hauptlieferanten von Eisen. Durch den Verzicht auf Fleisch kann es zu Eisenmangel kommen, der sich durch ständige Müdigkeit und Blutarmut bemerkbar macht. Dunkles Gemüse und Hülsenfrüchte sind die wichtigsten pflanzlichen Eisenquellen, können jedoch speziell bei Personen, die ohnehin unter Eisenmangel leiden, kaum die

Fleischzufuhr ersetzen. Ein Calciummangel kommt bei strengen Vegetariern relativ häufig vor. Da Calcium hauptsächlich durch Milchprodukte zugeführt wird, kann ein Mangel hier recht schnell eintreten.

Ich könnte noch einige andere Nähr- und Vitalstoffe einzeln aufführen, mir geht es aber vielmehr darum, dass Sie anhand der Beispiele sehen können, dass eine umfangreiche Zufuhr von Vitaminen und Mineralstoffen über entsprechende Nahrungsergänzungspräparate unbedingt erforderlich ist. Vegetarier sollten darauf auf keinen Fall verzichten, um Mangelerscheinungen effektiv vorzubeugen.

Es gibt durchaus einige wenige Bodybuildingchampions, die Vegetarier sind beziehungsweise waren. Bill Pearl ist sicher der bekannteste unter ihnen, auch der Ex-Seniorenweltmeister Renato Somezzi ist Vegetarier. Beide sind allerdings Ovo-Lacto-Vegetarier und nehmen reichlich Milchprodukte, Eiklar und Proteinkonzentrate zu sich.

Ich selbst habe ebenfalls drei Jahre eine vegetarische Ernährung für mich getestet. Basierend auf dem Buch „Die Blutgruppendiät" von Peter J. D'Adamo habe ich mich entschlossen, das Ganze im Selbstversuch zu probieren. Da ich Blutgruppe A bin, die sich laut der Blutgruppendiät grundsätzlich vegetarisch ernähren soll, habe ich auf die entsprechenden Nahrungsmittel umgestellt, allerdings nicht so streng wie in dem Buch beschrieben, da sich der Autor ja nicht an die speziellen Bedürfnisse von Kraftsportlern wendet, sondern allgemeine Regeln aufstellt.

Mein Fazit nach knapp drei Jahren war zweigeteilt: Aus gesundheitlicher Sicht hat mir die vegetarische Ernährung viel gebracht. Ich erlebte unter anderem positive Effekte auf Verdauung, Haut und meine gesamte Form. Insgesamt fühlte ich mich immer „leichter" als mit herkömmlicher Kost, auch Gelenkprobleme wurden tendenziell besser. Besonders interessant fand ich, dass ich essen konnte, soviel ich wollte (und beileibe nicht nur fettarme Diätnahrungsmittel), aber immer definiert war. Aus sportlicher Hinsicht hingegen war es kein Erfolg. Trotz ausreichender Kalorien- und Proteinmenge sowie guten Supplements habe ich doch mit der Zeit an Muskelmasse und insbesondere Kraft verloren. Auch der Pumpeffekt beim Training war einfach nicht so gut wie zuvor. Gerade beim Thema Kraft konnte ich nur noch Rückschritte oder maximal Stillstand verzeichnen, und die Regeneration war meines Erachtens nicht mehr ganz so gut wie mit normaler Kost. Wie erwähnt war meine gesundheitliche Form allerdings immer top.

Leichter Muskelmasseverlust und Krafteinbußen sind natürlich nicht das oberste Ziel eines Bodybuilders, insofern stand der gesundheitliche Nutzen gegen den sportlichen Misserfolg. Meine persönliche Empfehlung ist daher: Wer dauerhaft und auf einfache Art in Form bleiben will und dabei keinen großen Wert auf reichlich Muskelmasse oder Kraft legt, also nicht wirklich ernsthaft Bodybuilding betreibt, sondern eher fitnessorientiert trainiert, der kann von einer vegetarischen Ernährungsweise durchaus profitieren. Leistungsorientierten Athleten rate ich aber davon ab, sich vegetarisch zu ernähren.

Ich finde, man sollte hier auch nicht so sehr in Schwarz und Weiß denken. Der oft sehr hohe Fleischkonsum von Bodybuildern ist auf Dauer sicher auch nicht besonders gesund; warum also nicht einfach etwas weniger Fleisch und dafür etwas mehr pflanzliche Nahrung zu sich nehmen und mit dem goldenen Mittelweg die Vorzüge beider Varianten nutzen?

Nährwerttabelle

Es folgt nun eine Nährwerttabelle, in der Sie die Nährwertangaben für die wichtigsten Nahrungsmittel finden. Die Werte sind gerundet, wodurch unerhebliche Schwankungen in der Berechnung von Nährwert- und Kalorienangaben zustande kommen können. Die Portionsgrößen sind den im Alltag gebräuchlichsten angepasst. Alle Angaben der Nährwerte sind in Gramm (g) ausgedrückt, die Brennwerte in Kilokalorien (kcal).

Zur Information:

→ 1 g Protein /1 g Kohlenhydrate = 4,2 kcal
→ 1 g Fett = 9,3 kcal
→ 1 ml Alkohol = 7 kcal

Nahrungsmittel	Portion	Protein	Kohlenh.	Fett	kcal
FRÜCHTE					
Birne	100 g	1	12	-	54
Trauben	100 g	1	16	-	73
Erdbeeren	100 g	1	6	-	32
Heidelbeeren	100 g	1	18	-	79
Aprikosen	100 g	1	10	-	49
Pflaumen	100 g	1	12	-	57
Kiwi	100 g	1	10	-	47
Banane	100 g	1	19	-	88
Apfel	100 g	1	10	-	48
Pampelmuse	100 g	1	8	-	34
Himbeeren	100 g	1	6	-	35
Avocado	100 g	3	4	35	251
Melone	100 g	2	6	-	33
GEMÜSE					
Weißkraut	100 g	2	4	0	24
Spargel	100 g	2	2	-	20
Sauerkraut	100 g	2	2	-	20
Spinat	100 g	3	1	-	19
Möhren	100 g	1	6	1	29
Tomaten	100 g	1	3	-	19
Gewürzgurke	100 g	-	1	-	5
Brokkoli	100 g	3	3	-	26
Erbsen	100 g	7	13	-	87

Nahrungsmittel	Portion	Protein	Kohlenh.	Fett	kcal
Paprika	100 g	1	3	-	21
Mais	100 g	3	19	1	95
Grüne Bohnen	100 g	2	3	3	51
Bohnen, getrocknet	100 g	25	40	2	296
Aubergine	100 g	1	4	0	22
Blumenkohl	100 g	2	2	0	21
Sellerie	100 g	1	2	0	15
Bambussprossen	100 g	3	4	0	30

MILCHPRODUKTE

Nahrungsmittel	Portion	Protein	Kohlenh.	Fett	kcal
Vollmilch	100 ml	3,5	4.5	3,5	64
Fettarme Milch	100 ml	4	4,5	1,5	49
Entrahmte Milch	100 ml	4	5	0,3	35
Milchmischgetränk	100 ml	4	13	2	85
Milchkakao	100 ml	4	11	4	104
Kefir	100 ml	3	4	4	68
Magerquark	100 g	14	3	1	89
Sahnequark	100 g	12	4	12	174
Fruchtjoghurt	150 g	6	16	6	129
Sahnejoghurt	150 g	4	8	15	172
Saurer Joghurt (3,5%)	150 g	6	5	5	93
Fettarmer Joghurt	150 g	5	6	2	62

FLEISCH, GEFLÜGEL, EIER

Nahrungsmittel	Portion	Protein	Kohlenh.	Fett	kcal
Schweineschnitzel	100 g	19	-	10	183
Schweinebraten	100 g	23	-	26	336
Schweinesteak (mittel)	100 g	18	-	16	225
Schweineleber	100 g	20	5	6	136
Schweinekotelett (mager)	100 g	20	-	15	230
Kalbsschnitzel (mittel)	100 g	20	-	7	154
Kalbsfilet	100 g	20	11	8	164
Rinderfiletsteak (mittel)	100 g	20	-	16	238
Rinderfiletsteak (mager)	100 g	22	-	6	154
Rindergulasch (fett)	100 g	20	4	13	216
Rindergulasch (mager)	100 g	22	4	5	152
Rehrücken	100 g	20	-	4	116
Gans	100 g	16	-	34	392
Pute	100 g	24	-	1	107
Brathähnchen	100 g	20	-	6	144
Hühnerbrustfilet	100 g	23	11	1	104
Truthahnbrust	100 g	24	-	1	106

Nahrungsmittel	Portion	Protein	Kohlenh.	Fett	kcal
Hühnerei	1 Stück	7	-	6	92
Eiklar	1 Stück	4	-	-	17
Eigelb	1 Stück	3	-	6	74

FISCH

Nahrungsmittel	Portion	Protein	Kohlenh.	Fett	kcal
Seelachs	100 g	19	-	1	87
Aal	100 g	15	-	25	299
Bückling	100 g	21	-	16	146
Ölsardinen aus der Dose	100 g	20	-	21	240
Hering, mariniert	100 g	16	-	16	100
Schellfisch, getrocknet	100 g	25	-	1	360
Krabben	100 g	18	-	1	89
Fischstäbchen	100 g	13	15	7	152
Scholle	100 g	17	-	1	76
Forelle	100 g	20	-	3	112
Heilbutt	100 g	20	-	2	110
Kabeljau	100 g	17	-	-	75

BEILAGEN, BROT

Nahrungsmittel	Portion	Protein	Kohlenh.	Fett	kcal
Pellkartoffeln	100 g	2	17	-	85
Kartoffelpüree (Pulver)	100 g	6	37	2	202
Bratkartoffeln	100 g	2	15	5	121
Pommes Frites	100 g	4	27	15	272
Reis	100 g	7	75	1	340
Vollkornreis	100 g	7	76	1	344
Nudeln	100 g	12	75	1	362
Grünkernbratlinge	100 g	8	35	5	215
Mischbrot	1 Scheibe	3	21	1	101
Vollkornbrot	1 Scheibe	3	20	-	96
Knäckebrot	1 Scheibe	1	8	-	38

SONSTIGES

Nahrungsmittel	Portion	Protein	Kohlenh.	Fett	kcal
Schokolade	100 g	10	56	32	562
Pralinen	100 g	6	70	16	456
Bonbons	100 g	-	94	-	390
Fruchteis	150 g	8	41	4	250
Popcorn	100 g	13	78	5	400
Schokokuss	20 g	1	13	2	70
Schlagsahne	100 g	2	2	30	302
Apfeltorte	150 g	4	42	11	295
Käsekuchen	100 g	11	28	5	225
Pfannkuchen	100 g	6	60	6	326

Nahrungsmittel	Portion	Protein	Kohlenh.	Fett	kcal
Marmorkuchen	100 g	10	65	25	542
Sandkuchen	100 g	9	66	13	440
Stollen	100 g	4	42	19	370
Pudding	150 g	1	42	-	182
Butter	20 g	-	-	17	155
Margarine	20 g	-	-	16	149
Leberwurst	100 g	12	1	44	462
Mortadella	100 g	6	-	18	180
Blutwurst	100 g	13	-	41	431
Schwartenmagen	100 g	17	-	21	232
Mettwurst	100 g	12	-	50	530
Salami	100 g	40	1	50	660
Bierschinken	100 g	16	1	20	244
Schinken	100 g	17	-	29	318
Leberkäse	100 g	13	1	28	317
Corned Beef	100 g	22	-	6	153
Kartoffelchips	100 g	6	46	40	582
Erdnüsse, geröstet	100 g	7	20	46	593
Mandeln, gebrannt	100 g	7	66	20	476
Salzgebäck	100 g	-	66	10	369

GETRÄNKE

Nahrungsmittel	Portion	Protein	Kohlenh.	Fett	kcal
Apfelschorle	100 ml	-	6	-	22
Fruchtsaftgetränk	100 ml	-	12	-	49
Limonade	100 ml	-	12	-	49
Limo, kalorienreduziert	100 ml	-	4	-	13
Mineralwasser	100 ml	-	-	-	-
Bohnenkaffee	100 ml	-	-	-	-
Malzkaffee	100 ml	-	3	-	13
Schwarzer Tee	100 ml	-	-	-	-
Bier, hell	100 ml	-	4	-	50
Weißbier	100 ml	-	5	-	59
Weißwein	100 ml	-	3	-	79
Rotwein	100 ml	-	3	-	75
Sekt	100 ml	-	3	-	80
Rum	100 ml	-	1	-	185

Da der Bierkonsum in Deutschland Spitzenwerte erreicht, möchte ich noch einmal speziell darauf hinweisen, dass die Angaben sich auf 100 Milliliter Bier beziehen. Eine „Halbe" hat folglich bereits ca. 250 Kilokalorien!

Ernährungstipps für den Masseaufbau

„That's what bodybuilding is all about!" könnte man über dieses Thema sagen. Im Grunde geht es im Bodybuilding um nichts anderes als um den Aufbau von Muskelmasse. Masse, Kraft, Power – das sind die Schlagworte, die Bodybuilderaugen aufblitzen lassen.

Ich nehme gleich vorweg, dass für uns natürliche Bodybuilder die Ernährung das *non plus ultra* für Masseaufbau ist, da wir die enormen Effekte der Hormonsubstitutionen im Hinblick auf Masseaufbau nicht nutzen können und wollen. Dazu eine interessante kleine Vorgeschichte: Auch in den Anfangsjahren unseres Sports war es gewaltige Muskelmasse, die von den wenigen ernsthaften Bodybuildern der damaligen Zeit angestrebt wurde. Wenn Sie sich einmal Bilder aus dieser Zeit anschauen, so werden Sie feststellen, dass es durchaus Bodybuilder gab, die auch für heutige Verhältnisse sehr beeindruckende Muskelmasse hatten. Eine Muskelmasse, die wir – seien wir doch ruhig ehrlich – selbst noch lange nicht aufweisen können. Und was ist das überaus Positive daran? Zu dieser Zeit in den 50ern und Anfang der 60er-Jahre gab es praktisch noch kaum anabole Steroide, geschweige denn Wachstumshormone und ähnliche „Hilfsmittel" im Sport. Diese Athleten haben eine auch für heutige Maßstäbe beachtliche Muskelmasse ohne oder zumindest mit nur geringen Mengen an Steroiden erzielt. Wenn man nun außerdem bedenkt, dass Trainingssysteme und Ernährungforschung damals noch in den Kinderschuhen steckten, so können Sie bereits erahnen, wie gut wir heute mit unseren modernen Trainingsmethoden und unseren umfangreichen Kenntnissen in Sachen Ernährung und Regeneration eine solche Muskelentwicklung auf natürlichem Weg erreichen können. Überaus motivierend, finden Sie nicht?

Der Aufbau von Muskelmasse ist im Prinzip ein sehr einfacher Prozess. Deshalb möchte ich ihn auch zunächst so einfach und klar wie möglich beschreiben, damit Sie sehen, dass man kein komplettes Studium in Sportwissenschaft benötigt, um beeindruckende Muskelmasse zu erreichen.

Grundlage für Muskelwachstum ist progressives Training mit Gewichten, damit der Muskel überhaupt einen Wachstumsreiz erhält. Hat er diesen Reiz aber erhalten, so kommt es darauf an, dass wir die richtigen Nährstoffe in ausreichender Menge zuführen, damit der Prozess der Superkompensation stattfinden kann. Die ganz einfache Formel für Massezunahme lautet daher, dem Körper mehr Energie mittels hochwertiger Nahrungsmittel zuzuführen, als er verbraucht. Bei einem geringfügigen Energieüberschuss (sprich Kalorienüberschuss) ist Ihr Körper in der Lage, zusätzliche Körpersubstanz aufzubauen. Dieser simple Grundsatz ist es, der den Masseaufbau einleitet, und nicht irgendein Geheimnis oder ein Wundermittelchen, wie es leider einige profitorientierte „Experten" gerne behaupten.

Ich möchte dabei jedoch ausdrücklich betonen, dass in der Praxis ein ausschließlicher Aufbau von Muskelsubstanz kaum erzielt werden kann. Wird zusätzliche Muskelsubstanz gebildet, so lagert sich auch immer Wasser mit ein. Außerdem wandelt Ihr Körper nicht unbedingt den ganzen Energieüberschuss in Muskelsubstanz um, nur weil Sie es gerne so hätten. Eine andere Form der Energiespeicherung ist bekanntermaßen der Aufbau von Körperfett. Daher wird eine Gewichtszunahme niemals ausschließlich aus purer Muskelsubstanz bestehen. Solange diese jedoch den Hauptanteil der Gewichtszunahme ausmacht, sind Sie auf dem richtigen Weg!

Die effektivste Methode, mit der Sie die Zusammensetzung einer Gewichtszunahme feststellen können, erfordert keine aufwendigen Messverfahren oder komplexen Berechnungen, sondern vor allem etwas Erfahrung und Objektivität. Gehen Sie bei Ihrer Gewichtszunahme niemals nur von der Zahl aus, die Ihnen Ihre Waage anzeigt. Damit können Sie zwar feststellen, *dass* Sie zugenommen haben, aber nicht, an *was* Sie zugenommen haben. Nutzen Sie daher einfach Ihr Spiegelbild als zweites Medium. Betrachten Sie sich regelmäßig und kritisch im Spiegel. Sollten Sie dabei feststellen, dass langsam aber sicher eine leichte Fettschicht Ihre Muskulatur zu bedecken beginnt, so essen Sie entweder zu viel und/oder zu fett. Sie sollten dann Ihre Kalorienzufuhr etwas einschränken, um einen weiteren Fettaufbau zu vermeiden. Zeigt Ihr Spiegelbild jedoch vornehmlich ein größeres Muskelvolumen an vielen Stellen, so sind Sie auf dem richtigen Weg.

Beachten sollte man in diesem Zusammenhang, dass Sie dann zwar momentan und vielleicht die nächsten vier bis sechs Wochen auf dem richtigen Weg sind, dass sich aber Ihr Stoffwechsel auf die momentane Kalorienzufuhr einstellen kann und Sie dann erneut Änderungen im Essensplan vornehmen sollten, um weitere Fortschritte zu erzielen. Ebenso wie Sie mit verschiedenen Trainingsmethoden experimentieren werden, müssen Sie auch mit Ihrer Ernährung experimentieren, um die für Sie optimale Ernährungsweise herauszufinden. Variieren Sie Protein-, Kohlenhydrat- oder Gesamtkalorienzufuhr, um die beste Methode für Sie ganz persönlich zu erproben.

Ich möchte dabei ausdrücklich klarstellen, dass eine auf Masseaufbau ausgerichtete Ernährung keinesfalls eine „Fresskur" ist, so wie es häufig verbreitet wird. Aufbauprogramme mit 10.000 oder mehr Kalorien sind für natürliche Athleten auf gar keinen Fall geeignet! Während der Einnahme von Schilddrüsenhormonen zur Steigerung der Stoffwechselrate oder der Substitution mit Wachstumshormonen bei einigen Leistungssportlern mag dies vielleicht möglich sein, für „normale" Menschen ist diese Methode aber schlicht und einfach unsinnig.

Masseaufbau erzielt man am effektivsten mit System. Das bedeutet nicht, einfach das ganze Jahr über große Mengen an Kalorien zu sich zu nehmen, sondern vielmehr, dass man seine Nährstoffzufuhr an bestimmte Trainingsphasen anpassen sollte. Wie Sie im dritten Kapitel noch sehen werden, wird auch Ihr Training von Zeit zu Zeit variiert. Dabei sollten Sie Ihre Ernährungsweise stets mit dem Ziel Ihres Trainingsprogramms koordinieren. Das bedeutet: Während einer Trainingsphase, die besonders auf den Aufbau von Masse und Kraft ausgerichtet ist, müssen Sie auch Ihre Ernährung dementsprechend auf Masseaufbau ausrichten, also viele Kalorien in Form von komplexen Kohlenhydraten und hochwertigem Protein konsumieren. Während einer weniger intensiven Erholungsphase hingegen sollten Sie natürlich auch Ihre Kalorienzufuhr dementsprechend anpassen und verringern.

Aus Gründen der Abwechslung empfiehlt es sich daher, einen Teil des Jahres auf zusätzlichen Aufbau von Muskelmasse zu verwenden und danach ein Programm zur Reduktion des Körperfettanteils vorzunehmen. So ist es nicht weiter schlimm, wenn Sie während der Aufbauphase ein wenig mehr Körperfett haben als eigentlich erwünscht, da Sie es in der folgenden Diätphase wieder abbauen. Auf diesem Prinzip ist der Wettkampfsport Bodybuilding aufgebaut: Während der sogenannten „Off-season" (also der Aufbauphase außerhalb der Wettkampfsaison) wird Muskelmasse durch schweres Training und hohe Kalorienzufuhr aufgebaut; in der Vorwettkampfphase wird schließlich das überschüssige Körperfett beseitigt. Eine ausführliche Beschreibung der Wettkampfvorbereitung finden Sie im entsprechenden Abschnitt dieses Buchs.

Wie Sie bereits wissen, benötigt unser Körper hochwertiges Protein, um Muskelsubstanz aufzubauen. Außerdem brauchen wir komplexe und in geringerem Umfang auch einfache Kohlenhydrate zur Energiegewinnung für unser hartes Training und zur Auffüllung unserer Glykogenspeicher. Zusätzlich ist ein gewisses Maß an (essenziellen) Fetten, Vitaminen, Mineralstoffen und Spurenelementen für eine hohe Leistungsfähigkeit nötig. Es muss allerdings beachtet werden, dass der Bedarf an Nährstoffen von Mensch zu Mensch verschieden ist. Daher werde ich auch auf diesem Gebiet die Besonderheiten der drei verschiedenen Körpertypen beachten.

Im Folgenden finden Sie eine gezielte Anleitung zum Masseaufbau für Ihren ganz individuellen Körpertyp. Dabei habe ich für die Beispiele der jeweiligen Tagespläne eines ektomorphen, mesomorphen und endomorphen Athleten bewusst ähnliche oder gleiche Nahrungsmittel gewählt, um Ihnen zu verdeutlichen, dass nicht so stark die Wahl der Nahrungsmittel unter den verschiedenen Körpertypen differiert, sondern meist nur die konsumierte Menge der Nahrungsmitttel Unterschiede aufweist.

Beachten Sie bitte folgenden Grundsatz: Je eindeutiger ein Athlet einem der drei Körpertypen zugeordnet werden kann, je dünner also zum Beispiel ein ektomorpher Sportler bzw. je übergewichtiger ein endomorpher Sportler ist, desto „radikaler" sollte er die Ratschläge befolgen, um einen effektiven Muskelaufbau zu erzielen. Tritt also etwa bei einem ektomorphen Athleten keinerlei Zuwachs ein, so sollte er seine Kalorienaufnahme noch weiter steigern; dagegen sollte der endomorphe Typ bei einer Fetteinlagerung seine Fett- und Kalorienzufuhr etwas drosseln.

Masseaufbau beim ektomorphen Athleten

Ich beginne bewusst mit dem ektomorphen Sportler, da er mit Abstand die größten Probleme im Hinblick auf den Aufbau gewaltiger Muskelmasse haben wird. Ich bin mir sicher, dass der eine oder andere Leser, der sich selbst im Kapitel „Grundlagen" als deutlich ektomorph entdeckt hat, den Rest des Buchs überblättert hat und sofort zu diesem für ihn wohl mit Abstand wichtigsten Abschnitt des gesamten Buchs gesprungen ist. Herzlich willkommen! Aus naheliegenden Gründen werden die Besonderheiten in puncto Masseaufbau für ektomorphe Athleten besonders umfangreich ausfallen und daher mehr Lesestoff beinhalten als die Abschnitte für die übrigen Körpertypen.

Zunächst sollten wir uns die Frage nach den Ursachen für den drahtigen, dünnen, ja manchmal mageren Körperzustand ektomorpher Athleten stellen. Zum einen ist der Knochenbau eines ektomorphen Menschen von dünner, fast filigraner Struktur. Dünne Handgelenke, schmale Schulterblätter und ein flacher Brustkorb zeichnen häufig, wenn auch nicht immer, seine Struktur aus. In gewissem Umfang beschränkt unsere Knochenstruktur die Menge an Muskelmasse, die wir maximal aufbauen können.

Viel wichtiger ist jedoch die Tatsache, dass ein ektomorpher Mensch fast immer über einen überdurchschnittlich schnellen Stoffwechsel verfügt. Im Volksmund bezeichnet man solche Menschen häufig als „schlechte Futterverwerter". Die Stoffwechselrate ist dabei so hoch, dass die zugeführten Nährstoffe sofort wieder zur Energiegewinnung herangezogen und verbraucht werden. Für den Aufbau von zusätzlicher Körpermasse stehen dann aber keine Nährstoffe mehr zur Verfügung. Es ist daher durchaus möglich, dass ein ektomorpher Mensch enorme Mengen an Nahrung zu sich nimmt, aber dennoch keine Gewichtszunahme erreicht. An dieser Tatsache müssen wir uns bei allen folgenden Überlegungen orientieren. Wenn Sie sich wirklich gewissenhaft an die Ratschläge in diesem Abschnitt halten, so garantiere ich gute Erfolge für ektomorphe und sogar extrem ektomorphe Athleten (sofern die geschilderten Probleme bei der Zunahme von Körpergewicht nicht auf eine Stoffwechselerkrankung, Schilddrüsenüberfunktion oder etwas Ähnliches zurückzuführen sind).

Der Grundsatz, dass Masseaufbau nur dann stattfindet, wenn dem Organismus mehr Kalorien zugeführt werden als er verbraucht, gewinnt für ektomorphe Bodybuilder eine besondere Bedeutung. Wir müssen unserem Körper hochwertige Nährstoffe in besonders großen Mengen zuführen, um so dem schnellen Verbrauch der Nährstoffe zu begegnen. Daher werden wir zwangsläufig einige der zuvor erklärten Grundsätze der Bodybuilding-Ernährung etwas abwandeln müssen. Da wir die teils enormen Kalorienmengen, die ein ektomorpher Sportler zum Aufbau von Muskelmasse benötigt, nicht vollständig über unseren Kohlenhydrat- und Proteinkonsum decken können, müssen wir das Verhältnis der Nährstoffe untereinander etwas zugunsten von Fetten verschieben. Für ektomorphe Sportler ist ein gewisser Grundgehalt an (möglichst hochwertigen) Fetten in der täglichen Nahrung notwendig. Die Verteilung der Gesamtkalorienzahl eines Tages sollte in etwa auf 10% Protein, 65% Kohlenhydrate und 20% Fett aufgeteilt werden.

Sie sehen, dass der Großteil Ihrer Kalorien von Kohlenhydraten stammt, und zwar aus gutem Grund. Kohlenhydrate sind nun einmal die bevorzugte Energiequelle des Körpers und deshalb verbrennt ein ektomorpher Athlet besonders viele. Komplexe Kohlenhydrate sind der wichtigste Bestandteil der Ernährung eines ektomorphen Athleten während einer Massephase. Je eindeutiger Sie aber ein ektomorpher Typ sind, das heißt je dünner oder sogar untergewichtiger Sie sind, desto mehr sollte das Verhältnis zugunsten von Fetten verschoben werden. Achten Sie also darauf, beim Braten ruhig etwas mehr hochwertige Margarine zu verwenden oder andere Nahrungsmittel mit einem relativ hohen Anteil an ungesättigten Fettsäuren (etwa Nüsse, Avocados oder Pflanzenöl) zu konsumieren.

Der Gesamtkalorienbedarf eines ektomorphen Athleten kann durchaus zwischen 3.500 und 6.000 Kilokalorien am Tag betragen. Um den genauen Bedarf zu ermitteln, müssen Sie langsam Ihre Kalorienzufuhr erhöhen, bis ein leichter Gewichtszuwachs festzustellen ist. Hier gilt es, ein wenig zu experimentieren. Für den ektomorphen Athleten sind außerdem einige der allgemein für den Aufbau von Muskelmasse empfohlenen Ratschläge ganz besonders sorgfältig zu beachten. Sie sollten alle 2,5 bis 3 Stunden eine hochwertige, kalorienreiche Mahlzeit zu sich nehmen. Sollten Sie zwischendurch einmal Hunger verspüren, dann essen Sie einen kalorienhaltigen Snack. Ihr Motto ist, notfalls lieber minderwertige Speisen zu essen als gar nichts!

Das bedeutet zum Beispiel, dass auch während oder nach dem abendlichen Ausgehen alle 2,5 bis 3 Stunden gegessen wird. Sollten Sie zu faul sein, eine extra zubereitete Mahlzeit oder einen Weight-Gain-Drink im Auto mitzunehmen, dann gehen Sie notfalls zum nächsten Fast-Food-Restaurant und essen Sie dort. Apropos Fast Food: Ein ektomorpher Athlet zu sein, hat durchaus auch einige Vorteile, um die Sie viele andere Sportler beneiden werden. Ihnen schadet es nämlich überhaupt nicht, den einen oder anderen Hamburger zu essen, ein Stück Torte zu naschen oder abends üppig essen zu gehen. Wie gesagt, bevor Sie stundenlang gar nichts essen, essen Sie lieber Minderwertiges. Das soll natürlich kein Freibrief sein, jeden Tag zehn Burger zu verdrücken. Hochwertige Nahrung ist verarbeiteter Industrienahrung oder Fast Food immer vorzuziehen.

Ein weiteres, leider recht häufiges Problem ausgerechnet bei ektomorphen Menschen ist, dass sie einfach nicht genug Hunger haben, um all die Nahrungsmittel zu essen, die für Masseaufbau notwendig wären. In diesem Zusammenhang sollten Sie Folgendes wissen: Ihr Magen und Ihr Hungergefühl lassen sich in gewisser Weise trainieren. Es erfordert einiges an Disziplin, Sie können sich aber durchaus angewöhnen, alle drei Stunden viel zu essen. Anfangs wird es Ihnen wahrscheinlich noch recht schwerfallen, doch da unser Magen ein sehr dehnfähiges Organ ist, wird er sich mit Sicherheit im Laufe der Zeit dem höheren Nahrungsvolumen anpassen und sich etwas weiten. Nach einigen Wochen wird es Ihnen immer leichter fallen, regelmäßig viel zu essen. (Ich hatte dieses Problem früher selbst und kann deshalb diese Tatsache nur bestätigen.)

Generell möchte ich ektomorphen Athleten nahelegen, dass Sie sich nicht allzu genau an bestimmte Grundsätze der Ernährung halten müssen. Die Notwendigkeit eines leicht erhöhten Fettkonsums habe ich bereits angesprochen. Genauso muss in Ihrem Fall auch die Obergrenze für den maximalen Proteingehalt einer Mahlzeit nicht immer exakt eingehalten werden. Auch hier gilt: Bevor Sie zu wenige Kalorien essen, essen Sie lieber zuviel Protein mit einer Mahlzeit.

Abgesehen von der entsprechenden Ernährung möchte ich aber auch noch einige Dinge des täglichen Lebens besonders hervorheben. Für ektomorphe Sportler in Ihrem Bestreben nach mehr Muskelmasse ist Ruhe und Entspannung von großer Wichtigkeit. Klar ist zum Beispiel, dass Masseaufbau, wenn Sie neben dem Gewichtstraining noch andere Sportarten intensiv betreiben, aufgrund des nochmals erhöhten Energiebedarfs und mangelnder Regenerationsfähigkeit noch vielfach schwieriger für Sie zu erreichen sein wird. Beschränken Sie also anstrengende und Energie verbrauchende Aktivitäten auf ein absolutes Minimum. Das beginnt schon dabei, dass Sie statt zahlreicher Treppen den Aufzug benutzen oder statt umfangreicher Wandertouren lieber das Wochenende in der Sonne in Ihrem Schaukelstuhl genießen. Wer als ektomorpher Typ im Bodybuilding erfolgreich sein will, darf keine Kompromisse eingehen, sondern muss sich voll und ganz auf diesen Sport konzentrieren. Es lohnt sich! Auch aerobes Training ist für den ektomorphen Sportler während einer Aufbauphase nicht geeignet. Vermeiden Sie unnötigen Kalorienverbrauch wann immer möglich, um Ihre volle Energie in das Hanteltraining investieren zu können.

Sollten Sie nun trotz strikter Befolgung der zuvor genannten Ratschläge kein bisschen Muskelmasse und Körpergewicht zulegen können, dann sind Sie, sofern Sie wirklich nicht zu wenig essen oder zu viel trainieren, offensichtlich ein extrem ektomorpher Typ. In diesem Fall sollten Sie – um Ihrem radikalen Stoffwechsel zu begegnen – auch zu radikalen Mitteln greifen. Das bedeutet nichts anderes, als noch mehr Kalorien zu sich zu nehmen, bis sich die ersten kleinen Erfolge einstellen. Essen Sie fetthaltige Speisen, um den Kalorienmehrbedarf abzudecken und so viele komplexe Kohlenhydrate wie nur irgend möglich. Ich betone allerdings, dass diese Vorgehensweise erst eingesetzt werden sollte, wenn wirklich alle anderen Punkte berücksichtigt und konsequent eingehalten wurden. Solch extrem ektomorphe Menschen sind nämlich die absolute Ausnahme.

Eine letzte Anmerkung: Es ist durchaus möglich, dass sich Ihr Stoffwechsel innerhalb eines bestimmten Zeitraumes verändert. So ist es denkbar, dass auch ehemals untergewichtige Athleten durch einen stetigen Kalorienüberschuss irgendwann in gewissem Umfang Körperfett ansetzen. Ein eher ektomesomorpher Typ zum Beispiel könnte bei langandauernder „Überernährung" durchaus übergewichtig werden. Da ein solcher Vorgang jedoch niemals innerhalb weniger Wochen oder Monate geschieht, können Sie durch regelmäßige Kontrolle Ihres Spiegelbilds einem unerwünschten Zuwachs an Körperfett vorbeugen.

Beispielplan für ektomorphe Athleten

Um die eben gelernten Richtlinien für einen Massezuwachs beim ektomorphen Athleten auch in der Praxis anwenden zu können und um Ihnen die eigene Zusammenstellung Ihrer täglichen Nahrungsmittel zu erleichtern, führe ich noch ein Musterbeispiel eines Tagesplans für einen ektomorphen Bodybuilder während einer Massephase auf:

Frühstück:	150 g Haferflocken, 0,5 l Vollmilch, 1 Banane, 1 Pfirsich
Zweites Frühstück:	4 Scheiben Vollkornbrot mit Käse belegt, 1 Weight-Gainer-Drink aus 0,5 l Vollmilch mit 6-8 Löffeln Weight-Gain-Pulver, 1 Apfel
Mittagessen:	1 Rindersteak (150-200 g), 150 g Vollkornnudeln, 200 g Gemüse nach Wahl
Zwischenmahlzeit:	350 g Quark (20% Fett i. Tr.), 1-2 Früchte nach Wahl, 150 g Müsli
Abendessen:	150 g Fisch nach Wahl, 150 g Vollkornreis, Nachtisch nach Wahl
Über den Tag verteilt:	100 g Vollkorn-Müsli-Kekse, Nüsse
Bei Bedarf außerdem:	1 zweiter Weight-Gain-Drink (0,5 l Vollmilch mit 6-8 Löffeln Pulver)

Werte für diesen Beispielplan:

Protein:	ca. 190 g	(mit zweitem Weight Gainer: 215 g)
Kohlenhydrate:	ca. 750 g	(mit zweitem Weight Gainer: 830 g)
Fett:	ca. 100 g	(mit zweitem Weight Gainer: 120 g)
Gesamtkalorien:	ca. 4.750 kcal	(mit zweitem Weight Gainer: 5.300 kcal)

Masseaufbau beim mesomorphen Athleten

Der mesomorphe Typ ist in aller Regel mit einer guten Veranlagung für Muskelaufbau ausgestattet. Der Aufbau von Muskelmasse stellt für ihn kein ganz so schwieriges Unterfangen dar wie für den ektomorphen Athleten. Daher sollte er eine etwas andere Vorgehensweise praktizieren, um seine Möglichkeiten optimal zu nutzen.

Der durchschnittliche mesomorphe Bodybuilder verfügt über eine immer noch recht hohe Stoffwechselrate, die ihm ermöglicht, die zugeführte Nahrung gut zu verwerten, ohne größere Mengen an Körperfett anzusetzen. Andererseits „verbrennt" er zugeführte Nahrung nicht so schnell, so dass ihm ein Aufbau zusätzlicher Muskelsubstanz bei Weitem nicht derart schwerfällt wie dem ektomorphen Typ. Daher muss der mesomorphe Athlet auch nicht die enormen Mengen an Nahrung zu sich nehmen wie ein ektomorpher Bodybuilder.

Komplexe Kohlenhydrate sind auch für ihn der Eckpfeiler seiner Ernährung zum Masseaufbau. Der Fettkonsum hingegen kann bei mesomorphen Athleten auch während einer Aufbauphase relativ gering gehalten werden, um eine übermäßige Zunahme an Körperfett zu vermeiden. Was die Proteinzufuhr betrifft, so sollte sich der mesomorphe Sportler an den allgemein für Bodybuilder empfohlenen Wert von ca. zwei Gramm Protein je Kilogramm Körpergewicht halten. Die Kalorienverteilung sollte sich demzufolge bei ca. 20-25% Protein, 65-70% Kohlenhydraten und 10% Fett einpendeln.

Im Gegensatz zum ektomorphen Sportler sollte sich der mesomorphe Athlet an den Abstand von drei Stunden zwischen den einzelnen Mahlzeiten halten, ohne dazwischen Snacks zu sich zu nehmen. Selbstverständlich schadet eine gelegentliche Sünde nichts, nur übertreiben sollten Sie es nicht. Beachten Sie aber bei der Verteilung der Nährstoffe auf die einzelnen Mahlzeiten des Tages, dass sich die Kohlenhydrataufnahme gegen Abend verringern sollte. Aufgrund der Inaktivität während der späten Abend- bzw. frühen Nachtstunden verbraucht Ihr Körper weniger Energie und benötigt daher auch weniger Kohlenhydrate. Protein hingegen können Sie in den Abendstunden zu sich nehmen. Die damit gelieferten Aminosäuren werden für die Regenerierung beschädigter Muskel- oder Körperzellen herangezogen.

Was die Ratschläge außerhalb des Bereichs Ernährung anbelangt, so gelten auch für den mesomorphen Athleten die allgemeinen Voraussetzungen für den Aufbau von Muskelsubstanz, die wir bereits beim ektomorphen Sportler kennengelernt haben, also etwa Ruhe und Entspannung im täglichen Leben oder Energiesparen bei anderen Aktivitäten, wenngleich es eine kleine Ausnahme gibt: Dem mesomorphen Sportler rate ich, auch in einer Aufbauphase nicht gänzlich auf aerobes Training zu verzichten, um so den Stoffwechsel weiterhin anzuregen. Dadurch können Sie mehr Kalorien konsumieren, ohne dabei mehr Fett anzusetzen. Übertreiben Sie aber aerobes Training wegen seiner möglichen hemmenden Wirkung bezüglich des Muskelaufbaus nicht. Zwei- bis dreimal pro Woche 20-30 Minuten auf einem Fahrradergometer oder einem Stepper bei mäßiger Geschwindigkeit tun gute Dienste.

Zur Veranschaulichung der Ernährungstipps sehen Sie auf der folgenden Seite das Ernährungs-Musterbeispiel für einen Tag in der Aufbauphase von mesomorphen Athleten.

Beispielplan für mesomorphe Athleten

Frühstück:	150 g Müsli, 0,5 l fettarme Milch, 1 Fruchtjoghurt, 1 Birne
Zweites Frühstück:	6 Scheiben Vollkornbrot, 4 Scheiben mageres Corned Beef, 1 Apfel, 80 g Vollkornkekse, 1 fettarmer Joghurt
Mittagessen:	1 Hühnerbrustfilet (150 g), 250 g Kartoffeln, 200 g Gemüse
Zwischenmahlzeit:	150 g Seefisch, 150 g Naturreis, 1 großer Salat
Abendessen:	150 g mageres Rindersteak, 100 g Vollkornnudeln, 1 Kiwi/Mango

Werte für diesen Beispielplan:

Protein:	ca. 170 g
Kohlenhydrate:	ca. 620 g
Fett:	ca. 70 g
Gesamtkalorien:	ca. 3.900 kcal

Masseaufbau beim endomorphen Athleten

Nun sind wir an einem Punkt angelangt, bei dem ich zugeben muss, dass gute Ratschläge selten sind. Das Problem besteht ganz einfach darin, dass ein endomorpher Athlet normalerweise bereits über reichlich Masse verfügt, sowohl im positiven Sinn (Muskelmasse), als auch im negativen Sinn (Körperfett). Um weitere Muskelmasse aufzubauen gilt natürlich auch für ihn der wichtigste Grundsatz für Masseaufbau: Sie müssen mehr Kalorien zu sich nehmen, als Ihr Körper verbraucht. Die große Schwierigkeit ist daher, den Kalorienüberschuss so exakt zu bemessen, dass wirklich hauptsächlich Muskelmasse und kein weiteres Körperfett aufgebaut wird.

Da endomorphe Athleten normalerweise über einen relativ langsamen Stoffwechsel verfügen (der Volksmund spricht von „guten Futterverwertern"), kann bereits eine geringe Steigerung der Kalorienzufuhr unerwünschte Folgen hinsichtlich möglicher Fetteinlagerung haben. Doch natürlich müssen endomorphe Athleten jetzt nicht die Flinte ins Korn werfen. Es gibt Mittel und Wege dieses zugegeben schwierige Problem in den Griff zu bekommen. Ich möchte Ihnen zwei Ansätze präsentieren, mit denen ich als Betreuer in der Praxis gute Erfolge erzielen konnte:

Der eine Weg ist der, die Masseaufbauphase schlicht auf einen späteren Zeitpunkt zu verschieben und stattdessen zunächst eine längerfristige Diätphase einzulegen, um einen Teil des überschüssigen Körperfetts abzubauen. Es hat sich in der Praxis gezeigt, dass viele der Betroffenen bereits sehr zufrieden waren, als durch das abgebaute Körperfett ihre Muskeln viel deutlicher sichtbar hervorstachen. Erst nach einer Diät wurde nämlich die bereits vorhandene, meist beträchtliche Muskelmasse des endomorphen Athleten sichtbar. Sie glauben nicht, welch enormen optischen Unterschied alleine eine bessere Definition der Muskulatur machen kann. Haben Sie dann genügend Körperfett abgebaut, so können Sie entweder diese Form halten oder aber beginnen, langsam Ihre Kalorienaufnahme durch Erhöhung der Zufuhr hochwertigen Proteins bzw. komplexer Kohlenhydrate zu steigern, damit Sie weitere Muskelmasse aufbauen.

Der zweite, etwas schwierigere Weg ist, von Anfang an den täglichen Nährstoffbedarf tatsächlich so genau zu berechnen, dass nur exakt so viele zusätzliche Nährstoffe zugeführt werden, wie für eine (langsame) Gewichtszunahme erforderlich sind. Kontrollieren Sie dabei Ihre Form im Spiegel genau, um unerwünschter Fetteinlagerung vorzubeugen. Dabei sollte generell der Fettkonsum auch während des Masseaufbaus auf ein Minimum beschränkt werden! Sie brauchen kein Nahrungsfett, um Muskelmasse aufzubauen. Hartes Training, ausreichend hochwertiges Protein und komplexe Kohlenhydrate sind auch für den endomorphen Bodybuilder die Grundlage zum Aufbau von Muskelsubstanz.

Die Menge der konsumierten Nährstoffe sollte beim Endomorphen lediglich in der Relation zum Körpergewicht etwas geringer sein als bei den anderen Körpertypen. Wir dürfen bei unseren Überlegungen nämlich nicht vergessen, dass ein endomorpher Athlet in der Regel wesentlich schwerer ist als ein ektomorpher oder mesomorpher Typ. Daher werden die absoluten Zahlen beim nachfolgenden Beispiel für die Mahlzeiten eines Tages gar nicht sehr von denen der ersten beiden Körpertypen abweichen. In der Relation zum Körpergewicht allerdings sind sie deutlich geringer. Diese Überlegung beruht darauf, dass ein endomorpher Athlet bereits einen bedeutend höheren Grundkalorienbedarf hat, um seine Körpermasse zu halten.

Ein endomorpher Athlet sollte außerdem den Ratschlag, für Ruhe und Entspannung im täglichen Leben zu sorgen, nicht zu wörtlich nehmen. Für ihn gilt nicht das Motto „lieber sitzen statt gehen", er sollte vielmehr auch außerhalb des Fitnessstudios aktiv sein, um den Kreislauf in Schwung und den Stoffwechsel auf Trab zu bringen. Aerobes Training ist für den endomorphen Bodybuilder auch während der Masseaufbauphase unverzichtbarer Bestandteil des Trainingsprogramms. Zusätzlich zum Gewichtstraining empfehle ich drei bis vier Sessions pro Woche auf dem Fahrradergometer (an trainingsfreien Tagen ca. 45 Minuten, an Trainingstagen nach dem Training ca. 30 Minuten). Auf diese Weise ist es möglich, zugleich Körperfett abzubauen und Muskelmasse aufzubauen.

Beispielplan für endomorphe Athleten

Abschließend auch für den endomorphen Athleten ein Beispiel dafür, wie ein typischer Tag aussehen könnte. Beachten Sie dabei besonders die Wahl der (fettarmen) Nahrungsmittel. Was die Ernährung anbelangt, ist eine Aufbauphase für endomorphe Athleten also im Grunde mit einer Diät zu vergleichen (Minimum an Fett und ähnliche Maßnahmen). Die hauptsächlichen Unterschiede zwischen Aufbau- und Definitionsphase bestehen für diesen Typ im unterschiedlichen Trainingsaufbau, wie wir im dritten Kapitel noch sehen werden, sowie in der Höhe der Gesamtkalorienzufuhr.

Frühstück:	150 g Haferflocken, 0,5 l fettarme Milch, 1 fettarmer Joghurt, 1 Apfel
Zweites Frühstück:	10 Naturreiswaffeln, 250 g Magerquark mit Honig gesüßt, 1 Pfirsich
Mittagessen:	150 g Seefisch, 150 g Reis, 1 großer Salat
Zwischenmahlzeit:	0,5 l fettarme Milch mit 3 EL Proteinkonzentrat, 3 Scheiben Vollkornbrot mit etwas Käse, 1 Kiwi
Abendessen:	150 g mageres Rindersteak, 130 g Reis, 1 fettarmer Joghurt

Werte für diesen Beispielplan:

Protein:	ca. 180 g
Kohlenhydrate:	ca. 550 g
Fett:	ca. 50 g
Gesamtkalorien:	ca. 3.500 kcal

Zusammenfassung der wichtigsten Regeln

Hier noch einmal in Stichworten die wichtigsten Punkte für erfolgreichen Masseaufbau:

→ Training: Verwenden Sie eines der im Kapitel „Training" für Ihren Körpertyp zum Masseaufbau empfohlenen Trainingsprogramme; beachten Sie die dabei empfohlenen Trainingsprinzipien.

→ Ernährung:

  → Ektomorpher Typ: Achten Sie auf eine hohe Kalorienzufuhr; insbesondere sollten Sie sehr viele komplexe Kohlenhydrate verzehren sowie reichlich hochwertiges Protein; die Fettzufuhr nicht zu stark einschränken, sondern auf normalem Niveau halten; extrem dünne Athleten sollten auch die Zufuhr gesunder Fette erhöhen.

  → Mesomorpher Typ: Achten Sie ebenfalls auf hohe Kalorienzufuhr; komplexe Kohlenhydrate machen den Großteil der Kalorien aus; hochwertiges Protein für Muskelaufbau konsumieren; Fettzufuhr (besonders gesättigte Fette) eingeschränkt halten.

  → Endomorpher Typ: Kalorienzufuhr nur so hoch halten, dass ausreichend Protein zum Muskelaufbau sowie komplexe Kohlenhydrate zur Energieversorgung sichergestellt sind; Fettzufuhr stark begrenzen, um kein weiteres Körperfett aufzubauen; aerobes Training ist auch während der Aufbauphase wichtig.

→ Erholung: Sorgen Sie für viel Schlaf (6-8 Stunden) und Erholung sowie für Ruhe und Ausgeglichenheit im täglichen Leben. Vermeiden Sie Stress, Hektik oder andere anstrengende Aktivitäten. Dies gilt besonders für ektomorphe Typen.

→ Haben Sie Geduld und bewahren Sie eine positive Einstellung!

Ernährungstipps für andere Zielsetzungen

Während speziell in der „Off-Season" der Masseaufbau im Mittelpunkt der Ernährungsplanung steht, erfordern andere Zielsetzungen wie Fettabbau in Diätphasen oder die gewünschte Definition zu Wettkämpfen natürlich eine daran angepasste Ernährung. Auch für diese Phasen möchte ich Hinweise zur optimalen Ernährung geben.

Fettabbau/Gewichtsreduktion

Dieser Abschnitt dürfte wohl für jedermann interessant sein, in besonders starkem Maße jedoch für endomorphe Körpertypen oder andere Athleten, die im Zuge einer Massephase etwas zu viel Fett angesetzt haben. Desweiteren enthält der Abschnitt auch wertvolle Informationen für Athleten verschiedenster Sportarten, die sich auf einen Wettkampf vorbereiten und dabei „Gewicht machen" wollen, was nichts anderes heißt, als durch eine entsprechende Diät an Gewicht zu verlieren, um das Gewichtslimit ihrer Klasse zu erreichen.

Gewicht zu verlieren – also abzunehmen – ist im Prinzip recht einfach. Sie brauchen nur weniger Kalorien zu konsumieren, als Sie verbrauchen. Vorausgesetzt natürlich, dass es sich um hochwertige Kalorien von Proteinen und Kohlenhydraten handelt. Das entstandene Kaloriendefizit gleicht der Körper dadurch aus, dass er aktive Körpermasse oder Fett zur Energiegewinnung heranzieht, wodurch es zur langsamen Gewichtsabnahme kommt.

In der Praxis gestaltet sich das Problem natürlich etwas schwieriger, schon allein deshalb, weil Sie als Bodybuilder nicht wollen, dass Ihr Körper auch aktive Muskelsubstanz zur Energiegewinnung heranzieht. Ihr Ziel ist es also, soviel Fett wie möglich loszuwerden bei gleichzeitigem Erhalt der vorhandenen Muskelmasse. Durch das langsam schwindende Körperfett werden Ihre Muskeln immer deutlicher sichtbar und Sie bekommen schließlich das gewünschte harte und definierte Aussehen, das Sie anstreben. Ein gutes Zeichen für einen relativ niedrigen Körperfettanteil ist die Bauchmuskulatur, da sich Körperfett bevorzugt an der Körpermitte ansetzt. Treten sowohl die geraden als auch die schrägen Bauchmuskeln deutlich sichtbar hervor, lässt diese Tatsache immer auf einen niedrigen Körperfettanteil schließen. Wenn Sie jedoch beim Anspannen der Bauchmuskeln keine Muskeln erkennen können, so sind diese hinter einer zu großen Fettschicht verborgen. Dann sollten Sie sich ernsthaft Gedanken zum Thema Gewichtsreduktion machen und befinden sich somit genau im richtigen Abschnitt!

Ich möchte gleich darauf hinweisen, dass eine der gängigen „Trenddiäten" (wie etwa Kartoffeldiät, Fruchtsaftdiät, Ananasdiät, etc.), die Sie sicher aus diversen Zeitschriften und Magazinen kennen, auf keinen Fall zu empfehlen ist. Zum einen verlieren sie mit diesen Diäten als Bodybuilder jede Menge hart antrainierte Muskelmasse. Zum anderen enthalten diese Diäten häufig nicht alle Nährstoffe für optimale Körperfunktionen, da sie einfach zu einseitig sind.

Abgesehen davon gilt beim Gewichtsverlust allgemein folgende Regel: Je schneller Sie Gewicht verlieren, desto schneller haben Sie es auch wieder aufgebaut, nachdem Sie zurück zu normalen Essensgewohnheiten übergegangen sind. Der Körper besitzt eine Art „Speicherzellen", die einmal vorhandenes Fettgewebe praktisch im Gedächtnis behalten. Wenn Sie schließlich wieder normal essen, füllen sich diese Speicher auch sehr schnell wieder. Im Hinblick auf Modediäten stellt sich also die Frage nach der Effizienz auf längere Sicht. Die Diäten, die meistens nur wenige Wochen oder sogar nur einige Tage dauern, klingen zwar für den Leser sehr verlockend, aber in der Praxis wird lediglich ein Wasser- und Inhaltsabbau der Verdauungsorgane stattfinden, sowie wenn sie Glück haben etwas Fettabbau – oder aber der ungewollte Abbau von Muskelsubstanz.

Als Faustregel für den Abbau von Körperfett gilt, dass man höchstens ein Kilogramm Fett pro Woche abnehmen kann und sollte. Bei schnellerem Gewichtsverlust erhöht sich die Gefahr, dass auch ein relativ großer Teil Muskelgewebe während der Diät verloren geht. Wenn man bedenkt, dass für den Abbau von einem Kilogramm Körperfett bereits etwa 9.000 Kilokalorien (ca. 9 kcal pro einem Gramm) verbraucht werden müssen, wird noch deutlicher, warum Werbeslogans für gewisse Diäten wie „5 Kilo in 5 Tagen verlieren" schlichter Unfug sind! Sie sollten also ihre Diät nicht zu kurzfristig planen, sondern sie auf eine längere Dauer ausrichten. Falls Ihr Ziel nicht nur eine kurzfristige Reduktion Ihres Körperfettanteils ist, sondern Sie auch auf längere Sicht ein muskulöses Äußeres anstreben, so sollten Sie sich darüber im Klaren sein, dass Sie die entsprechenden Maßnahmen zur Fettreduktion dementsprechend lange beibehalten müssen.

Fettabbau ist primär eine Sache der Ernährung. Ihr Hanteltraining formt und stärkt zwar Ihre Muskeln, aber abgesehen davon, dass Sie selbstverständlich auch Kalorien während des Trainings verbrauchen, „verbrennt" das Training nicht aktiv das Körperfett über den trainierten Muskeln. Durch das Hanteltraining setzen Sie jedoch in den Muskeln einen Wachstumsreiz, der zumindest zur Erhaltung der Muskelmasse einen ganz entscheidenden Beitrag liefert. Deshalb sind Diäten kombiniert mit Krafttraining weitaus effektiver als Diäten ohne entsprechende Muskelarbeit. Hanteltraining und Aerobics tragen also sicherlich ihren Teil zum Fettabbau bei, doch der bei Weitem entscheidenste Faktor bleibt die Ernährung.

Das beste Beispiel liefert die Bauchmuskulatur. Das Training der Bauchmuskeln festigt und kräftigt diese zwar und kann so helfen, einen durch Muskelschwäche verursachten Hängebauch „zurückzubilden". Wenn Sie jedoch ihre Bauchmuskeln trotzdem kaum sehen, weil sie sich unter einer Fettschicht verstecken, so werden Ihre Bauchmuskeln auch dann nicht besser hervortreten, wenn Sie täglich zwei Stunden Bauchtraining absolvieren. Das Fett, das die Muskeln verdeckt, kann nur durch eine entsprechende Diät abgebaut werden.

Wie bereits erwähnt, ist es das Ziel eines Bodybuilders, während der Diätphase ein Maximum an vorhandener Muskelmasse zu erhalten. Aus diesem Grund müssen Sie Ihre Ernährung sehr sorgfältig umstellen. Um maximalen Fettabbau bei minimalem Muskelmasseverlust zu erreichen, müssen Sie Ihren Protein- und Kohlenhydratbedarf decken, um die Muskelsubstanz zu erhalten, und gleichzeitig Industriezucker- und Fettkonsum stark einschränken. Halten Sie auch während der Diätphase Ihre Proteinaufnahme entsprechend hoch, so dass Ihre Muskulatur genügend Aufbaustoffe erhält, um nicht selbst zur Energiegewinnung herangezogen zu werden. Das bedeutet, dass Sie Ihre Proteinaufnahme bei ca. zwei Gramm Protein je Kilogramm Körpergewicht halten. Dabei müssen Sie nun sehr fettarme Proteinquellen wie Fisch, Pute oder Eiklar verzehren, da viele andere Proteinquellen wie etwa Rind- oder Schweinefleisch auch einen verhältnismäßig hohen Anteil an Fett enthalten. Ziehen Sie auch die in diesem Buch abgedruckte Nährwerttabelle heran, um geeignete fettarme Proteinquellen für Ihre Diät zu finden, und orientieren Sie sich an den später in diesem Abschnitt folgenden Empfehlungen.

Während einer Diät ist es besonders wichtig, dass Sie die empfohlenen 30 bis max. 35 Gramm Protein pro Mahlzeit nicht übersteigen, da überschüssiges Protein sehr leicht in Körperfett umgewandelt wird. Mit Ihrem Kohlenhydratbedarf während einer Diät verhält es sich etwas anders als mit Ihrem Proteinbedarf. Während Protein für den direkten Aufbau und Erhalt der Muskelsubstanz notwendig ist, dienen Kohlenhydrate primär der Energiebereitstellung. Da Sie jedoch während der Diätphase keinen Energieüberschuss haben wollen, der eventuell zu einer Gewichtszunahme führen kann, sondern Körperfett zur Energiegewinnung heranziehen möchten, sollten Sie Ihre Kohlenhydrataufnahme je nach Körpertyp einschränken. Der Schlüssel zum Erfolg liegt hier in der Wahl der Kohlenhydratarten und -quellen. Eine gewisse Menge an Kohlenhydraten ist auch für den Erhalt Ihrer Muskelsubstanz notwendig, da Kohlenhydrate einen „proteinsparenden" Effekt besitzen. Wenn nämlich nicht ausreichend Kohlenhydrate zur Energiebereitstellung für Ihr Training vorhanden sind, so beginnt Ihr Körper, vorhandenes Protein in Form von Muskelsubstanz zur Energiegewinnung heranzuziehen. Sie sollten hauptsächlich komplexe Kohlenhydrate aus fettarmen Quellen in Ihre Ernährung einplanen, um einen möglichst konstant hohen Blutzuckerspiegel zu gewährleisten. Einfache Zucker sollten – abgesehen von natürlichem Fruchtzucker in Obst – möglichst vermieden werden.

Da der ektomorphe Typ meist einen recht schnellen Stoffwechsel hat, sollte er weiterhin reichlich komplexe Kohlenhydrate zu sich nehmen. Eine Richtlinie pro Tag ist hier der Wert von etwa vier bis sechs Gramm Kohlenhydraten je Kilogramm Körpergewicht. Abgesehen davon wird für die meisten ektomorphen Typen Fettabbau aufgrund der Stoffwechsellage kaum ein allzu großes Problem werden, weil sie kaum Fett ansetzen.

Mesomorphe Typen sollten den Konsum von Kohlenhydraten etwas mehr einschränken, um ein entsprechendes Kaloriendefizit herzustellen. Als Richtwert gelten hier ca. vier Gramm Kohlenhydrate je Kilogramm Körpergewicht. Diese Richtwerte können natürlich von Person zu Person variieren; gegebenenfalls müssen Sie die Zahl gemäß Ihrer individuellen Bedürfnisse nach oben bzw. unten anpassen. Richten Sie sich danach, ob Sie optisch deutlich an Muskelsubstanz verlieren, oder ob Sie andererseits auch nach zwei bis drei Wochen noch gar keine Gewichtsabnahme verzeichnen können.

Endomorphe Körpertypen müssen aufgrund der ungünstigen Stoffwechsellage noch mehr auf ihren Kohlenhydratanteil achten. Der Richtwert für endomorphe Körpertypen liegt bei ca. 2,2 bis maximal 3 Gramm Kohlenhydrate je Kilogramm Körpergewicht. Falls Ihnen die Zahl von 2,2 Gramm zu niedrig erscheint, sollten Sie bedenken, dass stark endomorphe Athleten in aller Regel 100 Kilo oder mehr auf die Waage bringen und dass dadurch bereits ein

Kohlenhydratkonsum von insgesamt 220-240 Gramm pro Tag erreicht wird. Diese Menge reicht durchaus aus, um bei diesen Athleten durch eine Diät Fett zu verlieren.

Fettkonsum und tägliche Kalorienzufuhr

Kommen wir nun zum heikelsten Thema bezüglich Fettabbau, nämlich dem Konsum von Fetten. Grundsätzlich gilt, dass Fett so weit wie möglich aus Ihrer Ernährung eliminiert werden sollte. Eine Unterversorgung an Fett ist heute kaum mehr möglich, da in den allermeisten Nahrungsmitteln ein gewisser Anteil an Fett enthalten ist. Beschränken Sie vor allem den Konsum von gesättigten und gehärteten Fetten auf ein Minimum. Ungesättigte Fettsäuren hingegen können für den Abbau von Körperfett sogar nützlich sein. Das wenige Fett, das Sie in Ihren Lebensmitteln noch konsumieren, sollte überwiegend aus ungesättigten Fettsäuren bestehen. Dennoch gilt generell, den Konsum aller Arten von Fett stark zu begrenzen. Zusätzlicher Konsum ungesättigter Fettsäuren ist nicht nötig.

Ich möchte Sie nochmal ausdrücklich auf die Nährwerttabelle verweisen, um sich über den Fettgehalt verschiedener Nahrungsmittel zu informieren. Einige Nahrungsmittel, die uns auf den ersten Blick fettarm erscheinen, können dennoch eine beträchtliche Menge an verstecktem Fett enthalten. Als Beispiel kann hier das Steak aufgeführt werden, das rein optisch mager aussieht, aber dennoch einen Anteil an versteckten Fetten von bis zu 30 Gramm enthalten kann.

Wenn Sie Ihre Kalorienzahl schrittweise reduzieren, behalten Sie meist eine bestimmte Kalorienzahl über mehrere Wochen bei, was jedoch oft nicht zu optimalen Ergebnissen führt. Wenn Sie beispielsweise über einen Zeitraum von vier Wochen Ihre tägliche Kalorienzufuhr von 3.500 Kilokalorien auf 2.500 Kilokalorien reduzieren möchten, so werden Sie zwar eine bestimmte Zeit lang abnehmen, aber nach einiger Zeit wird sich Ihr Körper auf die neue Situation eingestellt haben, indem er seine Stoffwechselgeschwindigkeit anpasst. Dann werden Sie trotz einem Weniger an Kalorien nicht mehr wie gewünscht abnehmen, sondern Ihr Körpergewicht wird sich an einem bestimmten Punkt einpendeln.

Sie können Ihren Körper aber mit einem einfachen Trick dazu überlisten, diese Situation zu vermeiden und auf längere Sicht effektiv abzunehmen. Anstatt jeden Tag die gleiche Kalorienzahl zu konsumieren, sollten Sie sie täglich etwas variieren, ohne dabei die durchschnittliche Kalorienzahl pro Woche zu verändern. Zur Verdeutlichung ein Beispiel: Sie wollen Ihre Kalorienzahl auf 2.500 Kilokalorien täglich einschränken. Anstatt nun jeden Tag strikt 2.500 Kilokalorien zu sich zu nehmen, können Sie Ihre tägliche Kalorienaufnahme wie folgt variieren:

Tag 1: 2.500 kcal
Tag 2: 2.000 kcal
Tag 3: 3.000 kcal
Tag 4: 2.500 kcal
Tag 5: 1.700 kcal
Tag 6: 3.300 kcal
Tag 7: 2.500 kcal

Auf diese Weise haben Sie täglich eine etwas veränderte Kalorienaufnahme, Sie kommen im Durchschnitt jedoch auf 2.500 Kilokalorien täglich. Durch diese Variationen kann Ihr Körper seinen Stoffwechsel nie auf ein bestimmtes Niveau einpendeln, da er sich immer wieder leicht veränderten Situationen gegenübersieht. Dadurch bleibt Ihr Stoffwechsel schneller als bei gleichbleibendem Kaloriengehalt Ihrer Nahrung. Das Körperfett wird effektiver verbrannt. Diese Variationen können Sie für jede beliebige Kalorienzahl einsetzen. Legen Sie dazu einfach die gewünschte durchschnittliche Kalorienzahl fest (die Sie natürlich auch bei diesem System weiterhin alle ein bis vier Wochen etwas reduzieren müssen). Multiplizieren Sie diese Zahl mit sieben (für die sieben Wochentage). Die daraus entstehende Zahl ist Ihre gewünschte wöchentliche Kalorienzahl. Sie müssen nun lediglich die sieben Wochentage so variieren, dass Sie am Ende nach Addition aller täglichen Kalorienzahlen wieder auf die Wochenzahl kommen.

Auch hierzu ein Beispiel: Gehen wir von einer gewünschten täglichen Kalorienzahl von 3.000 Kilokalorien aus. Ihr wöchentlicher Bedarf ist also:

3.000 kcal x 7 = 21.000 kcal

Die Aufteilung der sieben Wochentage könnte zum Beispiel folgendermaßen aussehen:

Montag:	2.500 kcal
Dienstag:	3.000 kcal
Mittwoch:	3.500 kcal
Donnerstag:	2.000 kcal
Freitag:	3.000 kcal
Samstag:	4.000 kcal
Sonntag:	3.000 kcal
	21.000 kcal *(= 3.000 kcal im Durchschnitt pro Tag)*

Zusätzlich noch ein Tipp zur Verteilung der Kalorien auf die verschiedenen Tagesmahlzeiten: Sie sollten fünf bis sechs kleinere Mahlzeiten zu sich nehmen, möglichst genau alle drei Stunden, um optimale Verdauung und Resorption der Nährstoffe zu gewährleisten. Morgens sollten Sie reichlich komplexe Kohlenhydrate essen und ausreichend Protein (jedoch maximal 30-35 Gramm, da Ihr Magen kaum mehr als 30 Gramm Protein pro Mahlzeit verdauen kann), damit Sie voller Energie auch während der Diätphase in den Tag starten. Nach dem Training, zum Beispiel am Abend, verlangt Ihr Körper nach Nähr- und Aufbaustoffen, um die im Training verbrauchte Energie und Substanz zu kompensieren. Direkt nach dem Training ist der günstigste Zeitpunkt, um Ihre entleerten Energiespeicher wieder mit Kohlenhydraten zu füllen, ohne dass diese Kohlenhydrate als Fett gespeichert werden. Nach einem harten Training verwertet der Körper Kohlenhydrate etwa doppelt so gut wie normal. Während dieser „Kohlenhydratschleuse" sollten Sie unbedingt zunächst einfache Kohlenhydrate verzehren, die am schnellsten resorbiert werden, kombiniert mit komplexen Kohlenhydraten zur längerfristigen Wiederauffüllung der Glykogenspeicher. In diesem speziellen Fall rate ich ausdrücklich zu einem geeigneten Kohlenhydratdrink direkt nach dem Training. Ein

Kohlenhydratdrink wird einfach viel schneller und besser resorbiert als normale Nahrungsmittel. Erst ungefähr zwei Stunden nach dem Training bietet sich Ihnen die „Proteinchance", also das geeignete Zeitfenster, in dem der Körper Protein besonders gut verwertet. Deshalb sollten Sie zu diesem Zeitpunkt ein proteinreiches Nahrungsmittel beziehungsweise einen Proteindrink zu sich nehmen. Gegen Abend sollten Sie Ihre Kohlenhydratzufuhr deutlich drosseln, da man normalerweise abends weniger aktiv ist als tagsüber und somit auch weniger Energie verbraucht. Besonders spät abends vor dem Schlafengehen sollten Sie keine Kohlenhydrate mehr zu sich nehmen. Aufgrund der ausbleibenden Muskelaktivität während dem Schlaf findet wenig Energieverbrauch statt.

Auswahl geeigneter Nahrungsmittel

Nachfolgend werden die geeignetsten und beliebtesten Nahrungsmittel für eine Diätphase aufgelistet. Zum einen, um Ihnen die Suche in der Kalorientabelle zu erleichtern, und zum anderen, um Ihnen eine Art Grundgerüst für Ihre Diät zu liefern. Wenn Sie Ihre Diät um diese Nahrungsmittel als Basis aufbauen, können Sie kaum etwas falsch machen. Ich weise ausdrücklich darauf hin, dass diese Nahrungsmittel bei Weitem nicht alle für eine Diät geeigneten Nahrungsmittel sind, sondern nur eine sehr gute Auswahl darstellen. Eine Diät muss nicht eintönig und langweilig schmecken. Durch eine vielfältige Zubereitung lassen sich schmackhafte und abwechslungsreiche Gerichte zaubern.

Zur Deckung des Proteinbedarfs:	Pute, Truthahn, Eiklar, Thunfisch (in Wasser!), Meeresfisch, Magermilchprodukte, Hühnchen
Zur Deckung des Kohlenhydratbedarfs:	Vollkornbrot, Vollkornnudeln, Reis, Gemüse aller Art, Kartoffeln, Salate ohne Dressing, Obst
Unbedingt vermeiden:	Süßigkeiten, Kuchen und Torten, fette Soßen, Sahne, fettes Fleisch (wie Schweine- oder Rindfleisch, Haxen, Eisbein usw.), Fast Food, Vollmilcherzeugnisse, Weißmehlprodukte, fette Wurst und Käse, Pizza und Pasta aller Art, Leberkäse

Oft werden bei einer Diät auch Diätdrinks und andere Nahrungsergänzungen empfohlen. Prinzipiell sind Diätdrinks eine recht sinnvolle Sache. Sie werden meist als Ersatz für eine komplette Mahlzeit genommen, wobei ein solcher Drink die ganzen Nährstoffe, Vitamine, Mineralstoffe und häufig auch Ballaststoffe enthält, die eine Diätmahlzeit auch liefert, und dabei oft noch kalorienärmer als eine zubereitete Mahlzeit ist. Wenn Sie eine Ihrer Mahlzeiten täglich durch einen solchen Drink ersetzen wollen, so ist das in Ordnung. Verlassen Sie sich jedoch niemals ausschließlich auf solche Nahrungsergänzungen, denn diese Konzentrate ergänzen zwar die tägliche Nahrungsaufnahme, ersetzen sie aber niemals vollständig. Wenn Sie sich an die in diesem Abschnitt erwähnten Informationen und Ratschläge halten und Ihre Ernährung sinnvoll planen, können Sie getrost auch auf solche Diätdrinks verzichten. Wer allerdings zum Beispiel bei der Arbeit nur auf fetthaltiges Kantinenessen zurückgreifen kann, der kann eine derartige, zum Fettabbau sicherlich denkbar ungeeignete Mahlzeit gut durch einen Diätdrink ersetzen.

Verbreitet ist mittlerweile auch die Nahrungsergänzung mit L-Carnithin, einem Produkt, dass sich immer größerer Beliebtheit erfreut. L-Carnithin ist nichts anderes als eine Aminosäure, die den Fettstoffwechsel ankurbelt und somit durch erhöhte Fettverbrennung dem Körper mehr Energie zur Verfügung stellt. Außerdem sagt man L-Carnithin eine ausdauerfördernde Wirkung und positive Wirkungen auf das Herz nach. Diese Wirkungen sind mittlerweile auch wissenschaftlich belegt worden. Keinesfalls stellt L-Carnithin aber das Wundermittel zur Fettverbrennung dar, wie es oft in der Werbung angepriesen wird. Entscheidend für den Erfolg einer Diätphase sind immer noch die natürlichen Nahrungsmittel, die Sie zu sich nehmen. L-Carnithin stellt lediglich eine sinnvolle Ergänzung dar. Wenn Sie L-Carnithin-Produkte kaufen wollen, rate ich Ihnen zu den Produkten der renommierten Hersteller in flüssiger Form. Mittlerweile sind leider auch viele wenig effektive Billigprodukte auf dem Markt.

Vitamin- und Mineralstoffversorgung

Von außerordentlicher Bedeutung während einer Diätphase ist die ausreichende Versorgung mit Vitaminen und Mineralstoffen. Aufgrund der Tatsache, dass während der Diät insgesamt weniger Nahrungsmittel und darunter wiederum nur ganz bestimmte verzehrt werden, kann es zu Mangelerscheinungen bei einigen Vitaminen und Mineralstoffen kommen. Um das Immunsystem, das durch das harte Training und die verminderte Kalorienzahl ohnehin belastet wird, nicht zu schwächen, sollten Sie während der Diätphase Ihre Vitaminzufuhr mit Hilfe von Ergänzungsprodukten unbedingt erhöhen. Besonderes Augenmerk sollten Sie dabei auf die Vitamine C und E sowie die Vitamine des B-Komplexes legen.

Die wichtigsten Vitamine und Mineralstoffe, die Sie in einer hochdosierten Nahrungsergänzung zu sich nehmen sollten, sind nachfolgend aufgelistet. Die Mengenangaben sollten täglich entweder durch getrennte Einnahme oder durch Einnahme einer Multiergänzung erreicht werden. Die angegebenen Werte sind Richtwerte, die nicht unterschritten werden sollten. Die Werte gelten dabei lediglich für die zu ergänzende Menge, die in Ihrer normalen Nahrung enthaltenen Vitamine sind darin nicht enthalten.

Vitamin C:	200-500 mg
Vitamin E:	250-400 mg
Vitamin B1:	8-10 mg
Vitamin B2:	8-10 mg
Vitamin B6:	7-9 mg
Vitamin B12:	8-10 mcg (Microgramm)
Magnesium:	200-500 mg

Ihren Calciumbedarf können Sie durch fettarme Magermilchprodukte decken. Für Milchallergiker kann allerdings auch eine Calciumergänzung von ca. 400 Milligramm pro Tag den Bedarf decken.

Es gibt zwei Möglichkeiten, Ihre tägliche Vitaminzufuhr mittels Nahrungsergänzungen zu erhöhen. Einerseits können Sie ein gutes Multivitamin-/Mineralstoffpräparat zu sich nehmen. Achten Sie beim Kauf darauf, dass möglichst alle Vitamine und Mineralstoffe, die Sie auch in den Abschnitten über Vitamine und Mineralstoffe finden, darin enthalten sind. Die etwas bessere, aber leider etwas kostenintensivere Methode der Vitamin- und Mineralstoffergänzung ist andererseits die Einnahme der einzelnen Vitamine und Mineralstoffe in getrennter Form, das heißt Sie nehmen anstatt einer Multivitaminergänzung in einer Tablette jedes Vitamin und jeden Mineralstoff einzeln zu sich. Sie müssen natürlich nicht alle Vitamine und Mineralstoffe als Ergänzung nehmen, lediglich die wichtigsten sind notwendig. Die getrennte Einnahme der Vitamine hat den Vorteil, dass sich solche Vitamine nicht gegenseitig blockieren, die bei gleichzeitiger Einnahme nicht optimal resorbiert werden würden.

Flüssigkeitshaushalt

Ein sehr wichtiger und oft vernachlässigter Punkt: Trinken Sie während einer Diät immer sehr viel Wasser! Zum einen sorgt eine hohe Flüssigkeitszufuhr dafür, dass alle beim Abbau von Körperfett entstehenden Schlacken und Abfallstoffe aus dem Körper herausgespült werden. Zum anderen braucht Ihre Leber viel Wasser, um Fett effektiv verarbeiten zu können.

Ihre Flüssigkeitszufuhr sollte daher pro Tag mindestens drei bis vier Liter umfassen. Wichtig ist auch, in welcher Form Sie Flüssigkeit zu sich nehmen. Sie sollten ausschließlich Mineralwasser, ungesüßten Früchtetee oder stilles Mineralwasser trinken. Geringe Mengen Kaffee schaden nicht, ebenso wie kleine Mengen Fruchtsäfte. Denken Sie aber an den hohen Gehalt an Fruchtzucker in Fruchtsäften! Während einer Phase zum Abbau von Körperfett reichen diese Maßnahmen in puncto Flüssigkeitszufuhr aus. Genauer wird auf den Flüssigkeitshaushalt im Abschnitt „Wettkampfvorbereitung" eingegangen, da er bei einer Wettkampfdiät eine noch wichtigere Rolle spielt.

Training und Aerobics

Mit dem Thema Ernährung haben wir für unser Ziel des Fettabbaus die wichtigste Komponente behandelt. Natürlich sind neben der Ernährung noch zwei weitere Faktoren von Bedeutung: Ihr Training an der Hantel und die aeroben Sportarten, kurz Aerobics genannt. Zu diesen Themen nun einige Erläuterungen und Maßnahmen für Ihre Diätphase.

Während einer Diätphase verlieren Sie in aller Regel etwas an Kraft. Das ist ein natürlicher Vorgang. Weil Sie Körpergewicht abbauen und ein Energiedefizit herbeiführen, kann Ihr Körper nicht mehr ganz die Kraft wie zuvor entfalten. Das soll aber keinesfalls bedeuten, dass Sie richtig schwach werden. Lediglich ein Kraftverlust von 10-25% kann als normal angesehen werden. Wenn Sie deutlich mehr an Kraft verlieren, dann sind Sie entweder übertrainiert oder Sie essen zu wenig oder falsch, und es geht Ihnen dadurch auch ein beträchtlicher Anteil an Muskelsubstanz verloren. Wenn Sie hauptsächlich Fett abbauen, dürften Sie nicht allzuviel an Kraft verlieren, denn Fett kann nicht kontrahieren und auch keine „Kraft" entfalten.

Durch den leichten Kraftverlust bedingt werden Sie keine so schweren Gewichte wie zuvor bewältigen können. Wirklich schwere Sätze können und sollten Sie als natürlicher Bodybuilder während einer Diät ohnehin nur in sehr begrenztem Umfang ausführen. Eine Grundübung mit zwei schweren Sätzen sollte allerdings das Training für jede Muskelgruppe einleiten, da so die aufgebaute Muskelmasse besser gehalten werden kann. Auch während einer Diätphase sollten Sie Ihre wichtigsten Ziele nie aus den Augen verlieren: Muskelmasse und Muskelhärte. Wenn Sie – wie manchmal empfohlen – während einer Diätphase ausschließlich auf leichte Gewichte zurückgreifen, dann sieht der Körper keine Notwendigkeit mehr, den hohen Grad an Muskelmasse zu halten. Wenn Sie trainieren wie ein Ausdauerathlet, werden Sie auch wie ein Ausdauerathlet aussehen. Halten Sie sich besser strikt an die empfohlenen zwei schweren Sätze und führen Sie danach nur noch Sätze mit mittelschweren oder leichten Gewichten und kürzeren Pausen durch, um den Muskel vollständig zu ermüden. Verringern Sie die Pausen zwischen den mittelschweren und den leichten Sätzen auf etwa eine bis maximal 1,5 Minuten. Weitere Empfehlungen zum Training während einer Diätphase oder einer Wettkampfvorbereitung finden Sie im Trainings-Kapitel.

Einer der grundlegenden Unterschiede zwischen der Diätphase eines natürlichen Athleten und der eines gedopten Athleten besteht in der unterschiedlichen Toleranz gegenüber sehr schwerem Training. Viele der Steroidanwender werden während einer Diät sogar stärker und trainieren schwerer, was ihnen gute Erfolge bringt. Sie als natürlicher Athlet würden mit solchen Trainingsprogrammen zweifelsohne übertrainieren und Übertraining ist während der Diät der schlimmste Feind des natürlichen Bodybuilders. Im Zustand eines Übertrainings wird nämlich Fettabbau erschwert und stattdessen wertvolle Muskelmasse aufgebraucht.

Aerobe Aktivitäten beziehungsweise Aerobics sind nichts anderes als Ausdauersportarten wie Radfahren, Joggen oder Schwimmen. Gerade das Radfahren ist eine besonders geeignete und beliebte Form von Aerobics. Es schont Ihre Gelenke und kann auch bei schlechtem Wetter auf einem stationären Fahrrad betrieben werden. Aerobics sollten zwischen 30 und 60 Minuten lang ausgeführt werden, weil Ihr Körper erst nach ca. 20 Minuten ununterbrochener Aktivität beginnt, Körperfett zu verbrennen.

Besonders wichtig ist, dass Aerobics mit geringer Intensität durchgeführt werden. Der optimale Bereich zur Fettverbrennung liegt bei einer Pulsfrequenz von 120 bis maximal 130 Schlägen pro Minute während der Aktivität. Durch die geringe Intensität werden nicht die körpereigenen Kohlenhydratspeicher aufgebraucht, die Sie dringend für Ihr Hanteltraining benötigen. Ihr Körper zieht stattdessen Fett zur Energiegewinnung heran. Übertreiben Sie aber Aerobics nicht, denn ansonsten können auch diese Aktivitäten kontraproduktiv für Sie sein. Aerobes Training fordert Ihre Regenerationsfähigkeiten zusätzlich zum Hanteltraining. Zweimaliges bis maximal dreimaliges Aerobicstraining pro Woche à 30 Minuten reicht für ektomorphe Sportler völlig aus, drei- bis viermaliges Training à 30-45 Minuten für mesomorphe und vier bis sechs Einheiten à 30-45 Minuten für endomorphe Athleten. Besonders zu empfehlen ist das Fahren auf einem stationären Fahrrad direkt im Anschluss an das Gewichtstraining. Ihr Körper hat zu diesem Zeitpunkt bereits viel Energie verbraucht und die Fettverbrennung tritt schneller ein. Zudem ist aerobes Training zum Abwärmen nach hochintensivem Hanteltraining sehr gut geeignet, um Ihren Körper wieder auf normale Touren zu bringen und durch das Training verursachte Schadstoffe abbauen zu helfen.

Abschließend sei mir noch eine Bemerkung zu immer wieder auftauchenden „Spezialgeräten" erlaubt. Da zum Abbau von Körperfett immer Sauerstoff benötigt wird (daher *aerobes* Training – der Grund, warum Hanteltraining nicht direkt Körperfett abbauen kann), können die häufig angepriesenen Elektrogeräte zur Reduzierung des Taillenumfangs beziehungsweise zum Fettabbau am Bauch gar nicht funktionieren. Sie kennen vermutlich diese Werbeanzeigen: „Lassen Sie Ihren Bauch in nur zwei Wochen verschwinden, ohne hartes Training, nur mit diesem Gerät!" Wie aber soll ein Elektrogerät bitte Sauerstoff im Muskel verbrauchen? Der einzige Effekt, der eintritt, ist ein durch die Elektrostimulation ausgelöstes, kurzfristiges Zusammenziehen der Gewebezellen am Bauch sowie ein geringer Wasserverlust. Ein Effekt, der nach wenigen Stunden vollständig verschwunden ist.

Zusammenfassung

Da in diesem Abschnitt sehr viele Informationen und Ratschläge in komprimierter Form gegeben wurden, folgt nun nochmal eine stichwortartige Zusammenfassung der wichtigsten Punkte für erfolgreichen Fettabbau.

→ Es gibt prinzipiell drei Komponenten im Hinblick auf Fettabbau bzw. Gewichtsreduktion: Ernährung, Gewichtstraining und Aerobics; nur eine Kombination dieser drei Elemente bringt optimale Ergebnisse!

→ Führen Sie nur eine schwere Grundübung pro Muskelgruppe aus. Die weiteren Übungen sollten mit mittelschweren bis leichten Gewichten absolviert werden.

→ Reduzieren Sie die Gewichte nur soweit notwendig; reduzieren Sie Ihre Pausen zwischen den mittelschweren und leichten Sätzen auf eine bis 1,5 Minuten.

→ Aerobes Training sollten Sie gemäß den Ratschlägen für Ihren Körpertyp ausführen, entweder an trainingsfreien Tagen oder im Anschluss an das Gewichtstraining:

  → ektomorphe Athleten zwei- bis dreimal pro Woche

  → mesomorphe Athleten drei- bis viermal pro Woche

  → endomorphe Athleten vier- bis sechsmal pro Woche

→ Gestalten Sie Ihre Ernährung fettarm und zugleich proteinreich, um Ihre Muskelmasse zu erhalten (ca. 30 Gramm Protein pro Mahlzeit).

→ Die Menge an komplexen Kohlenhydraten müssen Sie Ihren Bedürfnissen anpassen:

  → ektomorphe Athleten dürfen weiterhin relativ viele konsumieren

  → mesomorphe Athleten müssen leicht einschränken

  → endomorphe Athleten müssen relativ stark einschränken

→ Einfache Kohlenhydrate sollten Sie bis auf wenig Fruchtzucker vermeiden.

→ Essen Sie möglichst genau alle drei Stunden, auch beim abendlichen Ausgehen!

→ Reduzieren Sie die Kalorien schrittweise und langsam.

Wettkampfvorbereitung

Einige „Insider" unter Ihnen, liebe Leser, werden jetzt vielleicht etwas die Nase rümpfen und sich fragen: Was soll das Thema Wettkampfvorbereitung eigentlich in einem Buch für natürliche Bodybuilder? Selbstverständlich wird ein Natural bei einer traditionellen Bodybuildingmeisterschaft zumindest in den Hardcore-Klassen nicht den Hauch einer Chance auf eine gute Platzierung haben. Allerdings gibt es mittlerweile ja auch Figur- und Fitnessklassen, in denen das schon eher möglich ist. Und nicht zuletzt etablieren sich mittlerweile eigene Natural-Meisterschaften, die sich immer größerer Beliebtheit erfreuen.

Zwar ist es also richtig, dass bis auf ganz wenige Ausnahmen ohne die chemische Keule kein Strohhalm bei den ganz großen Bodybuildingmeisterschaften gewonnen werden kann, aber Moment mal – haben Sie da eben tatsächlich „Ausnahmen" gelesen? Jawohl. Ich behaupte, dass es doch einige wenige Wettkampfsportler gibt, die aus ideellen oder gesundheitlichen Gründen auf die Einnahme irgendwelcher Dopingmittel verzichten. Zwar werden diese aller Wahrscheinlichkeit nach nicht die Sieger bei größeren Meisterschaften sein, sondern eher die im Mittel- oder Hinterfeld platzierten Sportler, denen Sie geringere Beachtung schenken. Gerade diese Athleten sind es aber, die unsere besondere Hochachtung verdienen, denn sie haben sich nur mittels hartem Training, disziplinierter Ernährung und Anwendung aller übrigen Regenerations- und Vorbereitungsmaßnahmen in Form gebracht.

Es gibt meiner Meinung nach drei Hauptgründe, warum sich nicht mehr Athleten „clean" auf eine Meisterschaft vorbereiten. Zunächst einmal ist es eine unleugbare Tatsache, dass Steroide speziell während einer strengen Diät eine enorme Vereinfachung darstellen, um Muskelmasse zu erhalten und gleichzeitig verstärkt Fett abzubauen. Wenn sich also andere diesen Vorteil zunutze machen, warum soll man selbst dann nur unter ferner liefen landen, zumal die Zuschauer bei einer Meisterschaft nicht riechen können, dass Sie ein natürlicher Athlet sind? Dieses Argument haben Sie selbst mit Ihrem Gewissen zu vereinbaren. Ein kleiner Tipp allerdings: Wenn Sie sich entschließen, sich ohne verbotene Hilfsmittel auf eine Meisterschaft vorzubereiten, dann machen Sie diese Tatsache ruhig bekannt. Es wird Ihnen mit Sicherheit viel mehr Anerkennung zuteil, was – wenn wir ehrlich sind – für jeden von uns Balsam fürs Ego ist. Meine Aufgabe ist es jedoch nicht, an Ihr Gewissen zu appellieren, sondern vielmehr, Ihnen einen effektiven Weg zu zeigen, damit Sie sich für einen Wettkampf drogenfrei in Bestform bringen können. Deshalb will ich auf die beiden weiteren Gründe eingehen, warum es so wenige natürliche Athleten bei Meisterschaften gibt.

Einen dieser Gründe habe ich Ihnen bereits im Grundlagen-Kapitel unter „Psychologie" vorgestellt. Es ist die verheerende Einstellung, dass „ohne Stoff nix geht". Diese Aussage wird Ihnen von vielen Seiten in Ihrem Studio oder Bekanntenkreis suggeriert, wahrscheinlich noch von Athleten, die deutlich besser sind als Sie, so dass Sie sich diese negative Grundeinstellung einprägen, die fortan Ihr ganzes Handeln bestimmt. Ich habe Ihnen bereits erläutert, wie wichtig eine starke, positive Einstellung und der unbedingte Glauben an Ihren Erfolg sind. Wenn Sie sich immer und immer wieder selbst beibringen, dass Sie ohne Steroide keinen Erfolg haben werden, dann werden Sie auch ganz sicher nicht erfolgreich sein! Beginnen Sie deshalb unbedingt, sich auch mental für die Wettkampfvorbereitung fit zu machen. Die Vorbereitung auf eine Meisterschaft findet zu einem beträchtlichen Teil im Kopf statt.

Der letzte Grund bezieht sich auf die immer wieder vernachlässigten, aber entscheidenden Unterschiede zwischen gedopten und ungedopten Sportlern im Hinblick auf Training und Ernährung. Das große Problem ist, dass die meisten Athleten von Trainern oder erfahrenen Wettkampfbodybuildern betreut werden, die selbst noch nie „clean" auf einer Posingbühne standen. Ich möchte absolut nichts von der Erfahrung oder Kompetenz dieser Leute abstreiten, sie werden Ihnen wertvolle Tipps geben können, die Ihnen sicherlich helfen, sich in Form zu bringen. Ich möchte damit lediglich andeuten, dass die Trainingsmethoden und Ernährungsmaßnahmen dieser Athleten zwar einen Körper in Topform bringen können, der auf die Unterstützung teils enormer Hormonsubstitutionen zurückgreifen kann, Ihnen als natürlichem Athleten aber wahrscheinlich keine otimalen Ergebnisse liefern werden. So werden beispielsweise 90% der natürlichen Bodybuilder völlig übertrainieren, wenn sie auf ein Trainingsprogramm mit zwanzig schweren Sätzen für eine Muskelgruppe während einer Diät übergehen. Ein solches Trainingsprogramm ist zwar meiner Meinung nach auch für „Doper" absolut nicht vorteilhaft, kann jedoch aufgrund gesteigerter Regenerationsfähigkeit durchaus besser toleriert werden. Um Ihren Betreuer nicht zu verärgern, empfehle ich, ihn dezent darauf hinzuweisen, dass er bitte beachten soll, dass Sie ohne leistungssteigernde Mittel trainieren. Wirkliche Experten werden dann von selbst andere Ratschläge erteilen, da Sie die Besonderheiten einer Wettkampfvorbereitung ohne leistungssteigernde Substanzen kennen.

Der Einstieg

Nachdem ich zuvor die Ursachen für die mangelnde Bereitschaft der allermeisten Athleten dargelegt habe, sich ohne Doping auf einen Wettkampf vorzubereiten, möchte ich jetzt konkret auf die Vorbereitung eines natürlichen Athleten auf eine bevorstehende Meisterschaft bezüglich seiner Ernährung eingehen. Eines möchte ich vorab unbedingt herausstellen: Die besondere Schwierigkeit liegt bei der natürlichen Wettkampfvorbereitung darin, dass die individuellen körperlichen Eigenschaften jedes Athleten verstärkt zum Tragen kommen (zum Beispiel Stoffwechselgeschwindigkeit und Kalorienbedarf). Daher muss eine solche Wettkampfdiät ganz individuell auf jeden Bodybuilder eingestellt werden, um wirklich eine optimale Wettkampfform zu erreichen. Es kann während dieser Phase durchaus sein, dass eine Unterteilung in die drei Grundkörpertypen nicht mehr ausreicht, sondern auch eine weitere Spezialisierung innerhalb eines Körpertyps auf jeden einzelnen Athleten notwendig wird.

Dennoch gibt es grundlegende Vorgehensweisen, die Sie unbedingt einhalten sollten. Ich möchte Sie daher bitten, die nachfolgenden Grundregeln für eine optimale Wettkampfvorbereitung ausschließlich als allgemeine Anweisungen für alle Körpertypen aufzufassen, die eventuell auf Ihre ganz persönlichen Bedürfnisse abgestimmt werden müssen. Die Anpassung bezieht sich speziell auf die Menge der konsumierten Nährstoffe. Ziehen Sie daher – wenn irgend möglich – einen erfahrenen Trainer zu Rate!

Den mit Abstand wichtigsten und größten Teil im Hinblick auf eine Wettkampfvorbereitung haben Sie bereits im Abschnitt „Fettabbau" kennengelernt: die Diät. Alle dort beschriebenen Maßnahmen und Richtlinien, die für den Abbau von Körperfett relevant sind, gelten uneingeschränkt auch für die Wettkampfdiät. Schließlich ist es Ihr erklärtes Ziel, den Körperfettanteil auf ein extrem niedriges Niveau zu bringen. Der Körperfettanteil, den Bodybuilder bei Wettkämpfen häufig zeigen, stellt in der Tat eine Extremsituation dar. Von Natur aus wird kein Mensch einen so niedrigen Körperfettanteil bei einer derart gewaltigen Muskelmasse haben! Sie müssen also im Grunde Ihren Körper in einen Zustand versetzen, gegen den er geradezu ankämpfen wird, besonders aufgrund seines Bestrebens, in jeder Beziehung in einem natürlichen Gleichgewicht zu bleiben (Homöostase). Eine extreme Fettreduktion ist daher ein Vorgang, zu dem Sie Ihren Körper zwingen müssen.

Ihr Körper braucht, um überhaupt überleben zu können, einen gewissen Grundprozentsatz an Körperfett. Dieser Wert beläuft sich auf etwa drei bis vier Prozent. Wie gesagt, ohne dieses Maß an Körperfett können Sie nicht überleben. Dieser Grenze nahe zu kommen ist möglich, wird jedoch nur in Ausnahmefällen erreicht (und bestimmt nicht auf natürlichem Weg). Die Angaben mancher Wettkampfbodybuilder bezüglich Ihres Körperfettanteils am Tag einer Meisterschaft von zwei bis drei Prozent sind sicherlich übertrieben. Werte zwischen 5% und 7% sind eindeutig realistischer. Aber selbst um diese immer noch extremen Werte zu erreichen, bedarf es „extremer" Maßnahmen. Ihre Wettkampfvorbereitung sollten Sie daher wie auf den folgenden Seiten beschrieben aufbauen.

Planen Sie als natürlicher Athlet grundsätzlich nicht zu kurzfristig, um sich in Topform zu bringen. Eine Wettkampfdiät für natürliche Bodybuilder sollte mindestens drei Monate dauern. Sie müssen Ihren Körper dazu bringen, langsam aber konstant immer mehr Körperfett zu verbrennen. Radikale kurzfristige Maßnahmen sind grundsätzlich zu vermeiden. Solche Maßnahmen führen nie zum Erfolg. Sie sollten stattdessen Ihre Kalorienzufuhr langsam drosseln. Bedenken Sie, dass Sie drei bis vier Monate Zeit haben. Sie müssen also Ihre Kalorienzufuhr nicht innerhalb von zwei Wochen um 1.000 Kilokalorien reduzieren.

Zu Beginn Ihrer Diät sollten Sie zunächst Fett aus Ihrer Nahrung verbannen. Essen Sie zu diesem Zeitpunkt aber dennoch abwechslungsreich und schmackhaft. Befolgen Sie dabei auch die Ratschläge aus dem Abschnitt „Fettabbau", die für Ihren Körpertyp gegeben werden. Der Zeitpunkt, zu dem Sie Ihre Ernährung gegenüber den dort gegebenen Empfehlungen weiter verändern müssen, kommt erst ca. sechs Wochen vor dem Tag Ihres Wettkampfs.

Sie haben bis dahin Ihre Ernährung auf extrem fettarm umgestellt und Sie haben Ihre Kalorien in den vorangegangenen sechs bis zehn Wochen Schritt für Schritt reduziert, so dass Sie nun wahrscheinlich an einem Punkt angelangt sind, an dem Sie bereits etwas hungern. Sie sollten sich, wenn Sie sich an alle Ratschläge zum Fettabbau gehalten haben, zu diesem Zeitpunkt schon in recht guter Form befinden. Jetzt aber kommt die Zeit auf Sie zu, die über Sieg und Niederlage entscheiden wird.

Die letzten Wochen

Um die extreme Härte und Definition zu erreichen, die so außerordentlich wichtig bei einer Bodybuildingmeisterschaft ist, müssen Sie in den letzten Wochen besondere Maßnahmen ergreifen. Etwa sechs Wochen vor dem Wettkampftag beginnen Sie, Ihre tägliche Kalorienzufuhr mittels weißem Reis und Hühnchen abzudecken. Ich hoffe, Sie haben mich richtig verstanden: Sie sollten langsam aber sicher dazu übergehen, ausschließlich trockenen weißen Reis und Hühnchen zu essen!

Wie bereits erläutert, müssen wir unseren Körper kurzfristig in einen Extremzustand verset-zen. Für natürliche Bodybuilder, die nicht auf eine durch Steroide, Clenbuterol oder ähnliche Präparate gesteigerte Fettverbrennung zurückgreifen, genügt es dabei nicht, einfach weiter fett- und kalorienarm zu essen. Sie müssen jetzt auf wenige, besonders geeignete Nahrungs-mittel bauen, die es Ihnen erlauben, eine maximale Definition zu erzielen. Ich weiß, dass sich einige Experten gegen eine so einseitige Ernährung auch kurz vor einer Meisterschaft wenden. Ich weiß auch, dass es Alternativen gibt. Meiner Meinung nach funktioniert aber diese Methode am besten. Wer sich daran hält, der wird mit sehr großer Wahrscheinlichkeit in Topform kommen. Außerdem essen Sie nur die letzten vier bis sechs Wochen derart ein-seitig, so dass Ihr Körper eine solch kurze Phase gut überstehen kann. Besonders wichtig ist in dieser Phase natürlich die Vitamin- und Mineralstoffsubstitution. Falls Sie sich nicht mehr genau an die Dosierungen erinnern, schlagen Sie bitte noch einmal im Abschnitt „Fettabbau" nach.

Ich möchte Ihnen gerne erklären, warum Sie eigentlich in den letzten Wochen vor einer Meisterschaft ausgerechnet weißen Reis und Hühnchen essen sollten. Reis ist ein überaus nährstoffreiches, aber auch sehr fettarmes Nahrungsmitttel. Eine Portion von 100 Gramm ungekochtem Reis enthält nur ca. drei Gramm Fett. Vollkornreis enthält zwar bedeutend mehr Vitamine und Mineralstoffe als weißer, geschälter Reis und ist diesem daher prinzi-piell vorzuziehen, in unserem speziellen Fall jedoch hat weißer Reis einen entscheidenden Vorteil gegenüber Vollkornreis: Er wirkt leicht diuretisch, also wassertreibend, während brauner Reis durch seine Schale im Körper eher wasserspeichernd wirkt. Letzteres hät-te den Nachteil, dass wir ein leicht aufgeschwemmtes Aussehen bekommen. Zum Thema Wasser aber später mehr. Hühnchen oder Pute hingegen sind die besten Proteinlieferanten in dieser Phase, da sie hochwertiges, leicht verdauliches Protein beinhalten und zugleich extrem fett- und kohlenhydratarm sind.

In dem Zustand, in dem Sie sich jetzt befinden, sind kleinste Nuancen entscheidend. Ihr Körper reagiert überaus empfindlich auf jede Veränderung in Ihrer Ernährung. Es erfordert natürlich eiserne Disziplin, den ganzen Tag nur gekochten Reis und Hühnchen zu essen, doch lässt sich auch dieser Teil Ihrer Wettkampfvorbereitung erträglich gestalten. Einige wenige Nahrungsmittel, die praktisch kaum Makronährstoffe enthalten, sind auch in dieser Phase zusätzlich erlaubt, um Ihnen die letzten Wochen wenigstens etwas zu erleichtern. So können Sie zu Ihrem Reis etwas frische Salatgurke oder saftige Tomaten essen, falls Ihnen der Reis zu trocken wird. Natürlich ohne diese Dinge zu salzen oder zu würzen.

Auch Ihr Hühnchen sollten Sie nur mit einer winzigen Menge Diätmargarine braten, besser sogar in einer beschichteten Pfanne ohne zusätzliches Fett, und Sie sollten anschließend unter dem Wasserhahn sogar die letzten Fettreste beseitigen. Mit etwas Gewürz versehen und nicht zu lange gebraten, schmeckt Hühnchen recht saftig und gut.

Falls Sie einmal doch in Versuchung kommen sollten – und Sie werden in Versuchung kom-men –, so erinnern Sie sich sofort an die zurückliegenden Wochen. Wäre es eine kleine Süßigkeit tatsächlich wert, all die Mühen und Entbehrungen der letzten Wochen zunichte zu machen? Haben Sie wirklich wochen- oder monatelang diszipliniert und konsequent gelebt, nur um sich jetzt eine Schwäche zu erlauben? Natürlich nicht. Daher sollte Ihr Tagesplan in den letzten vier bis sechs Wochen exakt wie nachfolgend beschrieben aussehen.

Ernährungsplan für die letzten Wochen:

→ Essen Sie fünf Mahlzeiten pro Tag im Abstand von möglichst genau drei Stunden.

→ Jede Mahlzeit enthält:

  → 1 Portion* weißen Reis

  → 150 g Hühnchenbrust/Pute

→ Zur Verbesserung des Geschmacks erlaubt ist etwas Salatgurke, Paprika oder Tomate.

→ Trinken Sie pro Tag 4-6 Liter Wasser.

→ Nehmen Sie Vitamin- und Mineralstoffergänzungen gemäß der Anleitung im Abschnitt „Fettabbau" vor.

*) Eine Portion entspricht für ektomorphe Athleten 150 Gramm, für mesomorphe Athleten 100-120 Gramm und für endomorphe Athleten 70-100 Gramm Reis.

Der Wasserhaushalt

Bei der Vorbereitung auf einen Wettkampf spielt der Wasserhaushalt des Körpers eine zunehmend wichtige Rolle. Sie haben bereits im Abschnitt „Fettabbau" erfahren, dass man während einer Diät unbedingt viel trinken sollte. Diese Tatsache gewinnt bei der Vorbereitung auf einen Wettkampf zusätzlich an Bedeutung. Sie sollten in den letzten sechs Wochen Ihre Wasserzufuhr nochmals leicht erhöhen, so dass Sie auf mindestens vier, besser sogar fünf bis sieben Liter Wasser am Tag kommen.

Es ist eine leider sehr weit verbreitete Annahme, dass der Körper Wasser ausscheidet, wenn wir kein Wasser mehr zu uns nehmen. Genau das Gegenteil ist aber der Fall. Wenn wir sehr viel trinken, signalisiert dies dem Körper, dass ein Wasserüberschuss besteht. Daher wird er durch erhöhte Nierentätigkeit verstärkt Wasser ausscheiden. Trinken wir hingegen wenig, wie es vor Jahren während der Wettkampfvorbereitung üblich war, so speichert der Körper Wasser verstärkt, da er eine Wasserknappheit befürchtet und Maßnahmen zur Rettung Ihres Lebens ergreifen will.

Wie der eine oder andere Leser vielleicht aus seiner Schulzeit noch weiß, sind zwei Mineralstoffe ganz entscheidend an der Regulierung unseres Wasserhaushalts beteiligt: Natrium und Kalium. Natrium ist für die Speicherung des Wassers außerhalb der Muskelzellen, also im Gewebe direkt unter der Haut – dem sogenannten subkutanen Gewebe – zuständig, während Kalium Wasser in die Muskelzellen hineinzieht. Folglich wird ein Überschuss an Natrium ein Austreten von gespeichertem Wasser aus den Muskelzellen zur Folge haben, ein Kaliumüberschuss dementsprechend ein vermehrtes Einspeichern von Wasser in den Muskelzellen. Allerdings ist Ihr Körper – wie in allen anderen Bereichen – auch beim Zusammenspiel von Kalium und Natrium immer um ein Gleichgewicht bemüht. Deshalb wird er bei übermäßiger Zufuhr von Natrium verstärkt Natrium aus dem Körper ausspülen und Kalium speichern, um den Natriumüberschuss zu kompensieren. Genauso wird er bei verminderter Zufuhr von Natrium verstärkt Natrium speichern und Kalium ausscheiden. Diese Tatsache wird im folgenden Abschnitt über die letzten Tage der Wettkampfdiät noch eine wichtige Rolle spielen.

Bodybuilder sind in ihrem Streben nach maximaler Definition und Härte natürlich darauf bedacht, möglichst wenig Wasser im subkutanen Gewebe (unter der Haut) zu speichern, da dies ihre Muskulatur glatt und weich aussehen lässt und ihre Definition buchstäblich „verwässert". Weil aber eine dauerhafte Manipulation unseres Natrium/Kalium-Gleichgewichts nicht möglich und auch nicht sinnvoll ist, müssen wir mit dem Entwässern des Körpers für eine optimale Wettkampfdefinition bis wenige Tage vor dem Wettkampf warten. Bis dahin sollten Sie Natrium (also Kochsalz) in ganz normalen Mengen weiteressen, wie bisher. Auf eine übermäßige Natriumzufuhr sollte allerdings unbedingt verzichtet werden. Für die Praxis bedeutet das, dass Sie Ihr Hühnchen mit etwas Salz würzen und Ihr Wasser zum Kochen von Reis ebenfalls mit einer Prise Salz versehen können, mehr aber schon nicht.

Die letzten Tage

Ungefähr fünf bis sechs Tage vor dem Wettkampftag werden Sie mit einer Technik beginnen, die man das Entladen nennt. Gemeint ist damit die Entleerung der körpereigenen Glykogenspeicher. Zur Erinnerung: Mit der Nahrung aufgenommene Kohlenhydrate werden durch chemische Prozesse in Muskelglykogen umgewandelt und in den dafür vorgesehenen Speichern in Muskeln und Leber eingelagert. Indem Sie nun ca. zwei Tage lang nur extrem wenige Kohlenhydrate zu sich nehmen, werden die Glykogenspeicher des Körpers entleert und das Glykogen zur Energiegewinnung herangezogen.

Während dieser Zeit ist es wichtig, die durch den Kohlenhydratentzug fehlenden Kalorien in Form von zusätzlichem Protein zuzuführen. Überschüssiges Protein macht in dieser Phase nichts aus, da es der Körper zur Energieversorgung heranziehen muss, wenn er weder Körperfett (das Sie jetzt bis auf wenige Prozent vollständig abgebaut haben) noch Kohlenhydrate über die Nahrungsaufnahme zur Verfügung hat.

Vielleicht fragen Sie sich jetzt, was das Ganze soll, denn schließlich wissen wir ja, dass prall gefüllte Glykogenspeicher einen Großteil des Muskelvolumens ausmachen. Und Muskelvolumen wollen wir auf keinen Fall einbüßen. Nun, wie Sie sich wahrscheinlich schon denken können, ist es mit dem Entladen alleine noch nicht getan. Eine weitere Phase folgt: Das Aufladen. Zu diesem Zeitpunkt sind es noch etwa drei Tage bis zu Ihrem großen Auftritt. Sie haben Ihre Hausaufgaben gemacht und Körperfett und sonstiges „überflüssiges Material" verloren. Ihre Muskulatur sieht allerdings etwas flach und wenig voluminös aus, bedingt durch das Entladen. Deshalb beginnen Sie jetzt, bis zum Tag Ihres Wettkampfs Ihre Muskelglykogenspeicher wieder vollständig aufzufüllen. Dazu essen Sie große Mengen an Kohlenhydraten (Reis, Nudeln, Früchte). Diese werden von Ihrem Körper wie von einem Schwamm aufgesogen und in seine Muskelglykogenspeicher hineintransportiert. Die Speicher füllen sich vollständig auf. Ihre Muskulatur wird deshalb am Wettkampftag prall, voll und voluminös aussehen, genau wie Sie es gewollt haben!

Ihr Körper braucht etwa drei Tage, um die Glykogenspeicher wieder vollständig aufzufüllen. Beachten Sie aber, dass Sie auch zu diesem Zeitpunkt viel trinken, denn Ihr Körper kann die mit der Nahrung aufgenommenen Kohlenhydrate bekanntlich nur in einem Verhältnis von 1:3 mit Wasser in Muskelglykogen umwandeln. Wenn Sie nicht genügend trinken, könnte Ihr Körper die Kohlenhydrate in sogenannte Triglyceride umwandeln, eine Vorstufe von Fett, die Ihre Definition zu Grunde richten kann.

Am letzten Tag vor dem Wettkampf schließlich werden Sie Ihrem Körper den letzten, entscheidenden Schliff geben. Beachten Sie deshalb die folgenden Maßnahmen sehr genau.

Streichen Sie für diesen letzten Tag der Wettkampfdiät zunächst jegliches Natrium von Ihrem Speiseplan. Dies hat zur Folge, dass Ihr Körper verstärkt Wasser ausscheidet. Dadurch verlieren Sie jegliches überflüssige Wasser und gewinnen an Muskelhärte. Achten Sie aber peinlich genau darauf, dass Sie wirklich überhaupt kein Natrium mehr aufnehmen! Auch Mineralwasser enthält beispielsweise Natrium. Essen Sie weiterhin Ihren Reis, ohne natürlich das Kochwasser zu salzen, und ebenso Ihre Hühnchenbrustfilets (auch ohne Salz). Zum Aufladen verwenden manche Bodybuilder auch gerne Früchte oder sogar salzlose Süßigkeiten, was jedoch persönliche Vorlieben sind, die nicht bei jedem Sportler funktionieren.

Ab dem späten Nachmittag verzichten Sie dann auf Flüssigkeitszufuhr. Durch die weiterhin erhöhte Nierentätigkeit scheidet Ihr Körper noch überflüssiges Wasser aus. Beginnen Sie dann, Ihrem Körper Kalium in Form eines Konzentrats zuzuführen (erhältlich in Apotheken). Dadurch wird das restliche Wasser aus dem subkutanen Gewebe in die Muskeln hineingezogen. So werden Sie am nächsten Morgen mit gemeißelter Definition und stahlharter, voluminöser Muskulatur auf der Bühne stehen! Diese Topform währt aber nicht lange. Sie müssen sich an den vorgegebenen Zeitplan ziemlich exakt halten, da Ihr Körper das Natrium-Kalium-Ungleichgewicht nur kurze Zeit zulässt, bevor er wieder ein Gleichgewicht herstellt. Den Zeitpunkt der optimalen Form sollten Sie schließlich auf der Bühne erreicht haben.

Abschließend möchte ich Sie auch noch auf den Abschnitt „Posing/Iso-Tension" im dritten Kapitel verweisen, der für Ihre Wettkampfvorbereitung weitere Informationen zum Thema Posing beinhaltet. Auch die Auswahl des geeigneten Trainingsprogramms für Ihren Körpertyp während der Vorbereitung auf eine Meisterschaft können Sie im Trainings-Kapitel finden.

Nahrungsergänzungen / Supplements

Bodybuilder haben aufgrund des harten Trainings und der daraus resultierenden Vorgänge im Körper, die schließlich zu Muskelwachstum führen, einen deutlich erhöhten Nährstoffbedarf gegenüber Nicht-Sportlern. Diesen erhöhten Bedarf an grundlegenden Nährstoffen wie Protein, Vitaminen oder Kohlenhydraten, der je nach Intensität und Umfang des Trainings ansteigt, kann man häufig nur ungenügend über die normale Nahrung decken. Wer tagsüber zum Beispiel in der Kantine essen muss, ist von diesem Problem besonders betroffen, da er damit oft „Massenkost" verzehrt, die nicht auf die Bedürfnisse eines hart trainierenden Athleten abgestimmt ist.

Zudem gibt es Stoffe, die wir mit der normalen Ernährung kaum oder gar nicht zu uns nehmen, die aber einen positiven Effekt auf Muskel- und Kraftaufbau haben können. Dazu zählen beispielsweise Pflanzenextrakte. Ebenso gibt es Stoffe, die wir zwar mit dem Essen zu uns nehmen, denen aber in höheren Dosierungen leistungssteigernde Effekte nachgesagt werden. Ein Beispiel hierfür ist Kreatin, das zwar hauptsächlich in Fleisch vorkommt, aber nicht in den Mengen, die Bodybuildern empfohlen werden. In all diesen Fällen macht der Einsatz von Nahrungsergänzungen (Supplements) Sinn, die die gewünschten Nährstoffe in konzentrierter Form beinhalten. Unter den Begriff Supplements fallen alle Pulver, Tabletten und Flüssigkeiten, die natürliche Nährstoffe in konzentrierter Form beinhalten. Zur Klarheit sei aber auch gesagt, was *nicht* zu den Nahrungskonzentraten gehört: Unnatürliche Substanzen und Dopingmittel wie Steroide, Wachstumshormone, und so weiter.

Einen Punkt möchte ich ganz besonders betonen: Nahrungsergänzungen heißen eben „Ergänzungen", da sie die normale Nahrung bestenfalls ergänzen, nicht jedoch ersetzen sollen. Sie als Natural Bodybuilder profitieren erheblich von guten Supplements, Ihre tägliche Nahrungsaufnahme ist aber trotz allem die entscheidende Basis für Muskelaufbau. Nahrungskonzentrate können dieses Ziel lediglich wirksam und sinnvoll unterstützen.

Einige Vorteile von Nahrungsergänzungen gegenüber normalen Nahrungsmitteln liegen auf der Hand. So ist es heutzutage nicht mehr empfehlenswert, seinen Proteinbedarf hauptsächlich mit rotem Fleisch oder Eiern zu decken, wie dies früher üblich war. Diese Nahrungsmittel enthalten Purine, Harnsäuren, Cholesterin, sowie oftmals Rückstände von Arzneimitteln wie Antibiotika oder Steroiden und andere schädliche Stoffe. Ich empfehle, den Großteil der Proteinversorgung mit fettarmen Proteinquellen wie Fisch und Geflügel zu decken und zusätzlich ein Proteinkonzentrat zu verwenden. Proteinkonzentrate enthalten nämlich weder Purine noch Harnsäuren oder andere Schadstoffe.

Ein weiterer Vorteil von Nahrungsergänzungen ist, dass sie in flüssiger Form oder als Pulver beziehungsweise Kapseln eingenommen werden und so leichter verdaulich sind. Sie können daher besser resorbiert werden als normale Nahrungsmittel, die erst aufgespalten und verdaut werden müssen. Weight Gainer können auf diese Weise zum Beispiel zusätzliche Kalorien in leichtverdaulicher Form während einer Massephase liefern.

Seit der ersten Ausgabe von Natural Bodybuilding im Jahr 1996 hat sich auf dem Supplementmarkt sehr viel getan. Da der Handel mit Nahrungsergänzungen heutzutage ein lukrativer und weiter wachsender Markt ist, fand auch entsprechend viel Forschung statt, um immer neue Wirkstoffe und Kombinationen anzubieten. Das ist ganz besonders für Naturals eine tolle Sache. Schließlich ist jede natürliche Unterstützung beim Muskelaufbau oder Fettabbau heiß ersehnt und wirkt beim Natural Bodybuilder deutlich intensiver als bei einem Athleten, dessen Stoffwechsel von Steroiden gesteuert wird. Daher bin ich froh, dass wir heute über ein sehr effektives Portfolio aus Supplements verfügen, das für viele Trainingszwecke und alle Körpertypen einsetzbar ist.

Es gibt mittlerweile unzählige Supplements am Markt, vieles wird miteinander kombiniert, um wieder ein neues Wundersupplement zu erfinden. So verliert man leicht den Überblick und weiß irgendwann gar nicht mehr, was nun wofür wirken soll und was nicht. Ich möchte mich daher in diesem Buch auf die wesentlichen und in der Praxis auch vielfach erprobten Nahrungsergänzungen konzentrieren. Entweder es liegen wissenschaftliche Beweise für deren Wirksamkeit vor oder aber in der täglichen Trainingspraxis gibt es vielfach positive Erfahrungen mit diesen Supplements.

Auswahlkriterien

In Sachen Supplements sind für mich zwei Dinge ganz entscheidend:

1. Kriterium: Die Qualität der Produkte

Auch bei Supplements gilt der Grundsatz, dass hochwertige Inhaltsstoffe Ihren Preis haben. Extrem günstige Produkte enthalten oft billige und minderwertige Zutaten wie Einfachzucker oder Proteine mit geringer biologischer Wertigkeit. Natürlich ist nun auch nicht jedes teure Produkt gut und jedes günstige schlecht. Vor echten Billigangeboten warne ich jedoch, denn hier können einfach aufgrund des Preises keine wirklich hochwertigen Inhaltsstoffe enthalten sein. Ich rate eher zu hochwertigen Produkten, die eventuell etwas mehr kosten dürfen, denn hochwertige Produkte zeichnen sich oft auch dadurch aus, dass neben den Hauptinhaltsstoffen zusätzlich ergänzende Wirkstoffe enthalten sind, die für eine optimale Gesamtwirkung wichtig sind. Wer das Geld dazu nicht hat, sollte lieber die Anzahl der Supplements einschränken und dafür ein bis zwei hochwertige Produkte erwerben.

Neben den großen Anbietern am Markt gibt es auch einige sehr gute kleinere Hersteller für Nahrungsergänzungen. Für einen umfassenden Vergleich der Anbieter fehlt mir aber in der Regel der letzte, tiefere Einblick in deren Forschung und Produktion. Denn es gibt auch erschreckende Trends, etwa die Beimischung größerer Mengen zermahlener Tierknochen und -reste in einigen billigen Proteinkonzentraten. Daher lediglich mein grundsätzlicher Tipp zur Auswahl der Supplements: Geiz mag zwar geil sein, baut aber sicher keine Muskeln auf!

2. Kriterium: Das Vorhandensein wirksamer Inhaltsstoffe, die wir mit der Nahrung nicht oder nur sehr unzureichend aufnehmen können

Protein können Sie bei guter Ernährung über die normale Ernährung zu sich nehmen und brauchen daher nicht zwangsläufig ein Proteinkonzentrat. Diosgenin oder Kreatin hingegen werden Sie in den benötigten Dosen kaum über die normale Ernährung zuführen können; daher sind wir hier auf eine Supplementierung angewiesen. Gestalten Sie also Ihre Ernährung bereits ausgewogen und konzentrieren Sie sich bei der Supplementierung eher auf anderweitig nicht abzudeckende Stoffe.

Übersicht gängiger Supplements

Auf den kommenden Seiten finden Sie eine Übersicht über die wichtigsten Nahrungskonzentrate, über deren Bedeutung, Eignung in verschiedenen Trainingsphasen und optimale Einnahmezeit.

Neben den aufgeführten Nahrungsergänzungen gibt es auch noch zahlreiche weitere Produkte. Ich möchte sie jedoch nicht alle aufzählen, ganz einfach weil ihre Bedeutung für Erfolg in unserem Sport absolut zu vernachlässigen ist. Ich kann nur immer wieder betonen, um wieviel wichtiger eine gute Ernährung für Muskelaufbau ist im Gegensatz zu irgendwelchen Tabletten oder Konzentraten.

Glauben Sie nicht ein Wort, wenn Ihnen einige Werbeinserate unglaubliche Erfolge oder „5 Kilo Muskelmasse in 10 Tagen" versprechen. Diese Wundererfolge gibt es nicht. Glauben Sie genausowenig den Versprechen einiger unseriöser Hersteller von dubiosen Nahrungskonzentraten, ihre Produkte seien genauso effektiv wie Steroide und würden sie vollständig ersetzen. Glauben Sie im Ernst, dass noch irgend jemand Steroide verwenden würde, wenn das Nahrungsmittelkonzentrat eines exotischen Wirkstoffs genauso wirken würde?

Proteinkonzentrate

Proteinkonzentrate sind die klassische Form der Nahrungsergänzungen. Sogar viele Nichtbodybuilder kennen die „Eiweißpülverchen". Proteinkonzentrate haben sich im Laufe der Zeit in Qualität und Geschmack sehr verbessert. Während die ersten Proteinkonzentrate kaum besser als Zement schmeckten, sind heutige Proteinkonzentrate, in Milch oder Wasser aufgelöst, wohlschmeckende Getränke.

Der entscheidende Faktor für die Qualität eines Proteinkonzentrats ist die biologische Wertigkeit. Je höher die biologische Wertigkeit des enthaltenen Proteins, umso mehr Protein kann später in den Muskelaufbau umgesetzt werden. Daher sollte natürlich möglichst viel Protein aus Nahrungsmitteln stammen, die eine hohe biologische Wertigkeit aufweisen. Oft werden diese dann noch um einzelne Aminosäuren ergänzt, um eine besonders hohe biologische Wertigkeit zu erzielen. Empfehlenswert sind Konzentrate aus Eiprotein, Wheyprotein und/oder Milcheiweiß. Besonders für Athleten, die während der täglichen Arbeitszeit nur auf Kantinenkost zurückgreifen können, ist die Ergänzung der Nahrung mit einem Protein-konzentrat sinnvoll.

Einnahmeempfehlung: Proteinkonzentrate sollten entweder während des Tages, vor dem Trai-ning zur vermehrten Bereitstellung von Aminosäuren oder erst ca. 1,5 bis 2 Stunden nach dem Training eingenommen werden.

Kohlenhydratkonzentrate

Direkt nach einem harten Training kann unser Körper Kohlenhydrate besonders effizient verwerten. Daher sind Kohlenhydratkonzentrate besonders sinnvoll, wenn sie direkt im Anschluss an das Training eingenommen werden. Sie bestehen in aller Regel aus einer Mi-schung von kurz-, mittel- und langkettigen Kohlenhydraten. Natürlich sollten die langketti-gen, komplexen Kohlenhydrate den Hauptbestandteil ausmachen. Besonders erwähnenswert in diesem Zusammenhang ist das Amylopektin, das im Abschnitt über Kreatinkombinatio-nen genauer erklärt wird.

Reine, isolierte Kohlenhydratsupplements sind heute eher die Ausnahme. Vielmehr werden hochwertige Kohlenhydrate meist in Kombination mit anderen Aufbaustoffen wie Kreatin oder Protein angeboten, was auch Sinn macht.

Einnahmeempfehlung: Kohlenhydratkonzentrate können Sie direkt im Anschluss an das Trai-ning verwenden. Sie können Kohlenhydratkonzentrate auch während oder direkt vor dem Trai-ning einnehmen, um optimale Energie für Ihr Training zu haben.

Aminosäuren

Aminosäuren sind die Bausteine von Protein. Aus meiner Sicht wird ihnen zu viel Bedeutung zugemessen. Letztlich ist die Kaskade ganz einfach: Essen Sie einen Magerquark und Sie nehmen unter anderem Protein zu sich; trinken Sie einen Proteinshake und Sie nehmen das isolierte Protein zu sich; trinken Sie Aminosäuren und Sie nehmen sogar nur die isolierten Aminosäuren des Proteindrinks zu sich. Was ich damit sagen will? Es reicht in der Praxis auch, den Magerquark zu essen oder einen guten Proteinshake zu konsumieren.

Der große Vorteil von Aminosäuren in flüssiger und bedingt auch in Tablettenform ist schlicht, dass das zugeführte Protein schon in seine einzelnen Bestandteile, die Aminosäu-ren, aufgespalten ist. Es ist somit schneller und leichter verdaulich. Speziell vor und nach dem Training kann so sehr schnell Protein zugeführt werden. Man darf dabei aber nicht vergessen, dass viele Aminopräparate pro Portion nur zwischen 12 und 20 Gramm Amino-säuren liefern, während ein guter Proteinshake pro Portion locker 30 Gramm oder mehr enthält. Speziell in Masseaufbauphasen, wenn ohnehin viel Protein über die Nahrung auf-genommen wird, halte ich Aminosäuren für überflüssig, zumal Sie kaum zusätzliche Kalo-rien liefern. Insbesondere ektomorphe Athleten können sich das Geld für Aminopräparate sparen. Während einer Diät hingegen kann es erwünscht sein, dass hochwertiges Protein schnell und ohne zusätzliche Kohlenhydrate zugeführt werden soll; dann können Aminosäu-renprodukte eingesetzt werden.

In der Summe sind Aminosäuren also sicher nichts Schlechtes, nur gibt es einfach bessere und effektivere Supplements. Wer nicht im Geld schwimmt und zehn Supplements gleichzeitig einnehmen kann, der sollte sein Geld meiner Ansicht nach lieber in andere Supplements stecken.

Eine Ausnahme sind die sogenannten *branched chain amino acids* (deutsch: verzweigtkettige Aminosäuren), kurz BCAAs. Dazu zählen L-Leucin, L-Valin sowie L-Isoleucin. Diese Aminosäuren werden schneller als andere Aminosäuren im Körper aufgenommen, denn sie müssen nicht erst über die Leber verstoffwechselt werden. BCAAs werden als Energielieferanten beim Training herangezogen. Sind nicht genügend BCAAs im Blut vorhanden, zieht der Körper diese aus der Muskulatur heraus. Um diesen negativen Effekt zu vermeiden, macht eine Einnahme von BCAAs als Supplement vor und nach dem Training Sinn.

Einnahmeempfehlung: Fünf Gramm BCAAs vor und weitere fünf Gramm nach dem Training einnehmen; an trainingsfreien Tagen die selbe Menge morgens nüchtern und nochmal abends vor dem Schlafengehen einnehmen.

L-Carnithin

L-Carnithin ist eine Aminosäure, die am Fettstoffwechsel beteiligt ist. Sie besitzt fettverbrennende Eigenschaften, was sie besonders für eine Diät- oder Vorwettkampfphase interessant macht. Sie dürfen natürlich keine Wunder erwarten; L-Carnithin wird Sie nicht über Nacht ultrahart machen, hat aber dennoch einen unterstützenden Effekt auf den Fettabbau. Die flüssige Form ist der Tablettenform vorzuziehen, da L-Carnithin in der flüssigen Form besser verwertet wird.

Einnahmeempfehlung: L-Carnithin-Präparate sollten vor dem Training eingenommen werden; 1.000 Milligramm L-Carnithin in flüssiger Form sind optimal.

Weight Gainer

Weight Gainer wurden speziell für den Aufbau von Muskelmasse entwickelt. Sie bestehen aus einer Mischung von Kohlenhydraten, Proteinen, Vitaminen, Mineralstoffen sowie kleinen Mengen an Fett. Sie können daher im Notfall als kompletter Ersatz für eine Mahlzeit dienen. Weight Gainer enthalten die größte Nährstoffdichte und Kalorienzahl aller Nahrungskonzentrate. Sie können auch zusätzlich zu Mahlzeiten eingenommen werden, um zum Beispiel bei nicht ausreichendem Hunger trotzdem reichlich Kalorien in leichtverdaulicher Form konsumieren zu können.

Achten Sie beim Kauf besonders darauf, dass Ihre Weight Gainer nur minimale Mengen an Fett enthalten (etwa ein bis drei Prozent) und dass die enthaltenen Kohlenhydrate zum allergrößten Teil komplexer Natur sind. Einige, insbesondere billige Weight Gainer enthalten nämlich große Mengen Industriezucker, die auf der Packung unter „Kohlenhydrate" natürlich nicht von hochwertigen komplexen Kohlenhydraten getrennt aufgeführt sind. Man sollte sich daher vor dem Kauf eines Weight Gainers über die genaue Zusammensetzung der

Inhaltsstoffe informieren. Dabei ist es hilfreich, die Angaben der Zutaten auf der Packung zu lesen, da gemäß dem deutschen Lebensmittelgesetz die Zutaten in der Reihenfolge Ihres prozentualen Anteils aufgeführt sein müssen. Steht also beispielsweise an erster Stelle Saccharose oder Dextrose (Einfachzucker), so ist das Produkt nicht empfehlenswert.

Einnahmeempfehlung: Weight Gainer können zu jeder Tageszeit eingenommen werden. Sie können prinzipiell immer außerhalb der Mahlzeiten konsumiert werden. Am effektivsten ist die Einnahme aber unmittelbar nach dem Training. Bei sehr dünnen, ektomorphen Athleten auch abends vor dem Zubettgehen. Die Menge richtet sich individuell nach Körpertyp und Trainingsziel.

Hormonoptimierer

Es gibt einige pflanzliche Wirkstoffe, denen eine positive Wirkung auf den körpereigenen Hormonhaushalt nachgesagt wird. Gerade für Naturals klingt das natürlich hochinteressant. Überzogene Erwartungen sind allerdings nicht angebracht. Die Wirkstoffe pushen weder den Testosteronspiegel besonders stark nach oben, noch enthalten sie selbst Hormone. Aber viele Athleten haben durch hartes Training oder natürliche Veranlagung, Alter und ähnliche Umstände keinen optimalen Hormonspiegel mehr. In solchen Fällen können diese Pflanzenextrakte gute Dienste leisten.

Die drei wichtigsten derartigen Wirkstoffe möchte ich Ihnen vorstellen. Alle drei sind in der Praxis bereits vielfach erprobt, auch von mir selbst.

Zwei solcher Wirkstoffe sind **Diosgenin** und **Saponin**. Diosgenine sind ebenso wie Saponine pflanzliche Wirkstoffe, die in den Pflanzen *Tribulus terrestris* und *Dioscorea villosa* vorkommen. Beiden wird eine optimierende Wirkung auf den Testosteronhaushalt nachgesagt. Um Missverständnissen vorzubeugen: Es wird mit den Wirkstoffen kein Testosteron zugeführt, sondern die körpereigene Produktion soll auf ein optimales Level gehoben werden. Bei sehr hartem Training kann es nämlich zu einer katabolen Stoffwechsellage kommen, die für Muskelaufbau natürlich denkbar schlecht ist. Ebenso nimmt die natürliche Testosteronproduktion mit zunehmendem Alter ab. Daher bieten sich beide Wirkstoffe in solchen Lebenslagen besonders an.

Ich halte speziell Diosgenin für einen der wichtigsten und effektivsten Stoffe für Natural Bodybuilder. Die natürliche Hormonoptimierung ist eine perfekte Unterstützung für jeden Natural-Athleten. Während es am Markt sehr viele Tribulus-Produkte gibt, die stark auf Saponine setzen, zeigt die neueste Forschung, dass Diosgenine vermutlich noch stärker wirken. Bei diesen Präparaten kommt es allerdings auf hohe Qualität an, die viele günstige Produkte am Markt leider nicht bieten können. Eine Kombination der beiden Pflanzen *Tribulus terrestris* und *Dioscorea villosa* halte ich für perfekt. Ich selbst habe mit Diosgenin hervorragende Erfolge erzielt.

Einnahmeempfehlung: zwischen 4,5 und 5,5 Gramm Diosgenin pro Tag sind optimal. Die Hälfte davon morgens nüchtern und die andere Hälfte vor dem Training einnehmen; an trainingsfreien Tagen morgens nüchtern und abends zwischen zwei Mahlzeiten.

Die **Maca-Wurzel** führte bislang ein Schattendasein unter den Supplements. Maca gedeiht vornehmlich in den Anden und zeichnet sich durch eine sehr hohe Nährstoffdichte aus. Die Maca-Pflanze enthält zahlreiche Vitamine, Mineralien, Aminosäuren und viele weitere sekundäre Pflanzenstoffe. Viele bezeichnen Maca daher auch als den peruanischen Ginseng. Gerade den sekundären Pflanzenstoffen werden positive Eigenschaften zur Kräftigung und Stärkung von Organismus und Potenz nachgesagt.

Es ist wissenschaftlich noch nicht endgültig bewiesen, welche Stoffe die positiven Effekte tatsächlich hervorrufen; in der Praxis wurde die Wirkung von Maca aber in vielen Fällen schon bestätigt. Maca fördert also die körperliche, sexuelle und psychische Leistungsfähigkeit. Logischerweise findet es daher auch Verwendung in einigen „Testoboostern".

Einnahmeempfehlung: Am besten als Kombipräparat mit Diosgenin bzw. Saponin einnehmen; fünf bis zehn Gramm Macapulver pro Tag sind für alle Körpertypen optimal.

Kreatin und Kreatinkombinationen

Kreatin zählt zu den beliebtesten und bewährtesten Supplements am Markt. Kreatin sorgt im Wesentlichen für eine vermehrte Wassereinlagerung in die Muskelzellen. Dadurch nimmt deren Volumen zu und die Proteinsynthese soll gesteigert werden. Zuwächse an Kraft und Muskelvolumen sind die Folge. Erstaunlich finde ich, dass Kreatin bei manchen Athleten recht gut wirkt, bei einigen aber gar nicht. Erklären lässt sich das bislang nicht wirklich. Sofern man minderwertige Inhaltsstoffe der Supplements ausschließen kann, muss es wohl an der individuellen Verstoffwechselung eines Athleten liegen.

Kreatin sollte kurweise eingenommen werden, in der Regel über sechs bis acht Wochen mit anschließender mindestens vierwöchiger Pause. Ohne Pause lässt die Wirkung von Kreatin mit der Zeit nach. Früher wurde geraten, eine Kreatinkur mit einer sogenannten Ladephase zu starten. Dazu wurde in den ersten Tagen recht viel Kreatin zugeführt – bis zu 30 Gramm am Tag – und danach auf eine Erhaltungsdosis von fünf bis zehn Gramm reduziert. Heute weiß man, dass eine Ladephase keine wesentlichen Vorteile gegenüber einer konstanten Einnahme bringt. Zudem ist die optimale Wirkmenge geringer als ursprünglich gedacht. Je nach Körpergewicht liegt die optimale tägliche Menge zwischen 10 und 15 Gramm Kreatin.

Manche Athleten bekommen leichte Magen-Darm-Probleme durch die Einnahme von Kreatinpräparaten. Hier kann es hilfreich sein, etwas basische Mineralien hinzuzufügen (wie etwa Natriumhydrogencarbonat). Gute Erfahrungen habe ich bei diesen Athleten auch gemacht, wenn die Haupteinnahme abends vor dem Schlafengehen erfolgt; über Nacht wird das Kreatin in der Regel gut und vollständig verdaut. Wenn die Probleme anhalten, sollte die Dosis weiter reduziert werden. Wenn alles nichts hilft, muss letztlich auf die Einnahme von Kreatin ganz verzichtet werden.

Kreatin alleine erzielt gar nicht die besten Ergebnisse. Es gibt Stoffe, die sich in Ihrer Wirkung hervorragend mit Kreatin ergänzen und daher als Kombination optimal sind. Nachfolgend stelle ich Ihnen zwei dieser Kombinationen vor.

Allererste Wahl sollte eine **Kombination aus Kreatin und der Aminosäure Glutamin** sein. Glutamin sorgt ebenfalls für eine vermehrte Wassereinlagerung in den Muskelzellen und eine optimierte Proteinsynthese. Zudem wird Glutamin in größeren Mengen bei hartem Training verbraucht. Die Wirkungen von Kreatin und Glutamin ergänzen und verstärken sich gegenseitig optimal. Ich empfehle daher, statt einem reinen Kreatinpräparat immer eine Kombination der beiden Wirkstoffe einzunehmen. Meist führt die Einnahme zügig zu einer Gewichtszunahme von zwei bis drei Kilo, hervorgerufen durch die vermehrte Wassereinlagerung. Auch die Kraft und das optische Muskelvolumen sollten sich etwas verbessern. Da das Wasser in die Muskelzellen hineingezogen wird, verbessert sich oftmals auch die Form und man erscheint etwas härter.

Einnahmeempfehlung: Morgens nüchtern sowie direkt vor und nach dem Training; an trainingsfreien Tagen morgens nüchtern und tagsüber zwischen den Mahlzeiten einnehmen. Die Dosierung richtet sich nach dem Körpergewicht und passt sich damit automatisch an die Körpertypen an. Beachten Sie auf Grund der unterschiedlichen Konzentration der Präparate die Dosieranleitung Ihres Präparats.

Speziell in Masseaufbauphasen kann ich auch eine **Kombination von Kreatin, Glutamin und Amylopektin** empfehlen. Amylopektin ist ein extrem hochmolekulares Kohlenhydrat. Das bedeutet, dass sehr viele Glucosebausteine aneinandergereiht sind. Dadurch wird Amylopektin im Vergleich zu anderen Kohlenhydraten kaum bis gar nicht als Körperfett gespeichert, sondern liefert gleichmäßig Energie. Die Kombination mit Kreatin und/oder Glutamin sorgt damit zum einen für eine vermehrte Wassereinlagerung in den Muskelzellen und zum anderen für ständig prall gefüllte Glykogenspeicher in der Muskulatur. Das sind beste Voraussetzungen für effektive Trainingseinheiten und einen guten Muskel- und Kraftaufbau.

Speziell für ektomorphe Athleten mit Schwierigkeiten beim Masseaufbau eignet sich diese Kombination hervorragend. Endomorphe, eher übergewichtige Athleten hingegen sollten aufgrund der Kaloriendichte vorsichtig mit Amylopektin umgehen.

Einnahmeempfehlung: Morgens nüchtern sowie direkt vor und nach dem Training; an trainingsfreien Tagen morgens nüchtern und tagsüber zwischen den Mahlzeiten einnehmen. Dosierung je nach Hersteller beachten. Ektomorphe Athleten sollten ca. ein Gramm Amylopektin pro Kilogramm Körpergewicht täglich einnehmen, mesomorphe Athleten ca. 0,7 Gramm pro Kilogramm Körpergewicht; endomorphe Athleten – wenn überhaupt – nur 0,3 bis 0,5 Gramm.

Fatburner

Fatburner gehören ebenfalls zu den beliebtesten Supplements am Markt. Verständlich, da sich doch fast jeder wünscht, relativ problemlos Körperfett abzubauen und einen definierteren Körper zu haben. Fast alle Fatburner basieren auf sogenannten „thermogenen" Stoffen. Das sind Stoffe, die die Thermogenese (Fettverbrennung durch Erhöhung der Körpertemperatur) anregen sollen. Der bekannteste Vertreter dieser Gattung ist das Koffein. Dementsprechend enthalten auch nahezu alle Fatburner als wesentlichen Bestandteil Koffein. Noch stärker wirkt Ephedrin, das allerdings in Deutschland nicht zugelassen ist. Taurin – vielen bekannt aus gewissen Energydrinks – zählt ebenfalls zu dieser Stoffgruppe. Genauso auch die Teeine aus Tee, allerdings in wesentlich milderer Form.

Derartige Stoffe wirken in der Regel anregend auf das zentrale Nervensystem, welches dadurch die Stoffwechselgeschwindigkeit erhöht. Die Symptome einer hohen Zufuhr von thermogenen Stoffen dürfte jeder schon einmal erlebt haben: Vermehrtes Schwitzen, leichtes Zittern und Unruhe belegen die Übererregung des Nervensystems. Durch die erhöhte Stoffwechselgeschwindigkeit wird auch vermehrt Körperfett zur Energiegewinnung herangezogen – und darum geht es ja schließlich. Fatburner können also tatsächlich bei der Fettverbrennung helfen, wenngleich auch immer nur als zusätzliche Unterstützung zu einer entsprechenden Ernährung. Ich habe nur zu oft Menschen erlebt, die sich alles andere als gut ernährten, aber gleichzeitig Fatburner eingenommen haben. Das bringt herzlich wenig!

Vorsicht ist geboten für Menschen, die von Natur aus Koffein nicht gut vertragen. Das sind meist Menschen mit eher nervösem, unruhigem Naturell. Dann kann eine Zufuhr von Koffein in größeren Mengen sogar schädlich sein, da das Nervensystem zu sehr angeregt wird. Menschen mit hohem Blutdruck oder Herzbeschwerden sollten unbedingt die Finger von Fatburnern lassen.

Einnahmeempfehlung: Ich rate davon ab, Fatburner über lange Zeiträume einzunehmen. Der Körper gewöhnt sich an die Stoffe, die Wirkung lässt nach und kann dauerhaft sogar ins Negative umschlagen. Fatburner sollten aus meiner Sicht maximal drei Monate – zum Beispiel während einer Diät – eingenommen werden, besser nur sechs bis acht Wochen.

Multivitamin-/Multimineralkonzentrate

Wer sich ausgewogen und vielseitig ernährt, braucht heutzutage eigentlich kein ergänzendes Vitamin- oder Mineralpräparat. In einer Massephase wird in der Regel so viel Nahrung aufgenommen, dass der Körper keine Mangelerscheinungen hat. Die gelegentlich in Fachzeitschriften empfohlenen Mega-Dosierungen von Vitaminen sind auf alle Fälle Unfug.

Anders sieht die Sache während einer Diätphase aus, oder auch bei Krankheit und extrem hohen körperlichen oder seelischen Belastungen. In diesen Zeiten kann es durch einseitige Ernährung oder einen stark erhöhten Verbrauch zu Mangelerscheinungen kommen. Dann empfehle ich den Einsatz eines guten Multivitamin-/Mineralstoffpräparats, das übrigens überhaupt nicht teuer sein muss. Gute Produkte gibt es auch in Drogeriemärkten für wenig Geld. In einer Diätphase ist für mich der vorsorgliche Einsatz eines solchen Präparats sogar Pflicht.

Sehr sinnvoll finde ich zudem das ganze Jahr über den Einsatz einer Kombination aus Vitamin C und Zink. Beide Stoffe sind sehr wichtig für das Immunsystem und die Infektabwehr. Daher ist für mich persönlich ein derartiges Kombipräparat fester Bestandteil meines täglichen Ernährungsplans. Ganz wichtig: Immer ein sogenanntes „Depot"-Präparat nehmen, so werden die Wirkstoffe kontinuierlich über den Tag verteilt aufgenommen.

Einnahmeempfehlung: Eine Menge von fünf bis zehn Milligramm Zink und ca. 300 Milligramm Vitamin C als Depot sind perfekt.

Basische Mineralstoffe

Vielleicht wundert sich der eine oder andere Leser über diesen Punkt. Von Proteinpulvern und Aminopräparaten hat jeder schon gehört, aber wofür sollen basische Mineralstoffe gut sein?

Die Ernährung von Bodybuildern enthält meist viel Eiweiß und dazu oft in erster Linie Kohlenhydrate aus Weißmehlprodukten. Solche Nahrungsmittel wirken sauer in unserem Organismus. Daher sind wir modernen Menschen meist total übersäuert, statt uns in einem ausgewogenen Säure-Basen-Gleichgewicht zu befinden. Ein Gleichgewicht wäre aber der Optimalzustand des Körpers. Denn eine Übersäuerung hat negative Folgen: Es können vermehrt Müdigkeit, Erschöpfung, Hautprobleme und Verdauungsprobleme auftreten.

Um dem entgegenzuwirken, empfiehlt sich neben einer ausgewogenen Ernährung mit viel frischem Obst und Gemüse, die basisch im Körper wirken, eine Nahrungsergänzung mit ebenfalls basisch wirkenden Mineralstoffen.

Einnahmeempfehlung: Testen Sie Ihren pH-Wert im Urin einmal mit einem Teststreifen, den Sie in jeder Apotheke erhalten. Sie werden vermutlich erstaunt sein, wie „sauer" Sie sind. Nehmen Sie bei Bedarf vier bis sechs Wochen ein gutes Basenpräparat ein und schauen Sie, ob sich dadurch nicht manche Beschwerden oder einfach Ihr Wohlbefinden langsam bessern.

Was verwende ich wann?

In der Praxis kommt es natürlich ganz wesentlich darauf an, die richtigen Supplements für die entsprechenden Trainingsziele einzusetzen. Ich erlebe sehr oft, dass ein schlanker, ektomorpher Athlet Masse aufbauen will und als Supplement Aminosäuren einnimmt. Das Geld könnte er genauso gut verschenken, denn was dieser Athlet braucht, sind Kalorien und reichlich Aufbaustoffe. Daher habe ich eine Übersicht zusammengestellt, welche Supplements und welche Kombinationen aus meiner Sicht für welche Trainingsziele und für welche Körpertypen besonders geeignet sind.

Trainingsziel: Masse- und Kraftaufbau

Empfehlenswerte Supplements	ektomorph	mesomorph	endomorph
Kreatin-Glutamin-Amylopektin-Kombinationen	ja	ja	bedingt (weniger Amylopektin)
Weight Gainer	ja	bedingt	nein
Hormonoptimierer	ja	ja	ja

Beispiel 1:

24-jähriger Mann, schlank und drahtig, ektomorpher Typ, geringes Einkommen. Ziel: Masseaufbau. Meine Empfehlung in diesem Fall ist neben einer kalorienreichen Ernährung ein günstiger Weight Gainer und ein Kreatin-Glutamin-Amylopektin-Präparat. Die beiden Supplements liefern die benötigte hohe Kalorienzahl, insbesondere über reichlich Kohlenhydrate. Selbst wenn im Weight Gainer auch Einfachzucker vorhanden sind, so wird ein Athlet mit der beschriebenen Statur und entsprechendem Stoffwechsel selbst diese Einfachzucker sehr gut verwerten oder sogar fast brauchen können, um Substanz zuzulegen.

Beispiel 2:

36-jähriger Mann, mesomorpher Typ, muskulös. Will aber mehr Muskelmasse aufbauen, allerdings ohne größere Fettzunahmen. Ich empfehle eine gute Kreatin-Glutamin-Amylopektin-Kombination zusammen mit einem Diosgenin-Präparat. Beide Supplements unterstützen den Aufbau, ohne aber in Körperfett umgewandelt werden zu können. Für den Aufbau von qualitativ hochwertiger Muskelmasse gibt es für den mesomorphen Typ nichts Besseres als diese Kombination.

Trainingsziel: Fettabbau, Definition

Empfehlenswerte Supplements	ektomorph	mesomorph	endomorph
Kreatin-Glutamin-Kombination	ja	ja	ja
Proteinkonzentrat	ja	ja	ja
Fatburner	bedingt	ja	ja
Hormonoptimierer	ja	ja	ja
Multivitamin-/Mineralpräparat	ja	ja	ja

Beispiel 1:

30-jähriger Mann, endomorpher Typ, recht hoher Körperfettanteil; will definierter werden. Ich empfehle neben einer entsprechenden Diät den Einsatz eines guten Fatburners sowie eines hochwertigen Diosgeninpräparats. Wer es sich leisten kann, sollte gerne zusätzlich die Kreatin-Glutamin-Kombination verwenden. Ein gutes Multivitamin-/Mineralpräparat aus dem Drogeriemarkt rundet das Supplementprogramm ab. Der Fatburner soll dabei den Stoffwechsel ankurbeln, der „Testobooster" einen katabolen Stoffwechselzustand verhindern. Die Vitamine und Mineralstoffe sollten vorsorglich eingenommen werden, um mögliche Mangelerscheinungen durch eine Diät zu vermeiden.

Beispiel 2:

28-jährige Frau, mesomorpher Typ; möchte etwas Körperfett abnehmen und muskulöser werden. Ich empfehle den Einsatz eines Fatburners sowie eines hochwertigen Proteinkonzentrats, ergänzt um ein gutes Multivitamin-/Mineralstoffpräparat. Das Proteinkonzentrat kann im Rahmen einer kohlenhydratreduzierten Diät speziell abends und nach dem Training verwendet werden, der Fatburner soll den Stoffwechsel beschleunigen. Bei Frauen gibt es oft auch ein Problem mit Wasserspeicherung, in solchen Fällen können zusätzlich pro Tag fünf bis sechs Tassen grüner Tee getrunken werden.

Kapitel 3

Training

Trainingsgrundlagen

In den ersten beiden Kapiteln haben Sie die Grundlagen für Erfolg im Bodybuilding gelernt. Sie haben viel über Ihren Körper und seine Funktionsweise erfahren und Sie kennen nun alle wichtigen Punkte für eine sinnvolle Gestaltung Ihrer Ernährung. Jetzt ist es an der Zeit, zum eigentlichen Training überzugehen. Sie werden nachvollziehen können, warum ich das Kapitel Training erst nach den anderen Kapiteln aufführe. Hier werden sich alle Einzelheiten wie in einem Puzzle zu einer Einheit zusammenfügen. Nur eine Kombination aus allen Aspekten der drei Kapitel kann der optimale Weg zum Erfolg sein.

In den mehr als zehn Jahren seit Erscheinen der Erstausgabe von „Natural Bodybuilding" hat sich an meinen Ansichten bezüglich Training und Trainingsmethoden nicht viel geändert. Der Grund dafür ist simpel: Hinter den Überlegungen stecken einfach logische und auch biologische Fakten dazu, wann und wie optimales Muskelwachstum erzielt wird. Und an den biologischen Grundlagen des Menschen hat sich nun mal auch in der vergangenen Zeit nichts geändert.

Eines habe ich allerdings in dieser Zeit gelernt: Lange nicht jeder Sportler ist bereit, sich auf sehr intensives Training körperlich und mental einzulassen. Ich bin in den vergangenen Jahren immer wieder von Lesern darauf angesprochen worden, dass sie die Trainingsmethoden aus meinem Buch klasse fanden und diese auch logisch klingen, dass sie aber trotzdem nach kurzer Zeit wieder in den alten Trainingstrott aus mittlerer Intensität und vielen Sätzen zurückgefallen sind. Die Gründe dafür sind fast immer mentaler Natur, das hochintensive Training erfordert auch von der Psyche hochintensive Konzentration. Viel bequemer sind gängige Methoden mit mehr Sätzen und weniger Intensität natürlich schon, und wer nicht auf Wachstum und Leistungssteigerung aus ist, dem können diese Methoden ordentliche Dienste erweisen. Ich muss zugeben, nach sehr langen und stressigen Arbeitstagen war das hochintensive Training manchmal in der Tat auch für mich zu viel des Guten und nicht die optimale Trainingsmethode für diesen Tag. Hier ist jeder Leser selbst verantwortlich zu entscheiden, an welchen Tagen er oder sie einfach nicht die körperliche und mentale Kraft hat, sehr intensiv zu trainieren. Dann ist ein leichteres Training mit mittlerer Intensität sicher die bessere Wahl. Bitte nutzen Sie das aber nicht ständig als Ausrede, nicht hart trainieren zu können.

Voraussetzungen für Muskelwachstum

Zuerst möchte ich Ihnen darlegen, was für Methoden wir anwenden können, um unser großes Ziel zu erreichen: Muskelwachstum. Dieses Ziel haben alle Bodybuilder vor Augen, ob sie nun auf natürlicher Basis trainieren oder nicht. Das Prinzip, wie Muskelwachstum erreicht werden kann, ist dabei für alle Athleten gleich. Unterschiede gibt es allerdings, was die Vorgehensweise im Training betrifft.

Natürliche Bodybuilder können eines von ihren „weniger natürlichen" Kollegen lernen: Der Hormonspiegel ist enorm wichtig für Erfolg im Training. Wenn wir Steroidanwender beobachten, so werden wir feststellen, dass sie während einer Kur überaus hart und schwer trainieren und großartige Fortschritte machen. Wenn sie aber absetzen, kommt unweigerlich die Phase, während der sie schwächer werden und an Substanz verlieren. In dieser Zeit trainieren sie meist weitaus weniger intensiv und weniger schwer, ganz einfach deshalb, weil sie wissen, dass sie unter Beibehaltung des harten Trainings ohne Pharmaka übertrainieren würden. Ihr Körper gerät in einen katabolen Zustand, gegen den auch eine übermäßige Nahrungs- und Eiweißzufuhr nichts ausrichten kann. Wir können daraus nun auf das Training eines natürlichen Athleten übertragen, dass zu jeder Zeit ein übermäßig langes oder hartes Training in ein Übertrainingsstadium führen kann, und zwar aufgrund des bei Weitem nicht so hohen Testosteronspiegels im Vergleich zu gedopten Athleten. In einem solchen Stadium sind Fortschritte jedoch praktisch ausgeschlossen.

Training im Übermaß bringt nur Schaden und keinen Nutzen. Aber wie viel ist zu viel? Was ist der beste Weg, um Übertraining zu vermeiden und optimales Muskelwachstum zu erzielen? Um diese Fragen zu beantworten, möchte ich einige Punkte aus dem Abschnitt „Muskelaufbau" des Grundlagen-Kapitels vertiefen. Wir werden Schritt für Schritt vorgehen, damit jeder Leser die Logik für unser Muskelaufbau-Training nachvollziehen kann. Mein Ziel ist es, dass Sie am Ende sagen werden: „Wieso trainiere ich eigentlich nicht schon lange so? Es ist mir jetzt glasklar, warum optimaler Muskelaufbau nur auf diese Weise erzielt werden kann."

Wir haben bereits die Grundvoraussetzungen dafür kennengelernt, dass ein Muskel wächst. Er muss in einer ersten Phase einer Belastung ausgesetzt werden, die groß genug ist, um einen Wachstumsreiz im Muskel auszulösen. Es folgt die Erholung von der Belastung und dann die Phase der Leistungssteigerung zur besseren Bewältigung der Belastung beim nächsten Mal (Superkompensation). Wir wissen aber auch, dass sich der Muskel leicht an immer gleiche Belastungen anpasst (Adaption). Wie können wir nun verhindern, dass eine Adaption eintritt, damit stattdessen konstant Fortschritte gemacht werden können?

Die Zauberformel lautet hier „progressives Widerstandstraining". Das bedeutet eigentlich nur, dass die Belastungen für den Muskel durch einen Widerstand (sprich: Gewichte) „fortschreitend größer" werden. Der Muskel wird zu mehr oder weniger konstantem Wachstum gezwungen, wenn wir in der Lage sind, die Belastungen des Trainings immer wieder zu erhöhen.

Um dieses Ziel zu erreichen, gibt es im Wesentlichen drei verschiedene Möglichkeiten: schwerere Gewichte verwenden, die Ruhepausen zwischen den Sätzen verkürzen oder den Umfang des Trainings generell erhöhen. Nicht jede dieser drei Möglichkeiten ist für uns gleich gut geeignet. Um dies verständlich zu machen, möchte ich zunächst auf die verschiedenen Belastungsformen der Muskeln eingehen und dann einen Schlüsselbegriff für erfolgreiches Training erläutern: Intensität.

Grundformen der Belastung

Um einen Muskel maximal zu entwickeln, müssen alle Zellstrukturen des Muskels trainiert werden. Dabei reagiert jede Struktur nur auf eine bestimmte Form des Trainings. Man spricht daher von einer „spezifischen Belastungsanpassung". Die beiden wichtigsten Bestandteile einer Muskelzelle, die wir durch entsprechendes Training entwickeln können, sind die Myofibrillen und die Mitochondrien. Die Myofibrillen sind die länglichen Muskelstränge, die die einzelnen Muskelfasern bündeln, während die Mitochondrien die „kleinen Kraftwerke" innerhalb eines Muskels sind.

Es gibt nun im Wesentlichen drei Formen, wie ein Muskel trainiert werden kann. Jede der drei unterschiedlichen Methoden bewirkt einen spezifischen Reiz im Muskel und hat deshalb unterschiedliche Auswirkungen auf Muskelwachstum, Kraftentwicklung und Ausdauerleistung.

Das eigentliche **Muskelaufbautraining**, von dem Bodybuilder immer reden (oft ohne zu wissen, was eigentlich dahintersteckt), ist das Training der Myofibrillen. Die im Buch bereits mehrfach erwähnte Hypertrophie von Muskelfasern findet praktisch nur statt, wenn ein entsprechendes Training der Myofibrillen vorgenommen wird. Der Muskel gewinnt durch das Dickenwachstum der Muskelfasern an Volumen, ohne dabei aber nennenswert stärker zu werden. Der optimale Wiederholungsbereich für das Training auf Muskelhypertrophie liegt bei etwa sechs bis zwölf Wiederholungen. Bei korrekter, langsamer Übungsausführung beläuft sich die Dauer eines Satzes also auf ca. 15-25 Sekunden. Bodybuilder sollten den Großteil ihres Trainings in diesem Bereich durchführen, um maximales Muskelwachstum zu erzielen. Wer jedoch ständig nur in diesem Bereich trainiert, kann unter Umständen große Muskelmasse aufbauen, ohne dabei aber besonders stark zu sein.

Das **Training auf Kraft** unterscheidet sich vom Training auf Muskelwachstum. Kraft kann nämlich auch unabhängig von Muskelwachstum erzielt werden. Erreicht wird eine Steigerung der Körperkraft dadurch, dass eine Verbesserung des Zusammenspiels von Muskelfasern und Nerven eintritt, die sogenannte „intramuskuläre Koordination". Wie der Name schon sagt, wird also die Fähigkeit trainiert, innerhalb eines Muskels möglichst viele Muskelfasern auf einmal zu aktivieren. Vielleicht überrascht es Sie zu hören, dass ein durchschnittlicher Mensch nur in der Lage ist, ca. 40-50 Prozent seiner Muskelfasern auf einmal zu aktivieren. (Es steckt also ein viel größeres Potenzial an Kraft in uns, als wir tatsächlich im Alltag aufweisen.)

Beim Training auf Kraft wird in aller Regel nur eine geringe Zunahme des Muskelvolumens durch Hypertrophie einzelner Fasern erzielt, während die Körperkraft beträchtlich verbessert wird. Es gibt allerdings keine exakte Grenze, an der Kraftgewinn einsetzt und Muskelhypertrophie abrupt zum Stillstand kommt. Es ist vielmehr so, dass der eine Wiederholungsbereich bessere Ergebnisse für Kraftentwicklung, der andere wiederum optimales Wachstum der Muskelfasern erzielt. Völlig zu trennen sind Kraft- und Muskelentwicklung nicht. Im Gegenteil, es besteht ein gewisser Zusammenhang zwischen Kraft und Muskelmasse, sofern nicht extrem einseitig trainiert wird. Der optimale Wiederholungsbereich für maximale Kraftentwicklung liegt im Bereich von einer bis sechs Wiederholungen. Selbst Kraftdreikämpfer trainieren aber nicht ständig mit Einzelwiederholungen. Im Training wird meist der Bereich von drei bis sechs Wiederholungen angestrebt, und es werden nur gelegentlich Einzelversuche mit maximalen Gewichten zur Überprüfung der Kraftentwicklung ausgeführt.

Die dritte Möglichkeit, einen Muskel zu trainieren, besteht im Training der Mitochondrien mittels **Ausdauertraining**. Dabei werden leichtere Gewichte verwendet und dafür wesentlich höhere Wiederholungszahlen ausgeführt als bei den beiden vorgenannten Methoden. Der Wiederholungsbereich liegt bei 20-100 Wiederholungen, wobei es in der Praxis nur in absoluten Ausnahmefällen sinnvoll ist, über 25 Wiederholungen hinauszugehen. Durch die entsprechend lange Dauer eines solchen Satzes wird der Körper nicht zu einer Hypertrophie des Muskels veranlasst, sondern ist vielmehr darum bemüht, die erhöhte Anforderung an die Sauerstoffversorgung während des Ausdauertrainings durch eine Neubildung von kleinsten Blutgefäßen (Kapillaren) zu kompensieren. Durch die erhöhte Anzahl an Kapillaren wird die Gesamtdurchblutung des Muskels verbessert, was wiederum Vorteile für den Athleten hat. Stoffwechselendprodukte (Schlacken) werden besser abtransportiert und gewähren so eine verbesserte Regenerationsfähigkeit des Muskels sowie eine lokale Steigerung der Muskelausdauer.

Trainingsintensität

Unter der Trainingsintensität versteht man den Grad der momentanen Belastung für einen Muskel. Wenn Sie mit einem Gewicht, mit dem Sie unter maximaler Anstrengung 15 Wiederholungen ausführen könnten, nur sechs Wiederholungen ausführen, so ist die Intensität gering. Führen Sie hingegen volle 15 Wiederholungen aus und lassen sich danach noch bei einer zusätzlichen Wiederholung von Ihrem Trainingspartner leicht helfen, dann ist die Trainingsintensität in diesem Satz sehr hoch. Die Trainingsintensität ist der Schlüssel zum Erfolg! Sie muss unbedingt so hoch sein, dass ein starker Wachstumsreiz im Muskel ausgelöst wird.

Die logische Schlussfolgerung ist, dass es wenig bringt, für ein progressives Muskelaufbautraining einfach den Umfang des Trainings zu erhöhen und dabei eine niedrige Intensität beizubehalten. Vielmehr sind die Erhöhung der Trainingsgewichte und in gewissem Maß auch die Verkürzung der Ruhepausen zwischen den Sätzen die geeigneten Wege, um konstantes Muskelwachstum zu erreichen.

Die Trainingsintensität ist höher, wenn Sie in der Lage sind, statt vormals 80 Kilogramm nun 90 Kilogramm im Bankdrücken für zehn Wiederholungen zu absolvieren. Ebenso steigt Ihre Trainingsintensität, wenn Sie zwei Sätze Bankdrücken mit 80 Kilogramm für zehn Wiederholungen mit nur einer Minute Pause zwischen den Sätzen ausführen, bei denen Sie bisher zwei Minuten Pause für die Bewältigung dieser Last benötigt haben. Die Methode der Ruhepausen-Verkürzung ist aber nur bedingt zur Steigerung der Trainingsintensität geeignet, weil sie nur begrenzt durchgeführt werden kann. Es bringt nichts, die Ruhepausen zwischen den Sätzen immer weiter zu reduzieren, bis nur noch wenige Sekunden übrig bleiben. Die Erklärung dafür ist ganz einfach: Wir gewinnen unsere Energie für das Gewichtstraining über die Kreatinphosphatsynthese beziehungsweise die ATP-Verwertung. Damit die

Muskeln wieder mit einem Maximum dieser Stoffe versorgt werden, braucht der Körper eine gewisse Mindestzeit, um Nachschub zu liefern. Unterschreiten wir diese Mindestzeit von ca. 1,5 Minuten für die maximale Wiederauffüllung, so können wir im folgenden Satz auch nicht die maximale Kraft entfalten. Das wiederum bedeutet, dass wir nicht das maximal mögliche Gewicht verwenden können, was wiederum heißt, dass auch nicht maximales Muskelwachstum erzielt werden wird. Speziell während einer Aufbauphase sollten daher die Ruhepausen zwischen schweren Sätzen nicht zu kurz gehalten werden, also nicht unter 1,5 bis 2 Minuten betragen.

Was somit als beste Möglichkeit für progressives Training bleibt, ist die regelmäßige Steigerung der Trainingsgewichte. Was aber nicht heißt, dass Sie jede Woche zehn Kilogramm mehr bei den Kniebeugen auflegen müssen! Auch eine Gewichtssteigerung von nur 2,5 Kilogramm ist und bleibt eine Gewichtssteigerung und erzielt somit eine höhere Trainingsintensität. Steigern Sie Ihre Trainingsgewichte niemals in zu großen Schritten (also nicht mehr als 2,5 bis 5 Kilogramm). Größere Schritte könnten zur Überlastung von Muskeln, Sehnen und Bändern führen, was sich sicherlich nicht gerade leistungssteigernd auswirkt. Wenn Sie nur etwa alle zwei Monate die Gewichte für Ihre Übungen um fünf Kilogramm steigern können, dann erzielen Sie im Laufe eines Jahres schon eine Gesamtsteigerung von 20 Kilo! Nicht schlecht, oder? Auch in diesem Bereich gilt, dass Geduld oberstes Gebot ist.

Intensität ist – wie gesagt – der Schlüssel zum Erfolg im Training. Dies gilt für alle drei Möglichkeiten der spezifischen Belastung eines Muskels, die wir zuvor kennengelernt haben. Wir müssen die Intensität im Laufe der Zeit erhöhen, um weiterhin Muskelwachstum zu erzielen. Das Mittel der Wahl zur Steigerung der Trainingsintensität stellt für einen Bodybuilder zunächst immer eine Erhöhung der verwendeten Trainingsgewichte dar. Selbstverständlich können die Trainingsgewichte aber nicht ins Unendliche gesteigert werden. Gelingt Ihnen beim besten Willen keine Steigerung der Gewichte, dann sollten Sie zusätzlich versuchen, die Ruhepausen zwischen den Sätzen schrittweise zu reduzieren.

Mit diesen Methoden stoßen wir aber irgendwann auf eine Grenze, die uns unser Körper vorgibt. Wenn wir mit einem bestimmten Gewicht mit letzter Kraft zehn Wiederholungen ausführen können, aber eine elfte Wiederholung unmöglich ist, so haben wir alle Mittel zur Intensitätssteigerung ausgeschöpft, die wir bisher kennen. Unter Umständen reicht es aber nicht aus, immer nur bis an die Grenze zu gehen, bis zu der uns unser Körper lässt. Um weitere Leistungssteigerungen zu erzielen, kann es notwendig sein, über diese Grenze hinauszugehen und den Körper durch spezielle Techniken zu noch mehr Leistungsfähigkeit zu zwingen.

Intensitätstechniken

Es gibt Techniken zur Steigerung der Trainingsintensität, die im Laufe der Jahre von Athleten erfunden wurden, die sich mit den herkömmlichen Trainingsmethoden nicht zufrieden geben wollten. Diese speziellen Techniken werde ich Ihnen nun darstellen. Ich möchte aber zuvor noch einen wichtigen Hinweis geben: Wie Sie gerade gelesen haben, hat unser Körper auch bei trainierten Sportlern eine bestimmte Leistungsgrenze. Wenn Sie nun mittels der nachfolgend beschriebenen Techniken Ihre Trainingsintensität weiter steigern, so begeben Sie sich in ein gewagtes Terrain. Überlegen wir einmal, warum unser Körper nur zu einer bestimmten Leistung fähig ist. Welchen Sinn hat das Muskelversagen am Ende eines harten Satzes überhaupt? Nun, ganz einfach: Wenn Sie nach der zehnten Wiederholung auch beim besten Willen keine elfte Wiederholung schaffen, so hat Ihr Körper einen Zustand erreicht, an dem alle seine momentanen Energievorräte kurzzeitig erschöpft sind. Er „schützt" Sie also praktisch davor, sich selbst Schaden zuzufügen, wenn Sie Ihr System überfordern. Falls Sie nun zum Beispiel noch zwei Intensivwiederholungen mit Hilfe Ihres Trainingspartners im Anschluss an die harten zehn Wiederholungen machen, dann stellt dies logischerweise eine große Belastung für den trainierten Muskel, aber auch für Ihr Zentralnervensystem dar. Vermeiden Sie es deshalb, die nachfolgend erklärten Techniken zur Steigerung der Trainingsintensität im Übermaß anzuwenden!

Im Normalfall reicht es für maximales Muskelwachstum völlig aus, wenn Sie bis an die Grenze gehen, bei der die letzte Wiederholung eines Satzes mit letzter Kraft gerade noch alleine geschafft werden kann. Nur gelegentlich, wenn Sie an einem Punkt angelangt sind, an dem einfach keine weitere Steigerung der Gewichte mehr möglich ist, können Sie Intensitätstechniken einsetzen, um eine weitere Leistungssteigerung zu erzielen. In jeder Trainingseinheit aber 15 Sätze pro Muskelgruppe durchzuführen und dabei nach jedem Satz noch drei Intensivwiederholungen zu machen, führt praktisch unvermeidbar zu Übertraining. Gehen Sie also bitte maßvoll vor. Im Folgenden nun ein Überblick über die wichtigsten Techniken zur Steigerung der Trainingsintensität.

Intensivwiederholungen

Intensivwiederholungen sind wahrscheinlich die wichtigste oder zumindest am häufigsten eingesetzte Methode zur Steigerung der Intensität, wobei leider häufig bei der Verwendung dieser Methode übertrieben wird.

Eine Intensivwiederholung ist eine Wiederholung am Ende eines harten Satzes, die Sie nicht mehr mit der eigenen Muskelkraft bewältigen können, sonder nur noch mit leichter(!) Hilfe eines Außenstehenden. Intensivwiederholungen werden also verwendet, um den Körper über sein momentanes Limit hinaus zu fordern. Diese Technik ist – wie der Name schon sagt – eine sehr intensive Belastung, die hohe Anforderungen an die Regenerationskapazitäten des Körpers stellt. In der Praxis kann man häufig beobachten, dass Athleten in beinahe jedem Satz drei bis fünf Intensivwiederholungen ausführen. Damit fordern sie jedoch Ihren Körper ständig über seine Fähigkeiten hinaus, wovon sich dieser bei natürlichen Athleten kaum vollständig erholen kann. Verwenden Sie diese Technik also nur gelegentlich, um einen Punkt der Stagnation zu überwinden.

Der größte Fehler bei der Anwendung von Intensivwiederholungen ist regelmäßig bei vielen Athleten zu beobachten. Dabei greift der Trainingspartner schon helfend ein, obwohl der Athlet mit letzter Kraft, zugegeben sehr langsam, doch noch eine Wiederholung schaffen könnte. Diese Wiederholung aus letzter eigener Kraft durchzuführen bringt aber viel mehr, als den Partner den Großteil der Arbeit übernehmen zu lassen. Falls Sie die Wiederholung doch nicht mehr ganz alleine schaffen, dann sollte Ihnen Ihr Trainingspartner nur gerade so viel helfen, dass Sie das Gewicht langsam in die Endposition bringen können.

Abfälschen

Normalerweise sollten Sie ein bestimmtes Trainingsgewicht nur mit der Kraft des eigentlich trainierten Muskels bewältigen können. Sie sollten also zum Beispiel nur mit der Kraft Ihrer Bizeps die Hantel bei Bizepscurls bewegen können. Wird jedoch das Gewicht am Ende eines Satzes zu schwer, so genügt die Kraft Ihrer Bizeps allein nicht mehr, um die Hantel nach oben zu bringen. Sie können nun leicht mit Ihrem Körper mitschwingen, um das Gewicht gerade über den Punkt hinaus zu bringen, an dem Sie gescheitert sind, um so noch einige zusätzliche Wiederholungen zu erzwingen.

Aber Vorsicht beim Abfälschen: Abfälschen bedeutet nicht, dass Sie das Gewicht unkontrolliert herumschwingen, sondern lediglich, dass Sie es unter Einsatz der Kraft anderer Muskelgruppen (in unserem Beispiel die Kraft der unteren Rückenmuskeln sowie der Schultermuskeln) über den „Knackpunkt" hinausbringen. Deshalb sollte nicht – wie sehr häufig zu beobachten – die Hälfte Ihres Trainings aus abgefälschten Wiederholungen bestehen. Setzen Sie diese Technik nur zur gelegentlichen Intensitätssteigerung ein.

Das Prinzip der abgefälschten Wiederholungen ist wahrscheinlich am häufigsten falsch ausgelegt worden. Es dient *nicht* dazu, die Belastung vom trainierten Muskel weg auf andere Muskelgruppen zu verlagern, sondern tatsächlich die Belastung für die trainierte Muskelgruppe durch Unterstützung von anderen Muskelgruppen zu steigern.

Supersätze

Ein Supersatz besteht aus zwei „normalen" Sätzen zweier verschiedener Übungen, das heißt aus Sätzen von zwei Übungen, die normalerweise getrennt voneinander trainiert werden, und daher sonst durch eine Pause zwischen den zwei Übungen zeitlich versetzt ausgeführt werden. Beim Supersatztraining werden die zwei Übungen hingegen ohne Pause direkt hintereinander durchgeführt.

Sie können Supersätze für eine Muskelgruppe ausführen, wie zum Beispiel einen Satz Bankdrücken, dem unmittelbar ein Satz Fliegende Bewegungen folgt, oder aber abwechselnd für zwei Muskelgruppen. Ein beliebtes Beispiel dafür ist das Supersatztraining der Arme als Kombination aus einer Bizepsübung und einer Trizepsübung, wobei beispielsweise auf einen Satz Bizepscurls unmittelbar ein Satz Trizepsdrücken folgt. Diese zwei Sätze werden als ein Supersatz gezählt, und erst danach wird eine Pause eingelegt, bevor der nächste Supersatz ausgeführt wird.

Dropsätze

Bei der Ausführung eines Dropsatzes machen Sie so viele Wiederholungen wie möglich mit einem bestimmten Gewicht, legen dann das Gewicht ab und nehmen sofort – also ohne Pause – ein leichteres Gewicht und machen so viele weitere Wiederholungen, wie Sie schaffen.

Ein Beispiel hierzu: Sie machen Seitheben für die Schultern mit 15 Kilogramm und kommen dabei unter Anstrengung etwa auf zehn Wiederholungen. Wenn Sie keine weitere Wiederholung mehr schaffen, nehmen Sie sofort 7,5-Kilo-Hanteln und machen mit diesem Gewicht so viele Wiederholungen wie möglich. Danach brennen Ihre Deltamuskeln wie Feuer! Sie können auch eine mehrmalige Gewichtsreduktion durchführen, was jedoch eine überaus intensive Form des Trainings ist und nur gelegentlich von sehr fortgeschrittenen Athleten ausgeführt werden kann.

Erweiterte Sätze

Erweiterte Sätze ähneln Dropsätzen, der Unterschied ist jedoch, dass sie mit konstantem Gewicht ausgeführt werden. Ein Beispiel: Sie schaffen beim Bankdrücken acht Wiederholungen mit 90 Kilogramm. Legen Sie dann die Hantel in die Ablage zurück und warten Sie einige Sekunden, bis Sie das Gewicht erneut aus der Ablage nehmen und so viele weitere Wiederholungen machen, wie Sie jetzt noch schaffen. Auch diese Methode kann mehrfach ausgeführt werden, was wiederum eine äußerst intensive Trainingsform darstellt. Gehen Sie deshalb im Hinblick auf Übertraining sehr vorsichtig mit dieser Methode um.

Vorermüdung

Das Prinzip der Vorermüdung basiert auf dem Gedanken, einen Muskel vor einer schweren Grundübung, die mehrere Gelenke mit einbezieht, durch eine Isolationsübung, die den zu trainierenden Muskel isoliert beansprucht, im Voraus zu ermüden, so dass gezielt dieser Muskel bei der Grundübung noch härter beansprucht wird. Diese Technik wird häufig dann angewandt, wenn zum Beispiel die Brust schwach ist, die Schultern und die Trizeps hingegen sehr gut entwickelt sind und so den Großteil der Übungswirkung beim Bankdrücken auf sich ziehen. In diesem Fall wird die Brust durch Fliegende Bewegungen vorermüdet und dann beim Bankdrücken härter beansprucht.

Negativwiederholungen

Im Kapitel „Grundlagen" wurde bereits erwähnt, was man unter der positiven und der negativen Phase einer Übung versteht. Negativwiederholungen sind Wiederholungen, bei denen nur die negative Phase der Bewegung selbständig, das heißt ohne Hilfe des Trainingspartners ausgeführt wird. Ein konkretes Beispiel: Ihr Maximum für eine Wiederholung Bankdrücken liegt bei 100 Kilogramm. Sie nehmen nun zum Beispiel 110 Kilo, die Sie nicht alleine hochdrücken könnten. Ihr Partner hilft Ihnen, das Gewicht hochzubekommen. Das Herabsenken des Gewichts auf die Brust hingegen können Sie durchaus alleine schaffen, indem Sie mit aller Kraft gegen das Gewicht drücken, um es möglichst langsam herabzulassen.

Diese Trainingsform ist eine sehr große Belastung für Sehnen und Bänder! Sie birgt eine außergewöhnlich hohe Verletzungsgefahr aufgrund der Tatsache, dass Sie eigentlich ein zu hohes Gewicht für Ihre körperlichen Fähigkeiten gewählt haben. Außerdem werden das Zentralnervensystem und damit die Regenerationskapazitäten unseres Körpers aufs Äußerste gefordert. Daher sollten Negativwiederholungen nicht in jedem Training eingesetzt werden.

Das 21-er System

Bei dieser Technik zur Steigerung der Intensität führen Sie zunächst sieben Teilwiederholungen in der unteren Hälfte der Bewegung aus, gefolgt von sieben Wiederholungen in der oberen Hälfte der Bewegung und abschließend sieben Wiederholungen über den kompletten Bewegungsradius der Übung. Insgesamt erreichen Sie somit 21 Wiederholungen. Sie würden also zum Beispiel bei Langhantelcurls sieben Wiederholungen von der vollständig ausgestreckten Position Ihrer Arme bis zur Körpermitte ausführen, anschließend sieben Wiederholungen von der Körpermitte bis zur vollen Kontraktion der Oberarme (die oberste Position der Bewegung), und abschließend sieben Wiederholungen über den kompletten Bewegungsradius.

Konstante Spannung

Konstante Spannung als Intensivierungstechnik wird durch eine gewollte Einschränkung des Bewegungsumfangs erreicht. Dadurch wird der trainierte Muskel weder am Anfang noch am Ende einer Wiederholung kurz entlastet, sondern unter ständiger Spannung gehalten. Als Beispiel nehmen wir das Nackendrücken: Um konstante Spannung in Ihren Schultermuskeln zu halten, senken Sie die Hantel beim Herablassen nicht ganz bis zum Nacken herab und drücken die Ellbogen am oberen Ende der Bewegung auch nicht ganz durch. Dadurch werden Ihre Deltamuskeln ständig unter voller Belastung stehen.

Pyramidentraining

Unter Pyramidentraining versteht man jeweils den Aufbau von Trainingsgewichten und Wiederholungszahlen in einer pyramidenförmigen Struktur, also größer oder kleiner werdend. Beim üblichen Pyramidentraining werden mit jedem Satz einer Übung die Gewichte gesteigert und die Wiederholungszahlen herabgesetzt. Eine Pyramide für die Kniebeuge könnte wie folgt aussehen:

1. Satz:	60 kg bei 15 Wdh.
2. Satz:	80 kg bei 12 Wdh.
3. Satz:	100 kg bei 10 Wdh.
4. Satz:	120 kg bei 7 Wdh.

Sie können aber die Pyramidenform auch umdrehen („reverse Pyramide"), um mehr Abwechslung beim Training zu erreichen. Dabei wird jedoch nur das Gewicht verringert, die Wiederholungszahl bleibt konstant. Ein Beispiel hierfür beim Bankdrücken:

1. Satz:	100 kg bei 10 Wdh.
2. Satz:	90 kg bei 10 Wdh.
3. Satz:	80 kg bei 10 Wdh.
4. Satz:	70 kg bei 10 Wdh.

Ein spezieller Hinweis noch zum Prinzip der reversen Pyramide: Wärmen Sie sich hierbei besonders gut auf, da Sie gleich im ersten Satz Ihr schwerstes Gewicht verwenden. Bei der normalen Pyramidenform hingegen sind Ihre Muskeln bereits gut durchblutet, wenn Sie zum schwersten Gewicht kommen.

Teilwiederholungen

In aller Regel sollten Sie Bewegungen über den gesamten Bewegungsspielraum ausführen. Es ist jedoch so, dass Sie in bestimmten Abschnitten einer Bewegung stärker sind als in anderen. Wenn Sie bei Kniebeugen nur etwa zehn Zentimeter nach unten gehen, werden Sie mit Sicherheit mehr Gewicht bewältigen können, als wenn Sie tief in die Hocke gehen. Genauso können Sie ein Gewicht beim Bankdrücken, dass Sie kaum noch von der Brust wegdrücken können, relativ mühelos die letzten Zentimeter im obersten Bewegungsabschnitt durchdrücken.

Es gibt neuerdings sogar spezielle Trainingssysteme, die hauptsächlich auf Teilwiederholungen aufbauen. Wir wollen uns jedoch darauf beschränken, Teilwiederholungen – also Wiederholungen, die nur in dem kleinen Bewegungsausschnitt einer kompletten Bewegung durchgeführt werden, in dem am meisten Gewicht bewältigt werden kann – als sehr effektive Möglichkeit einzusetzen, um den Muskel über sein normales Pensum hinaus zu belasten. Wir erhöhen die Trainingsintensität enorm, wenn wir am Ende eines Satzes, genau an dem Punkt, an dem keine weitere ganze Wiederholung mehr möglich wäre, noch Teilbewegungen ausführen, bis der Muskel wirklich vollständig ausgereizt ist. Teilwiederholungen können besonders gut an einigen Maschinen ausgeführt werden, zum Beispiel an der Smith-Maschine beim Nackendrücken oder Bankdrücken.

Wahl der Trainingsgewichte

Wie schwer ist schwer? Weil diese Frage bedeutend ist für unser Training, möchte ich in diesem Abschnitt noch etwas näher auf die im Training verwendeten Gewichte eingehen. Sie haben in diesem Buch schon mehrmals den Ausdruck „schweres Training" gelesen (und werden es noch öfter tun). Schweres Training ist zum Masseaufbau notwendig, schweres Training bildet die Grundlage für einen muskulösen Körper, schweres Training bringt Kraftgewinn. All diese Aspekte liegen uns Bodybuildern besonders am Herzen. „Schwer" ist allerdings ein recht subjektiver Begriff. Was für einen Anfänger schwer ist, ist für einen Athleten mit jahrelanger Trainingserfahrung vermutlich leicht. Für den einen sind 120 Kilogramm im Bankdrücken sehr schwer, für einen Profi ist das gleiche Gewicht eher leicht.

Wie „schwer" sollten Ihre Trainingsgewichte nun sein, damit Sie ein schweres Training absolvieren, wie es für Erfolg im Bodybuilding notwendig ist? Zunächst möchte ich betonen, dass Sie immer nur Gewichte verwenden sollten, die für Sie persönlich schwer sind. Daher werden Sie in diesem Buch nirgendwo Gewichtsangaben bei den aufgeführten Trainingsprogrammen finden. Es würde einfach keinen Sinn machen, irgendwelche Vorgaben zu verkünden, die für den einen fast unerreichbar wären, einen anderen Athleten aber eher unterfordern würden. Schwere Gewichte sollten immer nur in Bezug zu Ihren ganz individuellen Verhältnissen schwer sein. Wenn Sie im Bankdrücken mit letzter Kraft acht Wiederholungen mit 60 Kilo schaffen, dann können 65 Kilo für sechs Wiederholungen sehr schwer sein, während für einen anderen Athleten, der vielleicht 140 Kilo für acht Wiederholungen schafft, 150 Kilo für sechs Wiederholungen sehr schwer sind. Natürlich wären die 65 Kilo für den letzteren Athleten viel zu leicht, um irgendwelche Fortschritte zu erzielen.

Wenn Sie einen Muskel unterfordern, so kann sich die für die geringere Belastung „überflüssige", nicht mehr benötigte Muskelsubstanz zurückbilden. Das dauert natürlich seine Zeit und passiert auch nur, wenn Sie Ihre Muskeln wirklich sehr viel geringeren Belastungen aussetzen als zuvor. Wenn Sie nach einer harten fünfwöchigen Trainingsphase eine Woche nur locker mit relativ leichten Gewichten trainieren, brauchen Sie keine Angst haben, dass Sie die mühsam aufgebaute Muskelmasse gleich wieder verlieren würden.

Aber zurück zur Frage, wie schwer Ihre Trainingsgewichte sein sollten. Viele natürliche Bodybuilder bekommen Selbstzweifel, wenn Sie die Gewichtsangaben lesen, die häufig in Trainingsartikeln der Profis in diversen Zeitschriften zu finden sind. Dort wird dann erwähnt, dass die Profi-Athleten beispielsweise Kniebeugen mit 260 Kilogramm machen und beim Bankdrücken 200 Kilogramm verwenden. Vergessen Sie das! Abgesehen davon, dass selbst kaum einer der Profis regelmäßig mit solchen Gewichten trainiert, werden Sie als natürlicher Bodybuilder mit durchschnittlicher Veranlagung solche Gewichte niemals erreichen. Solche Gewichte sind zum Aufbau von gewaltiger Muskelmasse auch gar nicht nötig und die Verletzungsgefahr erhöht sich bei derart „übermenschlichen" Gewichten natürlich deutlich. Orientieren Sie sich lieber an Werten, die in Ihrem Studio bei anderen, gut entwickelten Bodybuildern, die auf natürlicher Basis trainieren, zu sehen sind – wenn Sie schon unbedingt auf die Trainingsgewichte anderer schauen wollen.

Machen wir uns nichts vor: Ein typisches Ziel, auf das die meisten natürlichen Bodybuilder hinarbeiten, ist, die 100-Kilogramm-Grenze im Bankdrücken zu überschreiten. Genauso wird die Kniebeuge mit drei großen Scheiben auf jeder Seite (140 kg) bei Weitem nicht von allen natürlichen Bodybuildern erreicht. Mit entsprechend hartem und konsequentem Training können Sie jedoch trotzdem stärker werden, als Sie es jemals geglaubt hätten. Ich habe diese Erfahrung am eigenen Leib gemacht. Auch ich habe mit 50 Kilogramm im Bankdrücken und den 10-Kilo-Kurzhanteln beim Bizepscurl begonnen. Kniebeugen mit 100 Kilogramm zu machen, war nach einem Jahr Training eine echte Herausforderung. Im Laufe der Jahre habe ich aber immer wieder gute Fortschritte in puncto Kraft und Muskelmasse gemacht. So bin ich heute stolz auf meine 200 Kilogramm bei der Kniebeuge und meine sechs Wiederholungen im Bankdrücken mit 120 Kilo, auch wenn einige „Profis" darüber nur schmunzeln können.

Ich habe Ihnen gerade bewusst meine persönliche Erfahrung geschildert, einfach um Ihnen zu zeigen, wie die Realität eines natürlichen Bodybuilders aussehen kann. Die Trainingsgewichte, die Sie manchmal in Zeitschriften lesen, sind absolut kein Maßstab für den Durchschnittsbodybuilder, sondern werden nur von extrem wenigen, meist in starkem Maße dopenden Athleten erzielt. Selbstverständlich gibt es mit Sicherheit auch viele Athleten, die auf natürlicher Basis meine persönlichen Werte deutlich übertreffen werden.

Endomorphe oder stark mesomorphe Typen können bei guter Veranlagung sehr stark werden, während ektomorphe Sportler wahrscheinlich nur langsam Kraft aufbauen werden. Sie können an meinem Beispiel aber auch erkennen, dass Sie auch als Bodybuilder mit einer weniger guten Veranlagung (ich zähle mich nämlich als ekto-mesomorpher Typ ebenfalls zu diesem Personenkreis) durch konsequentes hartes Training und entsprechende Ernährung sehr viel erreichen können.

Trainingsplanung

Um optimale Fortschritte im Training zu erzielen, müssen Sie Ihr Training auf einer logischen Basis aufbauen. Sie müssen also Ihren Erfolg *planen*. Überlassen Sie nichts dem Zufall, denn der hat noch keinen Bodybuildingchampion hervorgebracht.

Zunächst sollten wir uns mit zwei der elementarsten Fragen der Trainingsplanung befassen, die oft von Nicht-Bodybuildern in Gesprächen mit Athleten als erstes gestellt werden und somit den Fragenden als sehr wichtig erscheinen: „Wie oft trainierst Du denn?" bzw. „Wie lange trainierst Du am Tag?" sind die wohl am häufigsten gestellten Fragen. Nun, wie oft und wie lange sollte man eigentlich tatsächlich trainieren, um optimale Erfolge zu erzielen?

Häufigkeit und Dauer

Die Beantwortung der Fragen nach Häufigkeit und Dauer des Trainings ist recht einfach, wenngleich Sie wahrscheinlich etwas überrascht sein werden. Zunächst zur Häufigkeit der Trainingseinheiten.

Die Erkenntnis, dass natürliche Bodybuilder eine deutlich begrenzte Regenerationsfähigkeit gegenüber Steroidanwendern haben, müssen wir auch bei der Planung unserer wöchentlichen Trainingseinheiten beachten. Deshalb ist es für natürliche Bodybuilder während einer Aufbauphase nicht ratsam, mehr als vier bis maximal fünf Trainingseinheiten pro Woche einzulegen. Bitte bedenken Sie zudem, dass in Sachen Regenerationsfähigkeit von Mensch zu Mensch beträchtliche Unterschiede auftreten können, auch innerhalb eines Körpertyps. Deshalb sind hier pauschale Empfehlungen nur bedingt möglich.

Ein viermaliges Training pro Woche stellt also nur einen empfehlenswerten Richtwert dar, der gegebenenfalls nach oben, aber durchaus auch nach unten verändert werden muss, wenn es geboten erscheint. Mehr als fünf Trainingseinheiten pro Woche sind allerdings für 95% aller natürlichen Bodybuilder eindeutig zu viel. Das beliebte 6-Tage-Split-System kann (auf natürlicher Basis) nur von ganz wenigen, extrem talentierten und seit vielen Jahren trainierenden Athleten mit Erfolg genutzt werden. Ich behaupte nicht, dass Sie mit sechs Tagen Training pro Woche überhaupt keine Fortschritte machen werden. Speziell im Anfangsstadium findet aufgrund der ungewohnten Belastung trotz allem ein Muskelzuwachs statt, wenn auch recht gering. Es geht uns aber um optimales und schnellstmögliches Muskelwachstum. Und da sind sechs Trainingseinheiten pro Woche oder mehr für natürliche Athleten nicht ratsam. Erinnern Sie sich daran: Die vollständige Regeneration ist für optimales Muskelwachstum entscheidend.

Vier Trainingstage pro Woche sind für einen fortgeschrittenen Athleten im Natural Bodybuilding meist sehr gut geeignet. Anfängern rate ich sogar nur zu drei bis maximal vier Trainingseinheiten pro Woche mit relativ geringer Intensität. Sie würden bei häufigerem Training ganz einfach Ihre noch unterentwickelten Regenerationskapazitäten überfordern. Falls Sie den Abschnitt „Anfängerprogramme" im Grundlagen-Kapitel nicht gelesen haben, so schlagen Sie bei Bedarf bitte dort nach. Sie finden in diesem Abschnitt genaue Anweisungen und erste Trainingspläne für den Einstieg.

Nun aber zur zweiten Frage. Wie lange sollte eine Trainingseinheit dauern, damit optimales Muskelwachstum ausgelöst wird? Wir müssen bei der Beantwortung dieser Frage die Vorgänge in unserem Körper analysieren, die während eines harten Trainings stattfinden.

Unser Körper reagiert auf die plötzliche Belastung, indem er praktisch in einen „Turbogang" schaltet. Der Puls wird stark erhöht, das Herz pumpt verstärkt Blut in die Muskeln und unsere Lunge liefert durch erhöhte Atemfrequenz mehr Sauerstoff. Neben diesen für uns deutlich wahrnehmbaren Vorgängen gibt es aber auch Prozesse in unserem Körper, die wir nicht unmittelbar spüren können. Unser Körper beginnt, vermehrt Hormone auszuschütten. Der Wachstumshormonspiegel im Blut beispielsweise steigt während des Trainings beträchtlich an. Dieser Anstieg ist jedoch nur von begrenzter Dauer, nach ca. 60 Minuten sinkt die Konzentration der Wachstumshormone wieder. Wir können nur während dieser Zeit optimales Muskelwachstum auslösen.

Daher sollte sich die Dauer einer intensiven Trainingseinheit auf ca. 60 Minuten beschränken. Wer während dieser Zeit intensiv trainiert, wird nach vollen 60 Minuten auch eine starke Erschöpfung merken. Nicht nur der Hormonspiegel sinkt, auch unsere Hauptenergielieferanten sind zum Großteil erschöpft. Es bringt daher nichts, eine Trainingseinheit viel länger als eine Stunde dauern zu lassen. Im Gegenteil, je weiter Sie diese Grenze überschreiten, desto größer wird die Gefahr, dass Sie übertrainieren. Sie können während der zusätzlichen Zeit keine hundertprozentige Leistung mehr bringen. Wer nach einer Stunde Training jedoch noch überschüssige Energie verspürt, der hat wohl schlicht und einfach nicht intensiv genug trainiert und darf daher auch keine optimalen Zuwächse erwarten.

Zusammenfassend gilt also für die Häufigkeit und die Dauer des Trainings: Anfänger sollten höchstens drei- bis viermal pro Woche trainieren, Fortgeschrittene und „Profis" vier- bis maximal fünfmal, wenige Ausnahmeathleten mit langjähriger Erfahrung eventuell bis zu sechsmal pro Woche. Trainieren Sie nicht länger als etwa 60-75 Minuten, nutzen Sie diese Zeit aber so intensiv wie möglich.

Einteilung der Muskelgruppen

Wir haben nun geklärt, wie oft und wie lange Sie für optimales Muskelwachstum trainieren sollten. Es gibt aber noch einen weiteren Punkt zu berücksichtigen, um bestmögliche Ergebnisse zu erzielen.

Für Ihre Trainingsplanung sollten Sie bedenken, dass nicht alle Muskelgruppen Ihres Körpers gleich viel Training benötigen. Überlegen wir einmal: Ein relativ kleiner Muskel wie der Bizeps kann wohl kaum genauso viel Arbeit verrichten wie eine recht große Muskelgruppe, etwa die vorderen Oberschenkelmuskeln, die Quadrizeps. Es macht deshalb keinen Sinn, für die Oberschenkel zum Beispiel zwölf intensive Sätze auszuführen und für die Bizeps ebenso viele. Die kleineren Muskelgruppen werden durch zu viele Sätze oder Wiederholungen leicht übertrainiert, und dann können Sie keine Fortschritte mehr erwarten. Wer also Probleme beim Aufbau seiner Bizeps oder Trizeps hat und daher diese Muskelgruppen bevorzugt und härter trainiert als die übrigen Muskelgruppen, der sollte unbedingt die Satzzahl beschränken und mit wenigen, hochintensiven Sätzen die Muskeln zum Wachstum bewegen. Warum geringe Satzzahlen und hochintensives Training allgemein die besten Methoden zum Aufbau der Muskulatur sind, werde ich später noch ausführlicher begründen.

Bleiben wir aber bei den großen und kleinen Muskelgruppen. Sie haben gerade erfahren, dass Sie die Satzzahl pro Muskelgruppe an deren Größe anpassen müssen, dass Sie also für die großen Muskelgruppen wie Oberschenkel, Rücken, Brust oder auch Schultern mehr Sätze ausführen sollten als für die kleinen Muskelgruppen wie Bizeps, Trizeps, Unterarmmuskeln, Waden und Bauchmuskeln. Es gibt aber noch einen anderen Grund, warum kleinere Muskelgruppen in aller Regel weniger Trainingsvolumen benötigen als große. Wir müssen uns dazu vor Augen führen, wie wir unsere Muskelgruppen an Trainingstagen aufteilen. Grundsätzlich trainieren wir zuerst die großen Muskelgruppen, da deren Training viel mehr Energie raubt als das Training der kleinen Muskelgruppen. Dabei werden die kleinen Muskeln aber meist schon bei den Übungen für die großen Muskelgruppen mit beansprucht und sind so bereits „vorermüdet", wenn wir zu ihrem direkten Training übergehen.

Welche Muskelgruppen nun am besten zusammen in einer Trainingseinheit trainiert werden und welche man am besten in verschiedenen Trainingseinheiten bearbeitet, darüber gibt es viele verschiedene Meinungen. Die Anhänger des einen Systems preisen die Vorteile ihrer Methode, die anderen wiederum begründen recht plausibel, warum ihre Aufteilung die beste ist. Dadurch wird besonders unter unerfahrenen Bodybuildern viel Verwirrung gestiftet. Ich werde deshalb auf die verbreiteten Systeme näher eingehen.

Es gibt im wesentlichen zwei Grundtypen oder Muster, wie man die Muskelgruppen auf die verschiedenen Trainingstage aufteilt. Die eine Methode ist die sogenannte „**Push-Pull**"-**Methode**, was auf Deutsch nichts anderes bedeutet als „Drück-Zug"-Methode. Dabei werden in einer Trainingseinheit alle „drückenden" Bewegungen wie Bankdrücken, Schrägbankdrücken, Nackendrücken oder Trizepsdrücken ausgeführt, in einer anderen alle „ziehenden" Bewegungen wie Klimmzüge, Latziehen, Rudern oder Bizepscurls. Der Sinn hinter der ganzen Sache ist, dass so alle bei drückenden Bewegungen beteiligten Muskeln in einer Trainingseinheit trainiert werden und danach einige Tage zur vollständigen Regeneration haben, bis sie wieder belastet werden. Dasselbe gilt natürlich für die Muskeln, die die ziehenden Bewegungen ausführen.

Wenn wir uns die natürlichen Muskelfunktionen einmal näher betrachten, werden wir feststellen, dass zum Beispiel die Brustmuskeln sowie die Schulter- und Trizepsmuskeln für Bewegungen konzipiert sind, die durch das Durchstrecken und Zusammenführen der Arme diese vom Körper wegbewegen, also gewissermaßen „drücken", während Rücken- und Bizepsmuskeln die Arme an den Körper „heranziehen". Deshalb werden bei diesem System Brust, Schultern und Trizeps in einer Trainingseinheit trainiert, Rücken und Bizeps aber in einer anderen. Die Beinmuskulatur fällt bei dieser Überlegung nicht ins Gewicht, da sie getrennt von den Oberkörpermuskeln in einer separaten Trainingseinheit bearbeitet wird.

Das Push-Pull-System hat einige bedeutende Vorteile:

→ Da alle Muskelgruppen, die an drückenden beziehungsweise ziehenden Bewegungen beteiligt sind, zusammen trainiert werden, können sie sich bis zur nächsten Trainingseinheit voll erholen.

→ Wenn wir den „Drück"-Tag mit Brusttraining beginnen, so sind Schultern und Trizeps bereits gut aufgewärmt und durchblutet, wenn sie direkt trainiert werden. Dadurch sinkt das Verletzungsrisiko. Entsprechendes gilt natürlich ebenso für den „Zug"-Tag.

→ Dadurch, dass beispielsweise die Schultern bereits beim Brusttraining mitbeansprucht wurden, können zwar nicht ganz so hohe Gewichte bei ihrem direkten Training verwendet werden im Vergleich zum Training an einem anderen Tag; durch die Vorermüdung ist das Schultertraining aber trotz leicht verminderter Gewichte sehr effektiv.

Natürlich gibt es auch Gegner des Push-Pull-Systems. Sie argumentieren im Prinzip genau mit den möglichen Nachteilen, die sich aus oben aufgeführten Punkten ergeben. Das Hauptargument ist dabei, dass Schultern und Trizeps bereits durch das vorangegangene Brusttraining so ermüdet sind, dass sie keine optimale Leistung mehr bringen können. Durch die besonders starke Belastung für Gelenke, Sehnen und Bänder, die an allen drückenden beziehungsweise an allen ziehenden Bewegungen beteiligt sind, kann es außerdem dort zu einer Überbeanspruchung kommen.

Die zweite Möglichkeit, die Muskelgruppen auf verschiedene Trainingstage zu verteilen, basiert deshalb praktisch genau auf dem Gegenteil zum Push-Pull-System. Es ist das sogenannte **System ohne Vorermüdung**. Dabei wird in jeder Trainingseinheit möglichst vermieden, zwei Muskelgruppen nacheinander zu trainieren, die an Übungen für die andere Muskelgruppe beteiligt sind. Deshalb wird zum Beispiel nach dem Brusttraining der Bizeps trainiert, der an keiner der Brustübungen beteiligt und daher noch frisch und voller Kraft ist. Ein Nachteil dieses Systems liegt allerdings auf der Hand: Wenn Sie an einem Trainingstag beispielsweise Ihre Brust trainieren, dann werden dabei auch die Schultermuskeln, besonders die vorderen Deltamuskeln, stark beansprucht. (Das können Sie leicht nachvollziehen, wenn Sie einmal daran denken, wo genau Sie am Tag nach einem harten Brusttraining Muskelkater haben: Es ist fast immer hauptsächlich der obere Bereich Ihrer Brust, der Einschnitt zwischen Schultern und Brust.) Trainieren Sie nun am darauffolgenden Trainingstag Rücken und Schultern, so werden die Schultern innerhalb von zwei aufeinanderfolgenden Tagen zweimal sehr stark beansprucht. Muskelwachstum ist dann aufgrund unzureichender Regeneration kaum möglich.

Es gibt also Vor- und Nachteile für beide Systeme. Ich empfehle Ihnen daher, Ihr Training nach einem Muster aufzubauen, das sich nach meiner Erfahrung in der Praxis am besten bewährt hat. Der Schlüssel zur optimalen Aufteilung der Muskelgruppen liegt nämlich ganz einfach – wie in so vielen anderen Bereichen auch – in der Abwechslung.

Verwenden Sie zunächst das Push-Pull-System, denn dieses System hat Vorteile, die mir besonders wichtig erscheinen. Sollten Sie jedoch nach einiger Zeit trotz Einbeziehung neuer Übungen und anderer Trainingsprogramme keine nennenswerten Fortschritte mehr erzielen, dann wechseln Sie zu einem anderen System über. Jede Form der Abwechslung stellt Ihren Körper vor neue Situationen, denen er sich anzupassen versucht. Daher könnte der Knackpunkt für weiteres Muskelwachstum zum Beispiel darin liegen, dass Sie mit einem neuen System etwa beim Nackendrücken mehr Gewicht auflegen können als bisher, da Ihre Deltamuskeln nach dem Rückentraining noch wesentlich frischer sind als nach dem bisherigen Brusttraining.

Ich kenne zahlreiche Beispiele von Athleten für beide Systeme, die sehr gute Erfolge erzielt haben. Es wäre daher falsch zu sagen, dass die eine oder die andere Aufteilung die perfekte Lösung ist. Die gibt es schlichtweg nicht. Der beste Weg, um kontinuierliches Muskelwachstum anzuregen, liegt daher in der abwechselnden Anwendung beider Alternativen.

Im Folgenden sehen Sie Beispiele für beide Systeme (als 3er-Split mit vier Trainingstagen pro Woche), wie Sie sie in der Praxis mit gutem Erfolg anwenden können.

Push/Pull-System		System ohne Vorermüdung	
Montag:	Brust, Schultern, Trizeps	Montag:	Brust, Bizeps, Bauch
Dienstag:	Oberschenkel, Waden	Dienstag:	(Pause)
Mittwoch:	(Pause)	Mittwoch:	Oberschenkel, Waden
Donnerstag:	Rücken, Bizeps, Bauch	Donnerstag:	Rücken, Schultern, Trizeps
Freitag:	(Pause)	Freitag:	(Pause)
Samstag:	Brust, Schultern, Trizeps	Samstag:	Brust, Bizeps, Bauch
Sonntag:	(Pause)	Sonntag:	(Pause)
usw.		*usw.*	

Die Aufteilung der Muskelgruppen auf verschiedene Trainingstage ist ein allgemeines Problem. Dabei bestehen keinerlei Unterschiede zwischen ektomorphen, mesomorphen und endomorphen Athleten.

Trainingsprogramme

Wir haben bis jetzt die Rahmenbedingungen besprochen, die für ein optimales Training notwendig sind. Wir haben geklärt, wie oft und wie lange wir am besten trainieren, wie wir verschiedene Muskelgruppen am effektivsten kombinieren und auf welche Trainingsmethoden ein Muskel ganz spezifisch reagiert. Nun ist es an der Zeit, dass wir all die Rahmenbedingungen konkret auf ein Trainingsprogramm anwenden.

Fügen wir die einzelnen Bausteine zu einem kompletten Trainingsprogramm zusammen, so müssen wir von jedem Aspekt die beste Lösung integrieren. Dieses Grundprogramm stellt dann die Basis für unser Training dar. Machen wir also den letzten Schritt auf der Suche nach dem „perfekten Training", indem wir die Einzelteile nochmals zusammentragen.

Vorüberlegungen

Die Intensität des Trainings ist der Schlüssel zu maximalem Muskelwachstum. Wir wissen außerdem, dass wir nicht lange und gleichzeitig hochintensiv trainieren sollten. Die logische Schlussfolgerung ist, dass wir nicht viele Sätze und Wiederholungen ausführen, sondern dass uns wenige, sehr intensive Sätze im optimalen Wiederholungsbereich zum Erfolg führen. Unter „wenige Sätze" sind hierbei etwa sechs Sätze für große Muskelgruppen und etwa vier Sätze für kleine Muskelgruppen zu verstehen.

„Was, nur sechs Sätze für meinen Rücken oder meine Brust? Alle anderen machen doch aber viel mehr, meist 12-20 Sätze!" – So oder ähnlich lautet der Einwand vieler Athleten, die sichtlich überrascht sind, wenn sie hören, dass eine derart niedrige Satzzahl maximales Muskelwachstum stimulieren soll. Ich weiß, wie schwer es sein kann, gegen den Strom zu schwimmen. Aber nur, weil andere Bodybuilder in Ihrem Studio viel mehr Sätze machen, müssen Sie das noch lange nicht tun. Ihre Erfolge werden für Sie sprechen und manchen Studiokollegen veranlassen, dieses Trainingssystem auch zu testen.

Muskelwachstum wird nur stimuliert, wenn der betreffende Muskel bis an seine Leistungsgrenze und sogar darüber hinaus belastet wird. Deshalb wird ein Satz, bei dem Sie zehn Wiederholungen Nackendrücken ausführen, obwohl Sie 15 Wiederholungen schaffen könnten, keinen maximalen Wachstumsreiz setzen. Wenn Sie nun Ihre Studiokollegen beobachten, werden Sie feststellen, dass zwölf der 16 Sätze, die sie für eine Muskelgruppe ausführen, nicht bis zur Leistungsgrenze gehen. Wenn Sie wissen, dass Sie noch zehn Sätze vor sich haben, geben Sie dann die ersten fünf Sätze bereits alles, was Sie haben? Höchstwahrscheinlich nicht. Deshalb haben diese Sätze keinen bedeutenden Anteil am Aufbau eines Muskels. Folglich bleiben nur fünf bis sechs hochintensive Sätze, die für maximale Muskelfaserstimulation verantwortlich sind. Auch innerhalb dieser Sätze gilt, dass die ersten, relativ mühelosen Wiederholungen keinen entscheidenden Beitrag zum Muskelwachstum liefern, sondern vielmehr die letzte, fast unmögliche, extrem harte Wiederholung eines Satzes den Muskel maximal zur Hypertrophie stimuliert.

Ich möchte Ihnen diesen Sachverhalt an einem praktischen Beispiel verdeutlichen: Vergleichen Sie die Muskulatur eines 100-Meter-Sprinters mit der eines 10.000-Meter-Läufers. Was fällt Ihnen auf? Der Sprinter verfügt über deutlich größere, kräftigere Muskeln, während der Langstreckenläufer dünn und ausgezehrt wirkt. Genauso verhält es sich beim Bodybuilding-Training. Da wir nicht wie ein Ausdauerathlet aussehen wollen, dürfen wir auch nicht wie einer trainieren, also mit hohem Trainingsvolumen durch hohe Satz- und Wiederholungzahlen, sondern müssen vielmehr wie der Sprinter kurz und explosiv trainieren. Während Steroidanwender ein höheres Trainingsvolumen mit gutem Erfolg nutzen können, müssen natürliche Bodybuilder sich an dieses Konzept anpassen, um Übertraining zu verhindern. So baut man Muskeln auf natürliche Weise auf!

Ich möchte aber unbedingt klarstellen, dass andere Trainingsformen mit mehr Sätzen und Wiederholungen durchaus auch Muskelwachstum anregen können. Es geht mir aber darum, wie *maximales* Muskelwachstum erzielt werden kann. Trainingsprogramme mit höheren Satz- und Wiederholungszahlen haben, wie ich später erklären werde, in bestimmten Trainingsphasen auch ihren Platz.

Kommen wir nun zu den Wiederholungszahlen, die Sie in Ihrem Trainingsprogramm verwenden werden. Wir wissen, dass der optimale Bereich der Wiederholungen für Muskelwachstum von sechs bis zwölf Wiederholungen reicht. Unser Ziel muss es sein, mit nur sechs beziehungsweise vier Sätzen alle Aspekte des Muskels zu trainieren. Wir führen daher pro Körperteil drei Übungen durch, bei denen wir die Wiederholungszahlen variieren können. Folglich werden pro Übung für eine große Muskelgruppe zwei Sätze ausgeführt. Drei Übungen zu je zwei Sätzen ergibt insgesamt sechs Sätze. Für kleinere Muskelgruppen machen wir eine Übung mit zwei Sätzen und zwei Übungen mit jeweils nur einem Satz (entspricht insgesamt vier Sätzen).

Die erste Übung für jede Muskelgruppe ist immer eine Grundübung, bei der wir schwerstmögliche Gewichte bewegen, um maximale Power und Stimulierung der weißen, schnellkontrahierenden Muskelfasern zu erzielen. Daher liegt die Wiederholungszahl bei der ersten Übung stets bei sechs Wiederholungen, die Pausenlänge zwischen den beiden Sätzen liegt bei etwa drei Minuten. Mit der zweiten Übung wollen wir nun eine möglichst starke Hypertrophie der roten, langsam kontrahierenden Muskelfasern erzielen. Daher führen wir ca. zehn Wiederholungen durch, wobei wir auf eine Pausenlänge von nur etwa zwei Minuten achten. Mit der letzten Übung schließlich wollen wir das Kapillarsystem und die Mitochondrien trainieren und führen daher ca. zwanzig Wiederholungen in langsamem, gleichmäßigem Tempo durch. Die Pause zwischen den beiden Sätzen wird bei nur etwa einer Minute gehalten.

Auf diese Weise haben wir den Muskel maximal beansprucht, indem wir alle drei Aspekte trainiert haben, nämlich intramuskuläre Koordination, Hypertrophie der Myofibrillen und Kapillartraining.

Zusammenfassend noch einmal die wichtigsten Aspekte in Stichworten, die wir gleich in unserem Grundtrainingsprogramm wiederfinden werden:

→ Intensität ist der wichtigste Faktor in Ihrem Training.

→ Mittels verschiedener Wiederholungszahlen sollten Sie alle Aspekte eines Muskels trainieren, wobei in der Regel der Schwerpunkt auf Faserhypertrophie liegt.

→ Satzzahlen auf sechs für große Muskelgruppen und vier für kleinere beschränken.

→ Die erste Übung für eine Muskelgruppe ist stets eine Grundübung mit sehr schwerem Gewicht; die zweite Übung ist ebenfalls eine Grundübung mit mittelschwerem Gewicht; die letzte Übung ist eine Isolationsübung mit leichtem Gewicht.

→ Widerstehen Sie unbedingt der Versuchung, mehr Sätze auszuführen.

Diese Grundüberlegungen für den Aufbau einer optimalen Trainingsplanung gelten für alle drei Körpertypen.

Grundprogramm HIT

Die Bezeichnung „HIT" ist lediglich eine Abkürzung für hochintensives Training. Es erwartet Sie also kein magisch-mysteriöses Wunderprogramm, sondern ein recht simples und grundlegendes Trainingsprogramm, das auf all den eben erläuterten Grundlagen für erfolgreiches Training aufgebaut ist. Was Sie sicher erwartet, ist harte Arbeit. Ohne hundertprozentigen Einsatz wird das HIT-Programm keine optimalen Erfolge liefern. Mir liegt dabei am Herzen, dass Sie verstehen, dass HIT nicht ein starres, unveränderbares Trainingsprogramm im eigentlichen Sinne ist, sondern vielmehr eine Art Basissystem oder Rahmen vorgibt, wie hochintensives Training aufgebaut sein sollte. Veränderungen innerhalb des HIT-Systems sind nicht nur zulässig, sondern für kontinuierliche Fortschritte sogar unentbehrlich.

Das bedeutet, dass Sie sich zwar immer an den Grundregeln des hochintensiven Trainings, die wir eben ausführlich besprochen haben, orientieren, aber Wiederholungen und Übungen durchaus variieren sollten.

Einstieg ins HIT-Trainingssystem

Bevor wir nun richtig loslegen können, möchte ich noch einige Hinweise zum Einstieg in hochintensives Training geben. Der richtige Einstieg ist Grundlage für die Effektivität des HIT-Systems. Was gilt es also besonders zu beachten, wenn man diese neue, wahrscheinlich ungewohnte Trainingsform ausprobiert?

Zunächst ein Wort an Anfänger im Bodybuilding. Sollten Sie erst seit einigen Wochen oder Monaten trainieren, so stellt das HIT-System nicht das Mittel der Wahl für Sie dar. Zum einen haben Sie sich noch nicht die entsprechende Grundsubstanz an Muskulatur angeeignet, zum anderen würde ein hochintensives Training die begrenzten Regenerationskapazitäten eines Neulings schlichtweg überfordern. Fortschritte würden daher garantiert ausbleiben.

Ich habe nicht umsonst einen separaten Abschnitt für Anfänger im Grundlagen-Kapitel aufgeführt. Dort finden Sie Trainingsprogramme und -anweisungen, an die Sie sich unbedingt halten sollten, wenn Sie eine solide Basis für späteres hochintensives Training schaffen wollen. Je gewissenhafter Sie damit umgehen (und zum Beispiel auf das Erlernen korrekter Bewegungsabläufe achten), desto schneller können Sie in das HIT-System einsteigen.

Ein Anfänger sollte nach frühestens sechs Monaten zu hochintensivem Training übergehen. Aber auch dann gibt es noch gewisse Einschränkungen. Wenn Sie ganz neu in diese Art des Trainings einsteigen, so kann ich Ihnen nur eines raten: Verwenden Sie keine besonderen Intensitätstechniken wie Intensivwiederholungen, Negativwiederholungen oder Dropsätze. Diese Techniken sind für fortgeschrittene Sportler gedacht und wären für Sie eher kontraproduktiv. Wenn Sie jeden der sechs beziehungsweise vier Trainingssätze pro Muskelgruppe bis zur allerletzten Wiederholung ausführen, die Ihnen aus eigener Kraft gerade eben möglich ist, dann ist diese Trainingsintensität bereits mehr als ausreichend für optimale Fortschritte.

Ich weiß, dass es vielen übermotivierten Athleten schwerfallen wird, diese Ratschläge zu befolgen. Ich kann nur immer wieder darauf verweisen, dass das genaue Einhalten der Ratschläge zu weitaus besseren Erfolgen führt als eine übertriebene Trainingsintensität. Sparen Sie sich Ihre Kraft lieber dafür, jedesmal mehr Gewicht zu verwenden oder mehr Wiederholungen auszuführen. Das ist der Weg, um gute Fortschritte zu erzielen. Und schnelle Erfolge sind es doch, was Sie erzielen wollen, oder?

Dieselben Ratschläge, die ich für Anfänger empfohlen habe, gelten übrigens auch für all diejenigen Sportler, die eine längere Trainingspause hinter sich haben. Wer ein halbes Jahr nicht trainiert, darf nicht sofort wieder mit maximaler Intensität einsteigen. Vielmehr muss der Körper langsam an die ungewohnte Belastung herangeführt werden. Steigern Sie die Trainingsintensität also langsam, bis Sie Ihr altes Niveau wieder erreicht haben.

Ich bin mir ziemlich sicher, dass auch viele fortgeschrittene Leser bisher auf völlig andere Art und Weise trainiert haben, als es in diesem Buch empfohlen wird. Deshalb möchte ich noch Ratschläge für Bodybuilder geben, die zwar schon recht lange trainieren, für die aber hochintensives Training bisher ein Buch mit sieben Siegeln war. Wenn Sie bislang auf die üblichen Trainingsprogramme mit 12-20 Sätzen pro Muskelgruppe zurückgegriffen haben, so besteht die Möglichkeit, dass Sie sich in einem Übertrainingsstadium befinden. Ich rate deshalb dringend zu einer acht- bis zehntägigen Trainingspause, bevor Sie langsam in das HIT-System einsteigen. Auf diese Weise ist sichergestellt, dass Sie nicht bereits übertrainiert in ein hochintensives Trainingsprogramm einsteigen und dann deshalb Fortschritte ausbleiben werden. Ich fände es ärgerlich, das HIT-System in so einem Fall als nutzlos abzustempeln, obwohl es gar nicht die Ursache für fehlenden Erfolg ist.

Auf der folgenden Seite sehen Sie nun aber endlich das HIT-Grundprogramm, auf das wir unsere ganze Trainingskonzeption aufbauen. Ich betone noch einmal, dass die aufgeführten Übungen nur Beispiele sind, an die Sie sich nicht unbedingt halten müssen, die sich aber in der Trainingspraxis als sehr effektiv erwiesen haben.

HIT-Grundprogramm

Tag 1

Brust:	Bankdrücken	2 x 6 Wdh.	3-4 Min. Pause
	KH-Schrägbankdrücken	2 x 10 Wdh.	2 Min. Pause
	Fliegende Bewegungen	2 x 20 Wdh.	1 Min. Pause
Schultern:	Nackendrücken	2 x 6 Wdh.	3 Min. Pause
	Seitheben	2 x 10 Wdh.	2 Min. Pause
	Seitheben vorgebeugt	2 x 20 Wdh.	1 Min. Pause
Trizeps:	LH-Trizepsdrücken liegend	1 x 6 Wdh.	3 Min. Pause
	Pushdowns	2 x 10 Wdh.	2 Min. Pause
	KH-Trizepsdrücken	1 x 20 Wdh.	

Tag 2

Quadrizeps:	Kniebeugen	2 x 6 Wdh.	3-5 Min. Pause
	Beinpressen	2 x 12 Wdh.	2 Min. Pause
	Beinstrecken	2 x 25 Wdh.	1 Min. Pause
Beinbizeps:	Beincurls sitzend	2 x 10 Wdh.	2 Min. Pause
	Beincurls liegend	2 x 15 Wdh.	1-2 Min. Pause
Waden:	Wadenheben stehend	2 x 10-12 Wdh.	2 Min. Pause
	Wadenheben sitzend	2 x 20-30 Wdh.	1 Min. Pause

Tag 3

Rücken:	Kreuzheben	2 x 6 Wdh.	3-5 Min. Pause
	Klimmzüge	2 x max. (10-12)	2 Min. Pause
	Rudern vorgebeugt	2 x 20 Wdh.	1 Min. Pause
Bizeps:	LH-Curls	1 x 6 Wdh.	3 Min. Pause
	LH-Scottcurls	2 x 10 Wdh.	2 Min. Pause
	Konzentrationscurls	1 x 20 Wdh.	
Unterer Rücken:	Hyperextensions	3 x 12-15 Wdh.	2 Min. Pause
Bauch:	Crunches	2 x max.	1 Min. Pause
	Beinheben hängend	2 x max.	1 Min. Pause

Anmerkungen:

→ Die Oberschenkel können mit etwas höheren Wiederholungszahlen trainiert werden.

→ Für den Beinbizeps werden keine Sätze mit sechs Wiederholungen ausgeführt, da er praktisch nur an Maschinen trainiert werden kann und auf geringe Wiederholungszahlen nicht besonders gut anspricht.

→ Die Waden werden mit noch höheren Wiederholungszahlen bearbeitet.

→ Die Bauchübungen werden mit der maximal möglichen Wiederholungszahl ausgeführt.

→ Bei kleinen Muskelgruppen können Sie auch statt den zwei Sätzen bei der zweiten Übung mit zehn Wiederholungen zwei Sätze bei der ersten Übung mit deren sechs Wiederholungen ausführen, wenn Sie auf die niedrige Wiederholungszahl besonders gut ansprechen.

→ Das Training des unteren Rückens verlangt keine extreme Intensität; daher werden drei „normale" Sätze durchgeführt.

→ Wenn Sie bei Klimmzügen mehr als zwölf Wiederholungen schaffen, so verwenden Sie Zusatzgewichte, damit Sie wieder auf zehn bis zwölf Wiederholungen kommen.

→ Wenn Sie zwischen den beiden Sätzen der ersten schweren Übung nach drei Minuten noch nicht voll erholt sind, pausieren Sie länger (bis zu fünf Minuten).

Das aufgeführte HIT-Programm stellt das Basissystem dar, mit dem ein Muskel so vielseitig und umfassend trainiert wird, dass Sie sowohl Kraft als auch Muskelmasse und Ausdauerleistung erhöhen. Im Prinzip sollte dieses Programm alles sein, was wir für Muskelaufbau brauchen. In der Praxis ist dem leider nicht so.

Variationen innerhalb des HIT-Systems

Wir kennen bereits das Phänomen der Adaption. Ihre Muskeln können sich an praktisch alle Belastungsformen anpassen und stagnieren dann in ihrer Entwicklung. Deshalb werden sie sich auch an unser HIT-System im Laufe der Zeit anpassen. Wenn Sie Ihre Muskeln über lange Zeit auf diese Weise trainieren, dann gewöhnen sie sich schließlich an unsere zwei schweren, zwei mittelschweren und die zwei leichten Sätze während des Trainings. Deshalb ist es von Zeit zu Zeit notwendig, dass wir – wie zuvor bereits erwähnt – eine Veränderung *innerhalb* des HIT-Systems vornehmen. Das heißt, dass die Basis des hochintensiven Trainings unverändert bleibt, während sich die Übungen und Wiederholungszahlen verändern.

Wir können dabei in verschiedene Richtungen gehen. Wir könnten zum Beispiel den Schwerpunkt auf Kraftentwicklung und Hypertrophie der weißen Muskelfasern legen und eine neue Phase mit ausschließlich schweren Sätzen zu je sechs Wiederholungen ausführen, oder aber eine reine Muskelaufbauphase mit Sätzen von zehn bis zwölf Wiederholungen einlegen. Durch die veränderte Belastung erhalten die Muskeln auf jeden Fall neue Wachstumsimpulse. Im Folgenden zeige ich Ihnen drei sinnvolle Variationen innerhalb des HIT-Systems.

HIT-Masse-Programm

Wie Sie aus der Namensgebung entnehmen können, handelt es sich bei dieser Variante des HIT-Systems um ein Trainingsprogramm, bei dem das Augenmerk auf Steigerung des Muskelvolumens durch maximale Myofibrillen-Hypertrophie gelegt wird. Daher konzentrieren wir uns auf Wiederholungszahlen im Bereich von zehn Wiederholungen. Ein HIT-Masse-Trainingsplan könnte folgendermaßen aussehen:

Tag 1

Rücken:	Rudern vorgebeugt	2 x 10 Wdh.	2 Min. Pause
	Latziehen zum Nacken	2 x 10 Wdh.	2 Min. Pause
	Rudern sitzend	2 x 10 Wdh.	2 Min. Pause
Schultern:	KH-Drücken	2 x 10 Wdh.	2 Min. Pause
	Seitheben einarmig	2 x 10 Wdh.	2 Min. Pause
	Seitheben vorgebeugt	2 x 10 Wdh.	2 Min. Pause
Bauch:	Crunches	3 x max.	1 Min. Pause
	Beinheben	3 x max.	1 Min. Pause

Tag 2

Oberschenkel:	Kniebeugen	2 x 10-12 Wdh.	2 Min. Pause
	Beinpressen schräg	2 x 10-12 Wdh.	2 Min. Pause
	Beinstrecken	2 x 10-12 Wdh.	2 Min. Pause
	Beincurls liegend	2 x 10-12 Wdh.	2 Min. Pause
	Beincurls sitzend	2 x 10-12 Wdh.	2 Min. Pause
Waden:	Wadenheben vorgebeugt	2 x 10-20 Wdh.	2 Min. Pause
	Wadenheben sitzend	2 x 10-20 Wdh.	2 Min. Pause

Tag 3

Brust:	Declinedrücken	2 x 10 Wdh.	2 Min. Pause
	Schrägbankdrücken	2 x 10 Wdh.	2 Min. Pause
	Fliegende Bewegungen	2 x 10 Wdh.	2 Min. Pause
Arme:	Pushdowns	2 x 10 Wdh.	2 Min. Pause
	KH-Trizepsdrücken	2 x 10 Wdh.	2 Min. Pause
	KH-Curls	2 x 10 Wdh.	2 Min. Pause
	Konzentrationscurls	2 x 10 Wdh.	2 Min. Pause

Wenn Sie zuvor einige Zeit mit dem HIT-Grundprogramm trainiert haben und sich Ihre Muskeln im Laufe der Zeit an das dabei verwendete Schema von Sätzen und Wiederholungen gewöhnt haben, so bietet das HIT-Masse-Programm eine willkommene Abwechslung für Sie mit einer etwas anderen Belastung für Ihre Muskeln als bisher. Dadurch werden neue Wachstumsreize gesetzt. Sie werden in den ersten Trainingseinheiten mit dem noch ungewohnten HIT-Masse-Training bemerken, dass Sie wahrscheinlich etwas Schwierigkeiten haben, sechs Sätze mit etwa zehn Wiederholungen durchzuführen, einfach weil Ihre Muskulatur diese Art des Trainings noch nicht gewohnt ist. Schon bald aber werden Sie Ihre Gewichte auch für Sätze mit zehn Wiederholungen steigern können. Es bietet sich an, beim Wechsel vom Grundprogramm auf das HIT-Masse-Programm auch einige neue Übungen einzuflechten, um möglichst viel Veränderung zu schaffen. Die wichtigsten Grundübungen wie Bankdrücken, Kniebeugen oder Nackendrücken behalten Sie aber bei.

HIT-Power-Programm

Diese Variante des HIT-Trainingssystems zielt auf einen maximalen Kraftzuwachs ab. Um maximale Power zu entwickeln, trainieren wir die weißen, schnellkontrahierenden Muskelfasern. Wir halten dabei die Wiederholungszahlen niedrig, genauer gesagt bei sechs Wiederholungen pro Satz. Analog zu den schweren Sätzen im HIT-Grundprogramm machen Sie zwischen den Sätzen drei Minuten Pause. Hier das Beispielprogramm für eine HIT-Power-Phase:

Tag 1

Brust:	Bankdrücken	2 x 6 Wdh.	3 Min. Pause
	Schrägbankdrücken	2 x 6 Wdh.	3 Min. Pause
	KH-Bankdrücken	2 x 6 Wdh.	3 Min. Pause
Schultern:	Nackendrücken	2 x 6 Wdh.	3 Min. Pause
	KH-Drücken	2 x 6 Wdh.	3 Min. Pause
	Rudern stehend	2 x 6 Wdh.	3 Min. Pause
Trizeps:	Enges Bankdrücken	2 x 6 Wdh.	3 Min. Pause
	Pushdowns	2 x 6 Wdh.	3 Min. Pause

Tag 2

Oberschenkel:	Kniebeugen	2 x 6 Wdh.	3 Min. Pause
	Beinpressen gerade	2 x 6 Wdh.	3 Min. Pause
	Frontkniebeugen	2 x 6 Wdh.	3 Min. Pause
	Beincurls liegend	2 x 6-8 Wdh.	3 Min. Pause
	Beincurls sitzend	2 x 6-8 Wdh.	3 Min. Pause
Waden:	Wadenheben stehend	2 x 8-10 Wdh.	3 Min. Pause
	Wadenheben sitzend	2 x 8-10 Wdh.	3 Min. Pause

Tag 3

Rücken:	Kreuzheben	2 x 6 Wdh.	3 Min. Pause
	Rudern vorgebeugt	2 x 6 Wdh.	3 Min. Pause
	KH-Rudern	2 x 6 Wdh.	3 Min. Pause
Bizeps:	LH-Curls	2 x 6 Wdh.	3 Min. Pause
	Scott-Curls	2 x 6 Wdh.	3 Min. Pause
Bauch:	Crunches	3 x max.	1 Min. Pause
	Beinheben	3 x max.	1 Min. Pause

Besonders wichtig bei der Entwicklung von Kraft ist die Bewegungsausführung. Sie sollten die negative Phase der Bewegung langsam durchführen, in der positiven Bewegungsphase hingegen explosiv agieren, also das Gewicht so schnell wie möglich bewegen.

Das HIT-Power-Programm stellt eine starke Belastung für Muskeln, Sehnen und Bänder dar. Daher sollte sich die Dauer der Anwendung dieser HIT-Variante auf etwa vier Wochen beschränken. Achten Sie während dieser Zeit auf hohe Nährstoff- und Kalorienzufuhr sowie viel Schlaf und Erholung. Das HIT-Power-Programm ähnelt vom Grundtyp dem später folgenden Trainingsprogramm „Powerphase", unterscheidet sich jedoch in einigen Punkten von diesem. Während bei der „Powerphase" praktisch kein Muskelwachstum, sondern nur ein starker Kraftzuwachs erzielt wird, wird durch das HIT-Power-Programm und seine geringfügig höheren Wiederholungszahlen eine Hypertrophie der weißen Muskelfasern erzielt. Außerdem verfügt das HIT-Power-Programm über eine größere Übungsvielfalt, die den Muskel aus verschiedenen Winkeln heraus beansprucht und somit trotz der Betonung auf Kraftentwicklung dennoch auch eine umfangreiche Muskelentwicklung nach sich zieht.

HIT-Ausdauer-Programm

Das HIT-Ausdauerprogramm ist eine Variante des HIT-Systems, die sich nur für gelegentliche Abwechslung zu den „echten" Muskelaufbauprogrammen eignet. Muskelausdauer ist für Muskelwachstum ein relativ unwichtiger Aspekt. Dennoch hat ein solches Muskelausdauerprogramm ab und zu einige Vorteile. Da bei einem Programm, das auf die Steigerung der Muskelausdauer ausgerichtet ist, hohe Wiederholungszahlen und kurze Pausen zwischen den Sätzen verwendet werden und deshalb die Trainingsgewichte nur eine untergeordnete Rolle spielen, regt es die Bildung neuer, kleinster Blutgefäße zur Verbesserung der Sauerstoffversorgung der Muskulatur an. Es bewirkt außerdem einen vermehrten Abtransport von Schlacken und anderen Abfallprodukten. Daher kann von Zeit zu Zeit eine solche Ausdauerphase eingelegt werden, die allerdings nicht länger als zwei bis drei Wochen andauern sollte. Ausdauertraining lässt keine Muskeln wachsen und darf deshalb nie einen Großteil unseres Trainingspensums ausmachen.

Bitte verstehen Sie den Begriff „Ausdauer" im Bezug auf Muskelausdauer richtig. Er bezieht sich in diesem Zusammenhang auf die Ausdauerfähigkeit eines Muskels, einen Widerstand (die Hantel) möglichst oft beziehungsweise lange zu bewegen, und nicht auf die generelle

Ausdauerfähigkeit des Organismus, die wir unter dem Begriff „Kondition" kennen. Konkret bedeutet Ausdauer in unserem Fall also nicht, dass Sie drei Stunden ohne Pausen trainieren können, sondern dass Sie zum Beispiel ein Gewicht statt vormals zwölfmal nun 25-mal bewegen können; Sie haben damit die Ausdauerfähigkeit des trainierten Muskels erhöht.

Wenn Ihnen an allgemeiner Konditionssteigerung des Körpers liegt, dann sind dafür andere (Ausdauer-)Sportarten besser geeignet. Wenn Sie dennoch bei unserem Trainingssystem bleiben wollen, könnten Sie in diesem Fall die Satzzahl erhöhen, wobei natürlich die Intensität vermindert werden sollte. Machen Sie dann keine Intensivwiederholungen oder ähnliche Techniken.

Für das HIT-Ausdauerprogramm möchte ich nicht extra einen Beispieltrainingsplan wie zu den anderen HIT-Programmen geben. Ich denke, Sie können sich mittlerweile selbst einen geeigneten Übungsplan anhand der bisherigen Beispiele zusammenstellen. Beachten Sie dabei für das HIT-Ausdauerprogramm folgende Merkmale:

→ Wie allgemein im HIT-System üblich, sechs Sätze für große und vier Sätze für kleinere Muskelgruppen ausführen.

→ Bei allen Übungen machen Sie 20-25 Wiederholungen, für die Waden und die Bauchmuskeln auch mehr.

→ Halten Sie Pausen zwischen den Sätzen bei 1 bis 1,5 Minuten.

Kein Erfolg trotz HIT-Training?

Ich denke, Sie haben die logischen Hintergründe des HIT-Trainingssystems und die Grundüberlegungen, auf denen es basiert, anhand der verschiedenen Beispiele gut nachvollziehen können. Das HIT-Trainingssystem garantiert Fortschritte für jeden Körpertyp.

Falls Sie dennoch keinerlei Fortschritte machen sollten und sich wirklich hundertprozentig sicher sind, dass Sie keine Fehler bei der Ernährung machen und auch ausreichend lange Regenerationszeiten in Ihr Training eingeplant haben, so gibt es einige mögliche Fehlerquellen bei der Anwendung von hochintensivem Training, die möglicherweise für den ausbleibenden Erfolg verantwortlich sind. Auf diese will ich abschließend noch näher eingehen, um auch die letzten Möglichkeiten auszuschließen, dass Sie mit dem HIT-System keinen Erfolg haben.

Zu geringe Intensität

Um mit dem HIT-System erfolgreich zu sein, müssen Sie sicherstellen, dass Sie bei den wenigen Sätzen auch wirklich bis an die Grenze Ihres derzeitigen Leistungsvermögens und sogar gelegentlich darüber hinaus gehen. Manche Bodybuilder sind sich nicht wirklich bewusst, was hochintensives Training bedeutet. Das Problem liegt dabei meist im Kopf. Wenn Sie beispielsweise zuvor mehr Sätze ausgeführt haben, dann sind Sie es einfach nicht gewohnt, bei jedem Satz 100% zu geben. Ich möchte ein kleines Gedankenspiel anregen: Wenn Sie glauben, dass Sie in einem harten Satz wirklich keine weitere Wiederholung schaffen, und Ihnen würde plötzlich jemand eine Million Euro für nur diese eine weitere Wiederholung bieten, glauben Sie, es würde doch noch eine Wiederholung mehr drin sein? Hundertprozentiger Einsatz bedeutet also mehr als nur hart trainieren. Jede Wiederholung sollte so ausgeführt werden, als würde Ihr Leben davon abhängen. Das garantiert Intensität!

Übertrieben hohe Intensität

Sie sollten zwar sehr hart trainieren, sich aber nicht selbst durch exzessive Trainingsintensität ruinieren. Wenn Sie bei jedem Satz fünf bis sechs Intensiv- oder Negativwiederholungen ausführen, können Sie Muskelwachstum vergessen. Sie würden Ihren Körper schlicht und einfach überfordern. Ihr Körper würde wahrscheinlich Wochen brauchen, um sich vollständig von einer solchen Trainingseinheit zu erholen. Übertraining ist in solchen Fällen auch bei falscher Anwendung des HIT-Systems möglich.

Mangelnde Konzentration

Um eine maximale Intensitätsstufe zu erreichen, bedarf es maximaler Konzentration. Die Fähigkeit, sich voll auf jeden Satz, sogar auf jede Wiederholung eines Satzes zu konzentrieren, kann entscheidend für Erfolg oder Misserfolg mit dem HIT-System sein. Die Konzentrationsfähigkeit lässt sich in gewissem Maß trainieren wie unsere Muskeln. Dazu sind meist keine komplizierten mentalen Übungen oder Techniken nötig, vielmehr genügt es häufig, sich vor Ausführung jedes Satzes zu sammeln, die Umwelt so weit wie möglich abzuschalten und sich in Gedanken schon einmal intensiv das Gefühl vorzustellen, das Sie gleich beim bevorstehenden Satz in der trainierten Muskulatur verspüren werden. Das geht natürlich nicht, wenn Sie sich durch Gespräche oder die hübsche Kollegin an der Nebenmaschine ablenken lassen. Keine Frage, auch Kommunikation und Geselligkeit sind wichtige Aspekte des Fitnessstudiobesuchs. Nur verschieben Sie bitte Gespräche auf Ruhepausen oder auf einen Zeitpunkt nach Beendigung Ihrer (ohnehin relativ kurzen) HIT-Trainingseinheit.

Zu häufiges Training einer Muskelgruppe

Hochintensives Training stellt hohe Anforderungen an Ihre Regenerationsfähigkeiten. Es sollten daher zwischen zwei Trainingseinheiten für dieselbe Muskelgruppe mindestens drei Tage, gegebenenfalls auch vier oder fünf Tage Pause liegen, je nach Trainingserfahrung und Intensitätsgrad des momentanen Trainingsprogramms. Wenn Sie Ihren Körper auf drei Tage aufsplitten, kommen Sie in der Regel auf ein viermaliges Training pro Woche.

Extrem endomorpher Körpertyp

Falls Sie ein extrem endomorpher Körpertyp sind und somit wahrscheinlich auch an relativ starkem Übergewicht leiden, kann das HIT-Trainingssystem für Ihre Zwecke möglicherweise nicht das optimale Trainingssystem darstellen. Da Sie vermutlich weniger am Aufbau zusätzlicher Masse interessiert sind, als vielmehr daran, dass Sie Ihre Muskelmasse von der dicken Fettschicht darüber befreien, so ist das primär eine Sache der Ernährung und Ihres aeroben Trainings. Sie sollten jedoch beim aeroben Training nicht übertreiben und auch Ihre Kalorienzufuhr lässt sich nur bis auf ein bestimmtes, noch erträgliches und gesundes Maß reduzieren.

Daher kann das Gewichtstraining für Sie eine besondere Bedeutung gewinnen. Während kurzer, hochintensiver Trainingseinheiten werden nicht allzu viele Kalorien verbrannt. Für Sie sollte aber auch das Gewichtstraining so viel wie möglich an Kalorien verbrauchen, um die meist sehr hartnäckige Fettschicht verstärkt anzugreifen. Wenn Sie daher trotz konsequenter, stark kalorienreduzierter Diät und aerobem Training nicht genügend Körperfett abbauen, dann können Sie versuchen, mit einer herkömmlichen Trainingsmethode (also mit mehr Sätzen und Wiederholungen) zu arbeiten, um noch mehr Kalorien zu verbrauchen.

Extrem endomorphe Sportler kommen aufgrund ihrer meist kräftigen Konstitution nicht so schnell in ein Übertrainingsstadium wie zum Beispiel ektomorphe Athleten. Leichtes Übertraining schadet in Ihrem Fall ohnehin kaum, da es schießlich um den Abbau von Masse geht und ein „Turbo"-Gang Ihres Körpers durchaus erwünscht ist. Trainieren Sie hart und führen Sie trotzdem 12-16 Sätze pro großer Muskelgruppe und 8-10 Sätze für die kleinen Muskelgruppen mit jeweils 8-15 Wiederholungen durch. Falls Sie allerdings Symptome starken Übertrainings feststellen, etwa ständige Gereiztheit und Müdigkeit, Leistungsabfall oder Infektionskrankheiten, dann sollten Sie besser wieder zum HIT-Trainingssystem zurückkehren.

Training zu lange mit dem HIT-System

Auch mit der optimalen HIT-Trainingsmethode sollten Sie nicht unbegrenzt lange ohne Unterbrechung trainieren. Ihr Körper wird sich selbst an das beste Trainingsprogramm irgendwann anpassen und damit Fortschritte verringern oder zum Stillstand kommen. Wenn Sie also innerhalb des HIT-Systems schon reichlich Variationen in Ihr Training eingebaut haben, müssen Sie irgendwann für einige Wochen Ihren Körper durch ganz andere Trainingsmethoden zu neuem Muskelwachstum schocken, falls er sich an das Grundprinzip hochintensiven Trainings gewöhnt hat und daher Veränderungen innerhalb des HIT-Systems kaum mehr Erfolge liefern können. Dazu finden Sie nachfolgend die „Variationsprogramme".

Falls einer der zuvor aufgeführten Punkte auf Sie zutreffen sollte, so führen Sie bitte unbedingt die notwendigen Änderungen durch. Ihr Körper wird Sie mit gesteigertem Muskelwachstum dafür belohnen!

Variationsprogramme

Wir sind in einigen Abschnitten immer wieder auf das Phänomen der Anpassung (Adaption) zu sprechen gekommen. Die mögliche Adaption stellt den Grund dar, warum ich Ihnen neben dem HIT-System auch ein konventionelles, altbewährtes Trainingsprogramm zum Aufbau von Muskelmasse erklären will.

Zwar ist das HIT-Trainingssystem für natürlichen Muskelaufbau die beste und sinnvollste Methode, aber selbst an die beste Methode kann sich Ihr Körper mit der Zeit gewöhnen und dann nur noch langsam weitere Fortschritte zulassen. Sie haben mehrere Varianten des HIT-Systems kennengelernt, die für Abwechslung im Training sorgen und Adaption vermeiden helfen. Es ist jedoch sehr wahrscheinlich, dass sich Ihr Körper irgendwann auch an das Grundprinzip des hochintensiven Trainings gewöhnt. Über Jahre hinweg sechs beziehungsweise vier hochintensive Sätze für eine Muskelgruppe auszuführen, führt auf lange Sicht ebenfalls zu einer allmählichen Stagnation der Fortschritte. In einem solchen Fall können Sie das folgende Alternativprogramm der konventionellen Art testen, um Ihren Körper aus seiner „Lethargie" zu erwecken.

Variationsprogramm Masse

Das Variationsprogramm Masse ist kein Grundtrainingssystem, sondern sollte lediglich über einen eingeschränkten Zeitraum als Abwechslung in Ihre Trainingsplanung aufgenommen werden. Dieses Variationsprogramm Masse stellt ein zeitloses Trainingsprogramm dar, wie es schon in früheren Jahren zum Aufbau gewaltiger Muskelmasse verwendet wurde. „Ultramoderne" Trainingsmethoden mit Seilzügen und Kabelübungen hingegen mögen vielleicht für Sportler Erfolg bringen, die hohe Dosen an irgendwelchen Pharmaka zuführen, nicht jedoch für natürliche (speziell ektomorphe und ekto-mesomorphe) Athleten.

Deshalb basiert unser Variationsprogramm Masse auf wenigen schweren Grundübungen, die sich in Verbindung mit einer nährstoff- und kalorienreichen Ernährung besonders zum Aufbau gewaltiger Muskelmasse eignen. Der Schwerpunkt liegt dabei auf der Entwicklung der großen Muskelgruppen und weniger auf der Detailentwicklung kleiner Muskelpartien. Diese Variation stellt daher ein Programm zum generellen Aufbau von Muskelmasse dar und dient nicht der Spezialisierung auf bestimmte Schwachpunkte.

Besonders zu achten ist auf eine hohe Kalorien- und Nährstoffaufnahme während des Trainingsprogramms (siehe Kapitel „Ernährung"). Das Variationsprogamm Masse sollte allgemein nicht länger als sechs Wochen angewendet werden. Sollten Sie jedoch auch danach noch sehr gute Fortschritte damit machen, so behalten Sie es selbstverständlich bei!

Falls Sie auf eine größere Vielfalt an Übungen Wert legen, dann können Sie statt zwei Übungen für die großen Muskelgruppen drei Übungen ausführen, sowie statt einer Übung für kleinere Muskelgruppen zwei Übungen. Beachten Sie aber unbedingt, dass Sie die Gesamtzahl der Sätze pro Muskelgruppe an die aufgeführten Werte anpassen und diese nicht überschreiten.

Hier nun das Variationsprogramm Masse. Legen Sie die Trainingstage nach folgendem System: Zwei Tage Training, ein Tag Pause, ein Tag Training, ein Tag Pause, und so weiter.

Tag 1

Brust:	Bankdrücken	5 x 10, 8, 6, 6, 10
	Schrägbankdrücken	5 x 10, 8, 6, 6, 10
Schultern:	Nackendrücken	5 x 10, 8, 6, 6, 10
	Rudern stehend	3 x 10, 8, 6
Trizeps	LH-Trizepsdrücken	5 x 10, 8, 6, 6, 10

Tag 2

Oberschenkel:	Kniebeugen	5 x 10, 8, 6, 6, 10
	Beinpressen	5 x 10, 8, 8, 8, 10
	Beincurls	5 x 12, 10, 8, 6, 10
Waden:	Wadenheben stehend	3 x 15, 12, 10

Tag 3

Rücken:	Kreuzheben	4 x 10, 8, 6, 6, 10
	Klimmzüge	3 x max.
	Rudern vorgebeugt	4 x 10, 8, 8, 6
Nacken:	Shrugs (Schulterheben)	3 x 10
Bizeps:	Langhantelcurls	5 x 10, 8, 6, 6, 10

Bitte beachten Sie bei der Ausführung:

→ Gewichte in Pyramidenform anordnen; für die letzten beiden Sätze maximale Gewichte verwenden. Wann immer möglich, die Gewichte leicht steigern.

→ Aufgrund des höheren Trainingsvolumens muss die Intensität besonders während der ersten Sätze einer Übung geringer gehalten werden als im HIT-System. Das bedeutet:

    → Machen Sie keine zusätzlichen Techniken zur Steigerung der Intensität; maximal eine Intensivwiederholung am Ende des schwersten Satzes.

    → Halten Sie die Pausen vor den schwersten Sätzen etwas länger als vor mittelschweren Sätzen.

→ Wem Masseaufbau besonders schwerfällt, der sollte gegebenenfalls auf Rudern stehend, Shrugs und Beincurls verzichten.

→ Bauchtraining können Sie an einem beliebigen der drei Tage einbinden.

Variationsprogramm Heavy/Light

Unser zweites Variationsprogramm orientiert sich an einem System, das sich in der Praxis ebenfalls sehr gut bewährt hat, dem sogenannten „heavy/light"-System („schwer/leicht"). Der Kernpunkt dieser Methode ist, dass sich schwere und leichte Trainingseinheiten abwechseln. Schwer und leicht bezieht sich dabei auf die verwendeten Trainingsgewichte. Sie benutzen also zum Beispiel in der ersten Trainingseinheit für die Schultern schwere Gewichte und damit natürlich geringe Wiederholungszahlen und in der nächsten Schulter-Trainingseinheit leichtere Gewichte und relativ hohe Wiederholungszahlen.

Dadurch wird Ihr Muskel zum einen bei jeder Trainingseinheit auf eine andere Art und Weise beansprucht und kann sich nicht an eine Form des Trainings adaptieren. Zum anderen ist ein weiterer Vorteil dieser Trainingsmethode, dass jede Muskelgruppe nur einmal pro Woche mit schweren bis maximalen Gewichten trainiert wird, was den Erholungsprozess fördert. Das Programm eignet sich daher besonders für Athleten, die relativ schnell übertrainieren, wenn sie ständig mit schweren Gewichten ihren Körper maximal fordern.

Zunächst gebe ich Ihnen stichpunktartig eine kurze Beschreibung der verschiedenen Trainingstage des Variationsprogramms Heavy/Light:

Schwere Trainingstage

→ An diesen Trainingstagen richten Sie Ihr Augenmerk auf Power: Führen Sie den negativen Bewegungsteil langsam aus und explodieren Sie im positiven Teil der Bewegung.
→ Da Sie sehr schwere Gewichte verwenden, ist korrekte Trainingstechnik oberstes Gebot!
→ Besonders wichtig ist die Staffelung der Gewichte:
  → Satz 1: Mittelschweres Gewicht, mit dem Sie eigentlich zehn Wiederholungen ausführen könnten.
  → Satz 2: Schweres Gewicht, mit dem Sie maximal sieben bis acht Wiederholungen ausführen könnten.
  → Satz 3: Maximales Gewicht, mit dem Sie gerade nur vier oder fünf Wiederholungen schaffen und eventuell eine Intensivwiederholung.
  → Satz 4: Mittelschweres Gewicht wie bei Satz 1; Sie werden jedoch jetzt gerade sechs Wiederholungen damit schaffen, da Sie zuvor maximale Anstrengung hatten und danach nur 1,5 Minuten pausieren.
→ Um trotz der geringen Wiederholungszahlen einen guten Pump zu erreichen, wenden Sie unbedingt folgendes Pausenschema zwischen den Sätzen an:
  → Nach Satz 1: 1,5 Minuten Pause
  → Nach Satz 2: 3 Minuten Pause
  → Nach Satz 3: 1,5 Minuten Pause
  → Nach Satz 4: 2 Minuten Pause (bis zum ersten Satz der nächsten Übung)
→ Sie machen an schweren Tagen für große Muskelgruppen ca. zwölf Sätze und für kleinere sieben bis acht Sätze mit jeweils sechs Wiederholungen (und nicht mehr).

→ Die dritte Übung für eine große Muskelgruppe wird bei konstantem Gewicht mit kurzen Pausen zwischen den Sätzen ausgeführt: Sie werden sich wundern, wie stark Ihr Pump werden wird!

Sie müssen nicht mit der Stoppuhr auf die akribische Einhaltung der soeben genannten Werte achten. Vielmehr will ich damit sagen, dass Sie nach Satz 1, 3 und 4 relativ kurze Pausen machen und nur vor Satz 3 länger ausruhen. Dieses Schema basiert auf folgender Überlegung: In Satz 1 und 4 verwenden Sie ein mittelschweres Gewicht; Sie können also kurz pausieren und dennoch sechs Wiederholungen im nächsten Satz schaffen. Vor dem dritten Satz – Ihrem wichtigsten Satz mit maximalem Gewicht – pausieren Sie volle drei Minuten, um maximale Kraft zu sammeln. Sie können als natürlicher Athlet nicht bei jedem schweren Satz bis ans Limit gehen ohne überzutrainieren. Optimale Ergebnisse werden erzielt, wenn Sie nur einen Satz mit maximaler Intensität ausführen und die übrigen Sätze hart, aber nicht zu hart sind. Steigern Sie daher in Satz 3 einer Übung die Gewichte, so oft es geht.

Leichte Trainingstage

→ An den leichten Trainingstagen konzentrieren Sie sich auf das Brennen im Muskel und auf den Pump.

→ Da Sie hohe Wiederholungszahlen ausführen, brauchen Sie weniger Sätze, um Ihren Muskel zu ermüden; die Satzzahl für große Muskelgruppen liegt deshalb bei neun Sätzen, die für kleinere bei fünf Sätzen.

→ Die Wiederholungszahl liegt an leichten Tagen bei 12-15 Wiederholungen.

→ Verwenden Sie für alle Sätze einer Übung dasselbe Gewicht; Sie sollten also im ersten Satz 12-15 Wiederholungen ohne große Probleme schaffen, im zweiten Satz sollten Sie sich anstrengen müssen, um Ihre Wiederholungszahl zu erreichen, und im dritten Satz sollten Sie gerade 12-15 Wiederholungen schaffen.

→ Die Pausen zwischen den Sätzen sollten zwischen 1 und 1,5 Minuten gehalten werden.

→ An leichten Tagen werden keinerlei Intensitätstechniken eingebaut; Sie trainieren nicht auf maximaler Intensitätsstufe wie beim HIT-Training.

Natürlich gilt auch für das Variationsprogramm Heavy/Light, was ich bereits beim Variationsprogramm Masse erklärt habe: Sie sollten dieses Trainingsprogramm wirklich nur als gelegentliche Variation für einige Wochen in Ihre Trainingsplanung einbauen, wenn Sie keine Fortschritte mit dem HIT-System mehr machen sollten.

Auf der nächsten Seite sehen Sie nun ein Variationsprogramm Heavy/Light, bei dem Ihr Körper auf drei Tage gesplittet wird. Legen Sie auch hier die Trainingstage nach dem System zwei Tage Training, ein Tag Pause, ein Tag Training, ein Tag Pause. Wechseln Sie dabei von Trainingstag zu Trainingstag zwischen schwerer und leichter Variante. Bei beiden Varianten können Sie Ihr Bauchtraining an einem beliebigen der drei Tage hinzufügen, beispielsweise mit drei Sätzen Crunches und drei Sätzen Beinheben.

Tag 1

	Übungen für schwere Trainingstage		Übungen für leichte Trainingstage	
Brust:	Bankdrücken	4 x 6 Wdh.	Fliegende Beweg.	3 x 12-15 Wdh.
	Schrägbankdrücken	4 x 6 Wdh.	KH-Schrägbankdr.	3 x 12-15 Wdh.
	an der Multipresse		Kabelziehen	3 x 12-15 Wdh.
	Fliegende Beweg.	4 x 6 Wdh.		
Arme:	Enges Bankdrücken	4 x 6 Wdh.	Pushdowns	3 x 12-15 Wdh.
	Langhantelcurls	4 x 6 Wdh.	Konzentrationscurls	3 x 12-15 Wdh.
	Konzentrationscurls	3 x 6 Wdh.	Scott-Curls	2 x 12-15 Wdh.

Tag 2

	Übungen für schwere Trainingstage		Übungen für leichte Trainingstage	
Beine:	Kniebeugen	4 x 6 Wdh.	Beinstrecken	3 x 12-15 Wdh.
	Beinpressen	4 x 6 Wdh.	Kniebeugen	3 x 12-15 Wdh.
	Beincurls	4 x 6 Wdh.	Beincurls	3 x 12-15 Wdh.
Waden:	Wadenheben stehend	4 x 12 Wdh.	Wadenheben sitzend	3 x 20-25 Wdh.
	Wadenheben sitzend	3 x 12 Wdh.	Wadenheben stehend	3 x 20-25 Wdh.

Tag 3

	Übungen für schwere Trainingstage		Übungen für leichte Trainingstage	
Rücken:	Rudern sitzend	4 x 6 Wdh.	Latziehen breit	3 x 12-15 Wdh.
	KH-Rudern	4 x 6 Wdh.	Latziehen eng	3 x 12-15 Wdh.
	Latziehen eng	4 x 6 Wdh.	T-Bar-Rudern	3 x 12-15 Wdh.
Schultern:	Nackendrücken	4 x 6 Wdh.	Seitheben	3 x 12-15 Wdh.
	KH-Drücken	3 x 6 Wdh.	KH-Drücken	3 x 12-15 Wdh.
	Rudern stehend	3 x 6 Wdh.	Seitheben vorgebeugt	3 x 12-15 Wdh.

Ich halte dieses Trainingsprogramm für sehr gut als gelegentliche Abwechslung. Zum einen sind viele wichtige Trainingsprinzipien wie Vorermüdung an leichten Tagen oder das Pyramidenprinzip darin vereint, zum anderen bietet es reichlich Abwechslung. Der Knackpunkt ist lediglich, sich mental auch bei nur sechs Wiederholungen voll auf den Muskel zu konzentrieren und außerdem niemals der Versuchung nachzugeben, in den ersten Sätzen einer Übung härter zu arbeiten als hier angegeben. Stoppen Sie also nach sechs beziehungsweise 12-15 Wiederholungen und tun Sie auf keinen Fall mehr.

Variationsprogramm Powerphase

Bodybuilder trainieren normalerweise im Bereich von sechs bis zwölf Wiederholungen, um maximalen Muskelaufbau zu erzielen. Da sich die Muskulatur jedoch auch daran gewöhnen kann, kann es zur Stagnation der Trainingsleistungen kommen. Jeder ernsthafte Bodybuilder sollte von Zeit zu Zeit seine Muskeln mit etwas Außergewöhnlichem schocken. Dazu eignet sich die Umstellung des Trainings in ein „Powertraining" bestens. Powerlifter trainieren bevorzugt im Bereich von einer bis sechs Wiederholungen, da dies der Bereich für optimalen Kraftzuwachs ist.

Weil die Entwicklung von Kraft auch die Entwicklung von Muskelmasse beeinflusst, kann man durchaus auch als Bodybuilder eine mehrwöchige Trainingsphase im Powerlifting-Stil einrichten. Für Bodybuilder hat die Steigerung der Kraft sogar einen weiteren Vorteil: Wenn Sie bei niedrigen Wiederholungszahlen mehr Gewicht verwenden können, so können Sie auch beim Übergang zum Bodybuildingtraining mehr Gewicht für die höheren Wiederholungszahlen verwenden. Diese mögliche Gewichtssteigerung wiederum resultiert – wie wir bereits wissen – auch in einem Zuwachs an Muskelmasse. Zum Variationsprogramm Powerphase möchte ich eines betonen: Halten Sie sich bitte genau an die aufgeführten Satz- und Wiederholungszahlen sowie an die angegebenen Ruhepausen. Auf einen Trainingstag folgt immer ein Ruhetag; niemals wird an zwei aufeinanderfolgenden Tagen trainiert. Es gibt zu diesem Programm kaum brauchbare Alternativen, die für die Entwicklung von Kraft geeigneter wären.

Tag 1		Tag 2	
Kreuzheben	4 x 5, 3, 3, 3	Kniebeugen	4 x 5, 3, 3, 3
Bankdrücken	4 x 5, 3, 3, 3	Beinpressen	3 x 6
Schrägbankdrücken	3 x 5	SZ-Curls	3 x 6
Nackendrücken	4 x 5	SZ-Trizepsdrücken	3 x 6

Entscheidend für den Erfolg einer Powerphase ist das Befolgen der folgenden Anleitung zur Wahl der passenden Gewichte:

→ Bestimmen Sie zunächst (nach gründlichem Aufwärmen) Ihr Maximalgewicht für eine Wiederholung.

→ Beginnen Sie mit 80% dieses Maximalgewichts Ihre Powerphase; das wird Ihnen natürlich leicht fallen, da Sie normalerweise sieben bis acht Wiederholungen damit schaffen könnten. Machen Sie aber auf gar keinen Fall mehr als die angegebenen Wiederholungszahlen. Sparen Sie die Energie für die folgende Zeit!

→ Planen Sie die Gewichtssteigerungen so, dass Sie nach ca. vier Wochen bei Ihren 100% angelangt sind, jetzt aber für drei Wiederholungen. Wenn Sie alles richtig machen, viel und gut essen sowie genug Schlaf bekommen, sollten Sie sogar in der Lage sein, 2,5 bis 5 Kilogramm mehr als Ihre ursprüngliche Bestmarke für eine Wiederholung auflegen zu können!

Um Klarheit über die Gewichtssteigerungen zu schaffen, zeige ich ein konkretes Beispiel. Unser Beispielathlet hat bislang folgende maximale Bestleistungen für eine Wiederholung:

Bankdrücken:	100 kg
Kniebeugen:	150 kg
Kreuzheben:	140 kg

Dann sollte er wie folgt die Gewichte steigern (die Zahlen stehen für „Gewicht x Wiederholungszahl"):

Bankdrücken:	80x3/85x3/90x3/95x3/97,5x3/100x3/102.5x3/105x3 ($\Rightarrow$ max. 110x1)
Kniebeugen:	110x3/120x3/130x3/135x3/140x3/145x3/150x3/155x3 ($\Rightarrow$ max. 160x1)
Kreuzheben:	110x3/115x3/120x3/125x3/130x3/135x3/140x3/142,5x3/145x3 ($\Rightarrow$ 150x1)

Anmerkungen zur Powerphase:

→ Zur Entwicklung der Maximalkraft werden längere Pausen zwischen den Sätzen aufgrund der sehr schweren Gewichte benötigt; im Durchschnitt sollten Ihre Pausen vier bis fünf Minuten dauern, in jedem Fall jedoch so lange, bis Sie wieder ruhig atmen und das Gefühl haben, wieder voll bei Kräften zu sein.

→ Machen Sie auf keinen Fall mehr Sätze oder Übungen als angegeben.

→ Steigern Sie die Gewichte in kleinen Schritten (von 2,5 bis 5 Kilogramm); orientieren Sie sich am vorstehend aufgeschlüsselten Praxisbeispiel.

→ Falls Sie das Gefühl haben, dass das Programm Sie überlastet, dann streichen Sie Schrägbankdrücken aus dem Programm und/oder machen Sie einen Tag zusätzlich Pause.

→ Wärmen Sie sich besonders gründlich auf, es besteht aufgrund der enormen Gewichte eine erhöhte Verletzungsgefahr!

→ Sollten Sie Gelenkprobleme haben, dann dürfen Sie keine Powerphase in Ihr Training einbauen.

→ Beschränken Sie die Dauer einer Powerphase auf maximal fünf Wochen.

Am Ende einer Powerphase sollten Sie immer vier bis fünf Tage Pause einlegen. Wenn Sie dann wieder zu Ihrem eigentlichen Bodybuildingtraining übergehen, werden Sie wahrscheinlich nicht sofort höhere Gewichte für Ihre höheren Wiederholungszahlen verwenden können. Das hängt damit zusammen, dass Sie die relativ kurzen Ruhepausen zwischen den Sätzen nicht mehr gewohnt sind und deshalb Ihre Muskeln durch den neuen Pumpeffekt schneller ermüden. Aber keine Angst, die Leistungssteigerung wird sich schon nach kurzer Zeit mit Ihrem alten Training einstellen.

Anwendung der Trainingsprogramme

Wir kommen nun zu einem der wohl wichtigsten Punkte für den Athleten, nämlich zur Anwendung der einzelnen Trainingsprogramme für verschiedene Trainingsphasen. Nicht alle der beschriebenen Trainingsprogramme eignen sich für jeden Körpertyp in jeder Trainingsphase gleich gut. Zwar wissen wir, dass Muskeln immer nach demselben Grundprinzip zu optimalem Wachstum veranlasst werden, unabhängig davon, welchem Körpertyp Sie angehören. Prinzipiell spielt also die Unterteilung in drei Körpertypen für den grundsätzlichen Muskelaufbau keine Rolle. Ich habe aber an verschiedenen Stellen bereits einige Besonderheiten der verschiedenen Körpertypen erklärt, die in bestimmten Trainingsphasen verstärkt zum Tragen kommen.

Im Anschluss an den Abschnitt zur Eignung der Trainingsprogramme finden Sie auch noch Beispiele für jeden Körpertyp, die die Einteilung der verschiedenen Trainingsphasen für bestimmte Zwecke demonstrieren.

Eignung für die verschiedenen Körpertypen

Im Folgenden sehen Sie drei Übersichten, die zeigen, welche Trainingsprogramme für welchen Körpertyp und für welche Zwecke am besten geeignet sind. So können Sie bei Bedarf einfach die für Ihren Körpertyp und Ihr Trainingsziel empfohlenen Trainingsprogramme verwenden.

Ich habe bei jedem Körpertyp alle zuvor erläuterten Trainingsprogramme aufgeführt. Sie finden dazu jeweils eine Wertung, die angibt, wie sehr sich das Trainingsprogramm für Ihr Trainingsziel eignet. Trainingsprogramme mit der Wertung „sehr gut" sollten die Grundlage Ihres Trainings bilden, Programme mit der Wertung „gut" dienen der Abwechslung zu vorgenannten Programmen, „bedingt" geeignete Programme sollten nur gelegentlich zur Abwechslung herangezogen werden und „ungeeignete" Programme für das entsprechende Ziel natürlich gar nicht.

Was endomorphe Athleten anbelangt, habe ich zuvor bereits einige Besonderheiten erwähnt, vor allem hinsichtlich der Fettreduktion während einer Muskelaufbauphase und während der Wettkampfvorbereitung. Diese Aspekte werden natürlich in der Übersicht berücksichtigt. Bitte beachten Sie, dass ein (+) hinter der Wertung bedeutet, dass endomorphe Athleten die Satzzahl etwas erhöhen können/sollten, damit die angegebene Wertung zutrifft.

Bewertung der Trainingsprogramme

Eignung für ektomorphe Athleten

	Ziel: Masseaufbau	Ziel: Fettabbau
HIT-Grundprogramm	sehr gut	sehr gut
HIT-Masse	sehr gut	sehr gut
HIT-Power	gut	ungeeignet
HIT-Ausdauer	ungeeignet	ungeeignet
Variation Masse	bedingt	ungeeignet/bedingt
Variation Heavy/Light	bedingt	ungeeignet
Variation Powerphase	bedingt	ungeeignet

Eignung für mesomorphe Athleten

	Ziel: Masseaufbau	Ziel: Fettabbau
HIT-Grundprogramm	sehr gut	sehr gut
HIT-Masse	sehr gut	sehr gut
HIT-Power	bedingt	ungeeignet
HIT-Ausdauer	ungeeignet	ungeeignet
Variation Masse	gut	bedingt
Variation Heavy/Light	gut	bedingt
Variation Powerphase	bedingt	ungeeignet

Eignung für endomorphe Athleten

	Ziel: Masseaufbau	Ziel: Fettabbau
HIT-Grundprogramm	sehr gut	sehr gut (+)
HIT-Masse	sehr gut	sehr gut (+)
HIT-Power	bedingt	ungeeignet
HIT-Ausdauer	ungeeignet	ungeeignet/bedingt
Variation Masse	sehr gut	sehr gut
Variation Heavy/Light	bedingt	bedingt
Variation Powerphase	bedingt	ungeeignet

Einteilung in Trainingsphasen

Sie wissen nun, welche Trainingsprogramme für bestimmte Trainingsziele am besten geeignet sind. Ich möchte Ihnen aber auch noch Beispiele für die längerfristige Trainingsplanung geben, etwa wie Sie ein halbes Jahr dem Aufbau von Muskelmasse und Kraft widmen können und anschließend eine Phase zur Reduktion des Körperfettanteils einlegen. Auch hier unterscheide ich die verschiedenen Körpertypen voneinander. Ich denke, mit diesen Beispielen dürfte Ihnen dann endgültig klar sein, wie Sie Ihr Training erfolgreich planen. Somit haben wir die letzte Stufe auf der Leiter zum „eigenen Erfolgstrainer" erklommen.

Bei den folgenden Beispielathleten gehe ich von fortgeschrittenen Athleten aus, die seit mindestens eineinhalb Jahren trainieren. Athleten, die erst kürzer trainieren, sollten sich an die Ratschläge der vorangegangenen Abschnitte halten und zuerst eine Grundlage an Muskelmasse und Kraft durch das HIT-Grundprogramm sowie bei Bedarf durch Abwechslung mit HIT-Masse und HIT-Power schaffen, bevor Sie zu einem häufigeren Wechsel der Trainingsprogramme übergehen können.

Selbstverständlich *müssen* Sie nicht so häufig die Trainingsprogramme wechseln. Wenn Sie mit einem Programm längere Zeit gute Fortschritte machen, als die angegebenen Zeiträume vorsehen, dann behalten Sie dieses Programm einfach länger bei. Achten Sie außerdem darauf, vor dem jeweils nächsten Programm zunächst drei bis vier Tage nur locker zu trainieren, um sich vollständig zu erholen.

Ektomorpher Athlet

Nehmen wir die für einen ektomorphen Athleten wahrscheinlichste Situation als Beispiel an: Sie wollen Muskelmasse und nicht zuletzt auch Kraft aufbauen. Ihr Trainingsplan für die nächsten vier bis fünf Monate könnte folgendermaßen aussehen:

1. HIT-Grundprogramm: 6 Wochen
2. Variation Masse: 4 Wochen
3. HIT-Power: 4 Wochen
4. HIT-Masse: 4 Wochen

Erläuterung:

Das HIT-Grundprogramm ist die ideale Basis für Muskelaufbau bei ektomorphen Athleten. Nach sechs Wochen wird sich Ihr Körper jedoch an die Trainingsmethode gewöhnt haben und Sie sollten ihn dann mit einer völlig anderen Methode konfrontieren. Dazu dient das Variationsprogramm Masse mit seinen vielen Sätzen. Diese Methode darf ein ektomorpher Athlet nicht wesentlich länger als vier Wochen einbauen. Anschließend kehren wir zum HIT-Training zurück, machen aber eine Phase mit schweren Gewichten zum Kraftaufbau. Das ist dann die Basis für den letzten Zyklus, der auf maximalen Muskelaufbau ausgelegt ist.

Mesomorpher Athlet

Für mesomorphe Athleten möchte ich sowohl ein Beispiel für eine Aufbauphase als auch ein Beispiel für eine Vorwettkampfphase aufführen, ganz einfach deshalb, weil ein mesomorpher Athlet am wahrscheinlichsten während seiner Karriere beides durchlaufen wird.

Aufbauphase, für fünf bis sechs Monate geplant:

1. HIT-Grundprogramm: 6 Wochen
2. Variation Masse: 4 Wochen
3. HIT-Masse: 4 Wochen
4. Variation Heavy/Light: 4 Wochen
5. HIT Power: 4 Wochen

Erläuterung:

Auch für den mesomorphen Athleten ist das HIT-Grundprogramm die ideale Basis für Muskelaufbau. Anschließend folgt als Abwechslung ein Programm mit vielen Sätzen (Variation Masse). Daran schließen wir wieder eine vierwöchige HIT-Phase an, dieses Mal im optimalen Wiederholungsbereich für Masseaufbau. Der mesomorphe Athlet kommt mit vielen Sätzen besser klar als der ektomorphe, daher schließen wir erneut eine Multi-Set-Phase an, für maximale Abwechslung dieses Mal die Heavy-Light-Strategie. Zum Abschluss des Gesamtzyklus folgt noch eine HIT-Power-Einheit, die die Grundlage für eine weitere Steigerung im nächsten Zyklus schafft. Dieses Programm sorgt mental wie körperlich für ständige Abwechslung und damit für hohe Motivation und maximales Muskelwachstum.

Diät-/Wettkampfphase, für drei Monate geplant:

1. HIT-Grundprogramm: 4 Wochen
2. HIT-Masse: 4 Wochen
3. Variation Heavy/Light: 4 Wochen

Erläuterung:

Wenn die Diät gut geplant und diszipliniert eingehalten wird, braucht der mesomorphe Athlet nicht unbedingt Multi-Set-Strategien während der Diät. Vielmehr findet der Fettabbau durch gezielte Ernährung und aerobes Training statt. Durch die HIT-Programme wird ein Maximum an Muskelmasse bewahrt, die Regenerationsfähigkeiten werden aber nicht über Gebühr belastet. Für die letzten vier Wochen kann dann zum gesteigerten Kalorienverbrauch das Heavy-Light-System mit vielen Sätzen angewendet werden.

Endomorpher Athlet

Hier will ich wieder den häufigsten Fall der Trainingspraxis aufgreifen. Sie wollen zwar Muskeln aufbauen, aber vor allem auch Fett abbauen. Zusätzlich zu einer geeigneten Diät und aerobem Training könnte Ihr Trainingsplan für sechs Monate so aussehen:

1. HIT-Grundprogramm: 6 Wochen
2. Variation Masse: 4 Wochen
3. HIT-Masse: 4 Wochen
4. Variation Heavy/Light: 4 Wochen
5. HIT-Grundprogramm: 4 Wochen

Erläuterung:

Der endomorphe Athlet kommt mit Multi-Set-Strategien in der Regel nochmal wesentlich besser zurecht als die beiden anderen Körpertypen. Daher bauen wir in sein Programm immer im Wechsel HIT-Strategien und Multi-Set-Strategien ein. Damit sollte es Ihnen möglich sein, Muskelmasse aufzubauen, gleichzeitig aber die Form zu verbessern.

Übungsauswahl

Bei der Auswahl der im Training verwendeten Übungen stellt sich genau das gleiche Problem wie bei der Auswahl des Trainingssystems. Athlet A bevorzugt vielleicht Langhantel-Rudern zur Entwicklung der Rückenmuskulatur, während Athlet B auf Klimmzüge schwört. Die individuellen Vorlieben sind dabei oft weniger in der geringeren Effektivität der Übungen für einzelne Athleten begründet, als vielmehr psychologischer Natur. Teilweise sind sie auch durch besondere Eigenschaften des Körperbaus einer einzelnen Person zu begründen. So sind relativ kleine Athleten mit kurzen Armen zum Beispiel beim Bankdrücken aufgrund der günstigeren Hebelverhältnisse und des kleinen Bewegungsradius oft in der Lage, enorme Gewichte zu bewältigen. Das wiederum ist sehr gut fürs Ego und deshalb führen diese Athleten bevorzugt Bankdrücken zum Aufbau Ihrer Brustmuskulatur durch. Ob sie damit allerdings immer auch entsprechend gute Erfolge beim Muskelwachstum und bei der Kraftzunahme aufweisen können, ist fraglich. Durch den kurzen Bewegungsradius werden die Brustmuskeln unter Umständen nicht maximal beansprucht und bleiben deshalb in ihrer Entwicklung zurück.

In der Praxis hilft letztendlich nur, durch ausführliches Experimentieren die für den eigenen, individuellen Körperbau besten Übungen herauszufinden. Dabei spielt es keine Rolle, welchem Körpertyp Sie angehören.

Ich empfehle außerdem, die ausgesuchten Übungen, die verwendeten Gewichte sowie die Satz- und Wiederholungszahlen einer Trainingseinheit in einem Trainingstagebuch festzuhalten. Ob Sie ein solches Trainingstagebuch führen oder nicht, entscheiden Sie letztendlich ganz alleine. Viele Athleten sind einfach zu faul, um jedesmal alle Daten aufzuschreiben. Das ist an sich nicht weiter schlimm. Falls Sie jedoch am Dienstag nicht mehr wissen, wie viel Gewicht Sie am Montag für wie viele Wiederholungen verwendet haben, dann sollten Sie sich einmal fragen, wie Sie überprüfen wollen, ob Ihr Training auf einer progressiven Basis aufgebaut ist oder nicht. Ich behaupte sogar, dass mancher Bodybuilder sich selbst um schnellere Fortschritte bringt, weil er keinen entsprechenden Überblick über sein Training hat. Können Sie hingegen in Ihrem Trainingstagebuch nachschauen, wie viel Gewicht Sie vor einem halben Jahr bei den Kniebeugen verwenden konnten und stellen so fest, dass Sie immer noch beim selben Gewicht sind, so wird Ihnen plötzlich klar, dass Sie dringend etwas an Ihrer Trainingsplanung verändern müssen. Haben Sie kein Tagebuch zum Nachschlagen, dann trainieren Sie vielleicht noch weitere sechs Monate mit dem selben Gewicht – ohne jeglichen Erfolg!

Bei allen Übungen sollte stets ein wichtiger Punkt berücksichtigt werden: Die richtige Atemtechnik. Richtiges Atmen während der Ausführung einer Übung bedeutet, dass Sie im negativen Teil der Bewegung einatmen (also zum Beispiel beim Herablassen des Gewichts im Bankdrücken beziehungsweise beim In-die-Knie-Gehen während Kniebeugen), und dass Sie im positiven Bewegungsteil (also dem Wegdrücken der Hantel von der Brust beziehungsweise dem Aufrichten aus der Hocke) ausatmen. Halten Sie niemals den Atem für längere Zeit an, wie dies besonders bei schweren Gewichten im Trainingsalltag leider häufig der Fall ist. Das würde für Ihre Blutgefäße einen enormen Druck bedeuten und könnte im Extremfall zu einem Riss in einem Blutgefäß führen. Besonders Hypertoniker (Menschen mit Bluthochdruck) müssen diese Regel unbedingt beachten!

Noch wichtiger aber ist das korrekte Ausführen einer Übung. Das bedeutet, den Bewegungsablauf einer Übung an die natürliche Muskelfunktion anzupassen und so die Hantel in einer biomechanisch korrekten Form zu bewegen. Niemals sollten Sie unnatürliche, ruckartige oder sonstige Bewegungen ausführen, die Ihnen vielleicht sogar Schmerzen bereiten. Das kann auf Dauer nur zu Verletzungen führen. Sie können die korrekte Ausführung der einzelnen Übungen dem Übungskatalog entnehmen.

Grundübungen und Isolationsübungen

Prinzipiell kann man alle Übungen in zwei Kategorien unterteilen: Grundübungen und Isolationsübungen. Grundübungen sind jene Übungen, bei denen zwar primär eine bestimmte Muskelgruppe trainiert werden soll, wobei aber mehrere Gelenke und damit auch mehrere Muskelgruppen zum Einsatz kommen. Gute Beispiele für Grundübungen sind die Disziplinen des Kraftdreikampfes, nämlich das Bankdrücken, die Kniebeuge und das Kreuzheben. So werden beim Bankdrücken primär die Brustmuskeln trainiert, aber auch Schulter- und Trizepsmuskulatur werden dynamisch beansprucht und können niemals aus der Übung ausgelassen werden. Grundübungen sind daher diejenigen Übungen, bei denen die schwersten Gewichte bewältigt werden können. Deshalb werden Grundübungen besonders für Masse- und Kraftaufbau empfohlen.

Im Gegensatz zu den Grundübungen wird bei der Ausführung einer Isolationsübung ein Muskel bewusst gesondert von anderen Muskelgruppen, also isoliert trainiert. Isolationsübungen haben den Vorteil, dass beinahe die gesamte Belastung der Übung nur von der gewünschten Muskelgruppe bewältigt wird. Dadurch kann man sich mental voll auf diese eine trainierte Muskelgruppe konzentrieren. Isolationsübungen können und sollten in aller Regel nicht mit besonders schweren Gewichten ausgeführt werden. Deshalb werden sie verstärkt in einer Diät oder Vorwettkampfphase verwendet, um trotz geringerer Energiezufuhr den Muskel intensiv belasten zu können.

Wenn Sie keine Wettkämpfe bestreiten, sollte sich Ihr Training zum Großteil aus Grundübungen kombiniert mit einigen Isolationsübungen zusammensetzen. Dabei sollten Sie immer die Grundübungen mit schweren Gewichten zu Beginn des Trainings ausführen, wenn Sie noch alle Energie zur Verfügung haben, und eine Isolationsübung ans Ende des Trainings einer Muskelgruppe legen, um damit noch das Letzte aus Ihrem Muskel herauszuholen.

Es folgt nun eine tabellarische Übersicht über die wichtigsten Grund- und Isolationsbewegungen für jede Muskelgruppe, aus der Sie für ein Trainingsprogramm Ihre Übungen auswählen können. Auch wenn beispielsweise bei Curls die prinzipielle Bewegungsausführung eigentlich immer dieselbe ist (der Bizeps zieht den Unterarm an den Oberarm heran), so wird Ihr Muskel doch jedesmal anders belastet, wenn Sie Kurzhanteln, Langhanteln, Kabelzüge oder Maschinen verwenden. Die Abkürzungen KH bzw. LH stehen für Kurzhantel bzw. Langhantel.

Muskelgruppe	Grundübungen	Isolationsübungen
Brust	Bankdrücken, KH-Bankdrücken, LH-/KH-Schrägbankdrücken, LH-/KH-Decline-Drücken, Dips, Überzüge	Fliegende Bewegungen, Kabelziehen über Kreuz, Butterfly
Rücken	Klimmzüge, Latziehen (alle Var.), Rudern vorgebeugt (KH+LH), T-Bar-Rudern, Rudern sitzend, Kreuzheben	Maschinenrudern, Überzüge mit gestreckten Armen, Hyperextensions
Schultern	LH-/KH-Nackendrücken, Frontdrücken, Rudern stehend	Seitheben, Seitheben vorgebeugt, Frontheben (KH oder Kabel)
Bizeps	LH-Curls, KH-Curls, Scott-Curls, Hammer-Curls	Konzentrationscurls, Kabelcurls
Trizeps	Dips, enges Bankdrücken, LH-Trizepsdrücken	Pushdowns, KH-Trizepsdrücken, Kickbacks, Maschinen
Oberschenkel	Kniebeuge, Frontkniebeuge, Beinpressen, Kreuzheben mit durchgedrückten Knien	Beinstrecken, Sissy-Kniebeuge, Ausfallschritte, Beincurls
Waden		Wadenheben stehend/sitzend, Wadenheben vorgebeugt

Die großen Drei

Drei Übungen, die einen ganz besonderen Stellenwert für alle Bodybuilder, insbesondere jedoch für natürliche Bodybuilder einnehmen sollten, möchte ich Ihnen noch genauer vorstellen. Es handelt sich um die bereits im Zusammenhang mit dem Kraftdreikampf erwähnten „großen, alten Übungen": die Kniebeuge, das Kreuzheben sowie das Bankdrücken.

Diese drei Übungen stellen nicht umsonst die Wettkampfübungen im Powerlifting dar. Im Powerlifting geht es um Kraft, und Kraft lässt sich eben am geeignetsten an den „großen Drei" messen. Mit den drei Übungen kann man praktisch alle Hauptmuskelgruppen des Körpers trainieren. Wenn Sie nur drei Übungen zum Aufbau Ihres Körpers zur Auswahl hätten, so würde ich Ihnen ohne zu zögern zu diesen drei Übungen raten.

Wie wir wissen, besteht ein gewisser Zusammenhang zwischen Kraft und Muskelmasse. Die Mehrzahl der Powerlifter hat deshalb zwar nicht die wohlproportionierten und definierten Muskeln eines Bodybuilders, wohl aber einen hohen Grad an Muskelmasse. Bei Kniebeugen und Kreuzheben sind besonders viele Muskelgruppen bei jeder einzelnen Übung an der

Bewegung beteiligt. Folglich ist bei diesen Übungen immer ein besonders großer Teil der Gesamtmuskelmasse des Körpers im Einsatz. Dies trifft auf das Bankdrücken nur eingeschränkt zu. Bankdrücken ist zwar die Grundübung für Ihren Oberkörper schlechthin, es bezieht aber bei Weitem nicht den hohen Grad an Gesamtmuskelmasse mit ein wie Kniebeugen oder Kreuzheben. Daher gehört Bankdrücken eigentlich nur mit Einschränkungen in die gleiche, wichtige Kategorie für Natural Bodybuilder wie Kreuzheben und Kniebeugen.

Für den natürlichen Bodybuilder haben dennoch alle drei Übungen einen besonders hohen Stellenwert. Sie stellen sozusagen unsere „Waffen" im Kampf um Erfolg beim Muskelaufbau ohne verbotene leistungssteigernde Mittel dar. Lassen Sie mich das erklären:

Was Kniebeugen und Kreuzheben von den anderen Übungen unterscheidet, ist wie erwähnt ein besonders hoher Grad an Muskelmasse, der in die Übung einbezogen wird. Für Bankdrücken gilt das mit Einschränkungen entsprechend. Warum aber ist diese Tatsache so wichtig? Nun, durch diese hohe Anforderung wird im Körper eine besonders hohe Ausschüttung an muskelaufbauenden Hormonen angeregt. In der Tat regen nur Kniebeugen und Kreuzheben die körpereigene Hormonproduktion in einem derart starken Ausmaß an. Durch die starke Hormonausschüttung versetzen die Übungen den ganzen Körper in eine anabole Stoffwechselsituation. Das wiederum bedeutet, dass Sie zum Beispiel mit Kniebeugen nicht nur Muskelmasse an den Oberschenkeln aufbauen, sondern am ganzen Körper verstärkt Muskelmasse aufgebaut wird. Selbstverständlich gilt dies für natürliche wie auch für dopende Athleten. Der Knackpunkt ist aber, dass Athleten, die Steroide verwenden, durch die Zufuhr der künstlichen Hormone bereits über einen so hohen Hormonspiegel verfügen, dass die körpereigene Produktion niemals (auch nicht durch Kniebeugen oder Kreuzheben) an diesen Level herankommt. Bei solchen Athleten kommt somit der anabole Effekt der Übungen nicht besonders zum Tragen. Bei natürlichen Bodybuildern hingegen kann durch die Übungen der körpereigene Hormonspiegel leicht erhöht und eine anabole Stoffwechsellage begünstigt werden. Die beiden Übungen ahmen sozusagen in leichtem Ausmaß die Effekte anaboler Steroide nach und stellen damit – im Gegensatz zu all den nutzlosen, vielfach sensationell angepriesenen „natürlichen Steroidersatzmitteln" – den einzig wirklichen Ersatz dar.

Freie Gewichte contra Maschinen

Zu diesem Thema gibt es reichlich kontroverse Meinungen. Sollte man lieber freie Gewichte den Maschinen vorziehen oder sollte man lieber verstärkt auf Maschinen im Training zurückgreifen? Ich möchte zunächst davon Abstand nehmen, eine der beiden Möglichkeiten als die alleinig wirksame herauszustellen. Vielmehr ist aus meiner Sicht eine Kombination beider Trainingsgeräte die beste Lösung. Beide finden in verschiedenen Trainingsphasen verstärkt Anwendung, wobei freie Gewichte in der Tat den Großteil der Übungen darstellen sollten und Maschinen- oder Kabelzugübungen immer nur eine Ergänzung oder Abwechslung bieten.

Zwar wird ein Muskel immer zu Wachstum angeregt, wenn alle Voraussetzungen dafür im Training erfüllt sind (also progressive Belastung, hohe Intensität, und so weiter). Dabei ist egal, ob Sie nun an einer Maschine oder mit freien Gewichten arbeiten. Dennoch hat die Ausführung von Übungen mit freien Gewichten einige entscheidende Vorzüge. Hanteln bieten Ihnen ganz einfach den Vorteil, dass Sie die Bewegungsausführung frei auf Ihre ganz individuellen körperlichen Gegebenheiten einstellen können. Maschinen hingegen geben einen starren Bewegungsablauf vor, dem Sie sich anpassen müssen. Es ist aber nur logisch, dass nicht jeder einzelne Athlet denselben optimalen Bewegungsablauf hat wie ein anderer und somit eine starre Vorgabe für alle Athleten kaum sinnvoll sein kann.

Die Ausführung von Übungen mit freien Gewichten hat noch einen weiteren Vorteil, den manche Sportler allerdings eher als Nachteil auffassen. Es ist die Tatsache, dass bei der Ausführung einer Übung mit freien Gewichten die Stützmuskeln, die zur Balance des Gewichts indirekt an der Bewegungsausführung beteiligt sind, mitentwickelt werden, während bei der Ausführung an Maschinen durch die stärkere Isolation der trainierten Muskelgruppe dieser Nebeneffekt entfällt. Es ist ganz einfach so, dass Sie mit schweren Gewichten bei Grundübungen Masse aufbauen. Seilzüge und Maschinen erlauben hingegen schlichtweg nicht das Verwenden besonders schwerer Gewichte und können somit nur bedingt für den Aufbau gewaltiger Muskelmasse verwendet werden.

Was, glauben Sie, baut mehr Muskelmasse auf: Bankdrücken mit schweren Gewichten oder Kabelzüge über Kreuz? Denken Sie einfach einmal an das Gefühl bei den Übungen. Zwar spüren Sie bei den Kabelzügen wahrscheinlich eine noch stärkere Kontraktion der Brustmuskeln, aber beim Bankdrücken spüren Sie das schwere Gewicht und die Power Ihres ganzen Oberkörpers, die Sie zum Bewältigen des Gewichts aufbringen müssen. Deshalb hat das Kabelziehen über Kreuz als isolierende Abschlussübung oder während der Wettkampfvorbereitung durchaus seinen Platz in einem Trainingsprogramm, aber Bankdrücken ist zum Aufbau und Erhalt von Muskelmasse wesentlich effektiver. Der beste Beweis sind die zahlreichen Bodybuildingchampions, die ihre Grundsubstanz an Muskelmasse ausnahmslos mit schweren Grundübungen und freien Gewichten aufgebaut haben.

Anfänger stellen hier allerdings eine Ausnahme dar. Sie können vom Maschinentraining dahingehend profitieren, dass sie an Maschinen die grundlegenden Bewegungsabläufe der einzelnen Übungen erlernen können. Wenn Sie dann allerdings von Maschinentraining auf freie Gewichte umsteigen, so werden Sie schnell feststellen, dass Sie trotz des Maschinentrainings anfangs Ihre Schwierigkeiten bei der Ausführung mit freien Gewichten haben werden. Daher finden Sie im Abschnitt „Anfängerprogramme" im ersten Kapitel Trainingsprogramme, die sowohl freie Gewichte als auch Maschinen beinhalten. Wenn Sie sich an die dort gegebenen Ratschläge in Sachen Trainingsgewichte halten, können Sie eigentlich nichts falsch machen.

Besondere Trainingsformen

Nicht jeder trainiert im Fitnessstudio oder nach herkömmlichen Methoden. Zudem lassen sich die von mir vorgestellten Trainings- und Ernährungsprinzipien aus dem Bodybuilding auf eine Reihe weiterer Bereiche anwenden, die nicht mit den bisher behandelten Trainingsprogrammen abgedeckt werden. Daher möchte ich in den folgenden Abschnitten kurz auf einige besondere Trainingsformen eingehen, auch wenn diese im Alltag vieler Leser eine untergeordnete Rolle spielen werden.

Zirkeltraining

Zirkeltraining ist eine besondere Form des Trainings. Durch Zirkeltraining werden sowohl die Muskulatur als auch das Herz-Kreislaufsystem trainiert. Es stellt also in gewisser Weise eine Kombinationsform aus Muskelaufbautraining und aerobem Training dar.

In aller Regel wird Zirkeltraining nicht mit einer solch hohen Intensität durchgeführt wie richtiges Bodybuilding-Training. Ein Zirkeltraining beinhaltet eine Übung für jeden Körperteil, von der jeweils ein Satz ausgeführt wird, bevor man nach einer kurzen Pause zur nächsten Übung für den nächsten Körperteil übergeht. So entsteht praktisch ein „Zirkel" oder Kreis an Übungen für den ganzen Körper. Daher nennt man diese Trainingsform auch Kreistraining. Nachdem man einen Durchgang durch alle Übungen ausgeführt, also einen vollständigen Zirkel vollendet hat, wird eine Pause von drei bis vier Minuten eingelegt, bevor man einen neuen Durchlauf startet. Es können dabei bis zu fünf Durchgänge hintereinander durchgeführt werden.

Wie Sie unschwer erkennen können, ist Zirkeltraining damit keine Trainingsform, die auf maximalen Muskelaufbau ausgerichtet ist. Zirkeltraining ist eine sehr sinnvolle Sache für all diejenigen, die mehr am Fitness- und Gesundheitsaspekt des Bodybuildings orientiert sind, da diese Trainingsform zur Entwicklung von Muskulatur und Herz-Kreislauf-System gleichermaßen beiträgt. Für Bodybuilder, denen es um den Aufbau maximaler Muskelmasse und Kraft geht, ist Zirkeltraining nicht geeignet.

Auf der nächsten Seite sehen Sie ein Beispielprogramm, wie Sie ein Zirkeltraining aufbauen können. Man beginnt mit den Übungen für die großen Muskelgruppen, die am meisten Energie erfordern. Die Pausen zwischen den Sätzen eines Durchlaufs müssen kurz gehalten werden, um einen Effekt auf das Herz-Kreislauf-System zu erzielen. Maximal eine Minute ist Ihr Richtwert. Zwischen den Durchläufen machen Sie eine Pause von ca. drei bis vier Minuten, bevor Sie einen weiteren Zirkel starten. Führen Sie, wie erwähnt, maximal fünf Zirkel durch.

Zirkeltraining: Beispielprogramm

Beinpressen	1 x 15 Wdh.
Beincurls	1 x 15 Wdh.
Latziehen (zum Nacken)	1 x 12 Wdh.
Bankdrückmaschine	1 x 12 Wdh.
Seitheben	1 x 12 Wdh.
Bizepscurls	1 x 12 Wdh.
Pushdowns	1 x 12 Wdh.
Wadenheben stehend	1 x 20 Wdh.
Crunches	1 x max.

Bodyshaping

Neben den aufgeführten Trainingsprogrammen, die prinzipiell sowohl für Männer als auch für Frauen geeignet sind, möchte ich mich mit einem speziellen Trainingssystem noch an alle weiblichen Leser richten. Ich denke, acht von zehn Frauen trainieren nicht, um enorme Muskelberge und harte, gestreifte Pomuskeln zu bekommen, sondern um ein durchtrainiertes, durchaus muskulöses, aber dennoch sehr feminines Aussehen zu erreichen. Gerade deshalb möchte ich noch das Prinzip des Bodyshaping vorstellen.

Bodyshaping ist eigentlich nichts anderes als mit mäßiger Intensität ausgeführtes Bodybuilding. Dabei gelten alle Grundlagen des Trainings, die Sie mittlerweile schon kennen, nur mit dem Unterschied, dass beim Bodyshaping leichtere Gewichte und eine geringere Intensität verwendet werden als beim „Hardcore"-Bodybuilding. Das Augenmerk wird dabei weniger auf Muskelwachstum (Hypertrophie) als vielmehr auf Kräftigung und Straffung vernachlässigter Muskelpartien gelegt. Nachfolgend zwei Beispielprogramme. Programm A führen Sie an drei nicht aufeinanderfolgenden Tagen aus (etwa Montag, Mittwoch und Freitag).

Bodyshaping: Beispielprogramm A

Kniebeugen an der Multipresse	3 x 15-20 Wdh.
Beinstrecken	3 x 15-20 Wdh.
Beincurls	3 x 15-20 Wdh.
Butterfly	4 x 15-20 Wdh.
Latziehen vorne	4 x 15-20 Wdh.
Rudern sitzend	4 x 15-20 Wdh.
Seitheben	4 x 15-20 Wdh.
Pushdowns	3 x 15-20 Wdh.
KH-Curls	3 x 15-20 Wdh.
Crunches	3 x max.
Wadenheben	3 x 20-30 Wdh.

Bodyshaping: Beispielprogramm B

Montags/Freitags		Dienstags/Samstags	
Beinpressen	4 x 15-20 Wdh.	KH-Schrägbankdrücken	4 x 15-20 Wdh.
Ausfallschritte	3 x 15-20 Wdh.	Crossovers	4 x 15-20 Wdh.
Beincurls	3 x 15-20 Wdh.	Latziehen hinten	4 x 15-20 Wdh.
LH-Curls	4 x 15-20 Wdh.	Rudern sitzend	4 x 15-20 Wdh.
Kickbacks	4 x 15-20 Wdh.	Rudern stehend	3 x 15-20 Wdh.
Wadenheben stehend	4 x 15-20 Wdh.	Seitheben am Kabelzug	3 x 15-20 Wdh.
Crunches	3 x 15-20 Wdh.	Hyperextensions	3 x max.
Beinheben	3 x 15-20 Wdh.	Crunches seitlich	4 x 15-20 Wdh.
		Beinheben liegend	3 x 15-20 Wdh.

Zusätzlich zum veränderten Training sollten Bodyshaping-Athletinnen ihre Ernährung an der Ernährungsweise orientieren, wie sie im Abschnitt „Fettabbau" des Ernährungs-Kapitels erklärt wird. Sie sollten sich also kalorienarm und gesund ernähren, um schlank und fit zu bleiben. Das Gewichtstraining sollte außerdem durch aerobes Training ergänzt werden (zum Beispiel Radfahren) und Sie sollten Stretching und Dehnübungen zu Beginn oder am Ende einer Trainingseinheit ausführen.

Heimtraining

Obwohl sicherlich die meisten Leser in professionellen Fitnessstudios trainieren, möchte ich mich auch an all diejenigen Sportler wenden, die sich aus Zeit- oder Kostengründen ein eigenes Heimstudio eingerichtet haben. Ich tue dies nicht zuletzt deshalb gerne, weil die Wahrscheinlichkeit, dass diese Sportler auf natürliche Weise trainieren, sehr hoch ist.

Oft sind „Heimbodybuilder" leicht frustriert, wenn sie in Zeitschriften tolle Sportstudios sehen oder Kollegen Ihnen erzählen, welche neue, chromblitzende Trainingsmaschine ihr Studio gekauft hat. Sie denken dann, dass sie Zuhause niemals einen solch großartigen, muskulösen Körper aufbauen können wie ihre Studiokollegen. Weit gefehlt!

Ohne Zweifel bieten Fitnessstudios zwar die optimale Umgebung für Erfolge im Bodybuilding, weil sie in aller Regel über eine große Auswahl an Trainingsgeräten und Hanteln verfügen, die natürlich in einem Heimstudio nicht realisiert werden können, und weil viele Gleichgesinnte zum Meinungsaustausch und zusätzlich kompetente Trainer vorhanden sind (oder sein sollten). Wenn Sie also doch die Möglichkeit haben, ein gut geführtes und gut ausgestattetes Studio zu besuchen, so kann ich Ihnen nur dazu raten. Dennoch ist es sehr wohl möglich, mit einer kleinen Grundausstattung und einem Satz Lang- und Kurzhanteln einen großartigen Körper aufzubauen. Im Grunde sind es nämlich die schlichten, schweren Grundübungen, die einen starken und athletischen Körper aufbauen. Sie brauchen dafür keine glitzernden oder teuren Trainingsmaschinen. Schon mancher fantastische Bodybuilding-Körper wurde in einem alten Keller oder kleinen Heimstudio geformt. Warum nicht auch Ihrer?

Zur Grundeinrichtung sollten lediglich ein Satz Lang- und Kurzhanteln sowie eine stabile Drückerbank gehören, auf der Sie gefahrlos auch mit schweren Gewichten arbeiten können. Ein ausreichendes Sortiment von großen bis ganz kleinen Hantelscheiben ist natürlich wichtig. Sehr von Vorteil, aber nicht unbedingt notwendig, wären außerdem ein Kniebeugenständer oder ein Seilzug (Latzug). Billige Multifunktionsanlagen, wie sie viele Kaufhäuser anbieten, sind aber *nicht* geeignet für hartes Bodybuilding-Training.

Halten Sie sich bei der Übungsauswahl an die Übungen, die Sie auch ohne Maschinen oder Zusatzgeräte ausführen können. Sie werden erfreut feststellen, dass es sich dabei fast immer um die Grundübungen handelt, die in diesem Buch besonders empfohlen werden. Es ist eigentlich überflüssig, zu erwähnen, dass natürlich alle anderen Aspekte von Grundlagen, Ernährung und Training uneingeschränkt auch für Sie gelten.

Training im Zielbereich

In diesem Abschnitt möchte ich ein Wort darüber verlieren, ob ein spezieller *Bereich* eines Muskels durch eine bestimmte Übung oder durch Veränderungen des Winkels, der Fußstellung oder ähnlicher Anpassungen bei einer Übung gesondert trainiert werden kann. Es bestehen bezüglich dieser Themen nämlich einige Mythen, die ich aufklären möchte. Prinzipiell ist die Form eines Muskels genetisch vorgegeben. Daher kann durch keine Übung die Form (zum Beispiel Höhe oder Länge) eines Muskels verändert werden. Sie können noch so viele Konzentrationscurls für Ihre Bizeps ausführen, wenn es denen Ihrer Meinung nach an Höhe fehlt, und sie werden trotzdem nicht „höher", wenn sie von Natur aus, das heißt von Ihren genetischen Erbanlagen her, nicht höher vorgesehen sind.

Was Sie allerdings tatsächlich erreichen können, ist so etwas wie eine Spezialisierung auf einen bestimmten Bereich des Muskels. Die Ansicht, dass Konzentrationscurls die Bizeps höher machen, ist darauf begründet, dass sie durch die besonders intensive Kontraktion am Ende der Bewegung eine besonders starke Muskelfaserstimulation auslösen. Würden Sie allerdings bei normalen Kurzhantelcurls eine ebenso harte Kontraktion ausführen, so würde das dieselbe Auswirkung auf die Höhe Ihrer Bizeps haben wie Konzentrationscurls.

Muskeln können zwar immer nur als ganze Einheit kontrahieren, niemals gezielt nur einzelne Teilbereiche, aber man muss hier genau sein: Einzelne *Muskelköpfe* können nur als ganze Einheit kontrahieren. So kann durchaus durch bestimmte Übungen einer der drei Muskelköpfe des Trizeps verstärkt, wenn auch niemals völlig isoliert kontrahiert werden. Sie dürfen außerdem nicht den Fehler machen und einzelne Muskeln einer Muskelgruppe zusammen betrachten. So kann beim Wadenheben durchaus verstärkt der Soleus oder der Gastrocnemius beansprucht werden, die wir beide gerne als Muskelgruppe „Waden" zusammenfassen.

Falls dies zunächst etwas verwirrend für Sie klingt, hier noch ein praktisches Beispiel: Gehen wir davon aus, dass Ihre Brustmuskeln eine Schwachstelle bilden. Sie haben zwar gut entwickelte untere Brustmuskeln, aber im oberen Bereich fehlt es an Masse. Die meisten Experten raten Ihnen nun dazu, verstärkt Brustübungen auf einer Schrägbank auszuführen, um „die obere Brust" zu entwickeln. Dahinter steckt, dass Sie zwar niemals ausschließlich den oberen Teil der Brustmuskulatur trainieren können, dass Sie aber durch den veränderten Winkel gegenüber Flachbankübungen die Belastung verstärkt auf die Fasern des oberen Bereichs der Brustmuskeln verlagern. Sie können das ganz einfach testen. Setzen Sie sich auf einen Stuhl. Drücken Sie nun Ihren rechten Arm nach vorne unten und spannen Sie dabei Ihre Brust an. (Sie simulieren quasi das Declinedrücken.) Fühlen Sie nun mit der linken Hand Ihre rechte Brustmuskulatur. Sie werden feststellen, dass hauptächlich der untere Bereich „hart", also kontrahiert ist. Wenn Sie sich aber zurücklehnen und das Schrägbankdrücken simulieren, indem Sie Ihren Arm nach schräg oben strecken, so werden Sie fühlen, dass der obere Teil der Brustmuskulatur viel härter und damit stärker beansprucht ist als zuvor. Durch stärkere Kontraktion kann natürlich auch stärkeres Muskelwachstum in dem trainierten Bereich stattfinden.

Anders verhält es sich mit der weitverbreiteten Ansicht, dass durch „Höchstkontraktionen" (also ein besonders starkes Anspannen des Muskels am Ende der Bewegung) eine bessere Muskeldefinition vor Wettkämpfen erzielt werden kann. Definition ist vielmehr eine Sache des Körperfettanteils und damit eine Frage der entsprechenden Ernährung. Sie können Höchstkontraktionen herausdrücken, bis Sie blau anlaufen, und werden davon garantiert nicht definierter. Höchstkontraktionen sind lediglich eine sinnvolle Sache zur besonders starken Belastung der Muskeln, aber nicht zum Erzielen von Definition.

Spezialisierung auf Schwachpunkte

Für Anfänger und leicht Fortgeschrittene ist dieser Abschnitt nicht von Bedeutung. In deren Trainingsstadium geht es vielmehr um die generelle Konditionierung und um Muskelmasse am ganzen Körper. Am Anfang einer Trainingskarriere sind Schwachpunkte in der Körperentwicklung in der Regel auch noch nicht besonders auffällig. Es kann natürlich durchaus sein, dass Sie überdurchschnittlich dünne Beine oder Arme haben und es schon immer Ihr besonderer Wunsch war, an diesen Körperstellen aufzubauen. Sie werden diese Körperpartien dann wahrscheinlich – bewusst oder unbewusst – von Anfang an etwas härter trainieren als andere Körperteile. Solange Sie das nicht übertreiben, wird es kaum schaden. Sie sollten aber darauf achten, möglichst alle Muskelgruppen des Körpers intensiv zu trainieren, um eine Ausgewogenheit der Muskelpartien zu erzielen. Es kommt leider in der Praxis nur allzu häufig vor, dass junge Männer von gewaltigen Armen und einem voluminösen Brustkorb träumen, während ihnen die Entwicklung ihrer Beine unwichtig ist. Sie sehen das Beintraining lediglich als lästiges Übel an. Diese Bodybuilder sind es, die später mit einem gewaltigen Oberkörper aufwarten, während ihre Waden und Oberschenkel denen ihrer arthritischen Großmutter ähneln (die bekannten „Storchenwaden").

Wenn ein Körperteil in seiner Entwicklung einmal nachhinkt, weil Sie ihm nicht genügend Beachtung im Training schenken, so ist es besonders schwer, diesen wieder auf den Entwicklungsstand der starken Körperpartien zu bringen. Achten Sie deshalb von Beginn an auf eine ausgewogene Muskelentwicklung *aller* Muskelgruppen und überwinden Sie notfalls Ihren inneren Schweinehund, wenn es um hartes Beintraining geht. Während für das Freibad dicke Arme und eine massige Brust genügen mögen, so braucht es ein ausgewogeneres Auftreten besonders für Athleten, die Wettkampfambitionen haben. Gute Symmetrie und ausgeglichene Muskelentwicklung sind wichtige Bewertungskriterien im Wettkampfbodybuilding.

Es kann aber trotz harten Trainings aller Muskelgruppen sein, dass Sie im Laufe der Zeit feststellen, dass sich die eine Muskelgruppe besonders gut, eine andere hingegen nur sehr langsam entwickelt. Dieses Problem werden leider nicht wenige Leser zur Genüge kennen. Dass nicht jede Muskelgruppe gleich gut auf das Training anspricht, ist durchaus natürlich. Es sind Ausnahmeathleten, die dieses Problem nicht kennen, sondern von Natur aus über eine außergewöhnliche Ausgewogenheit in ihrer Muskelentwicklung verfügen. Sie kennen wahrscheinlich auch Menschen, die ohne Training hervorragend entwickelte Waden haben, während Sie trotz stundenlangem Wadenheben in allen Variationen nicht annähernd an diese Entwicklung herankommen. Falls Sie also auch nicht zu jenen Ausnahmeathleten gehören, sondern – was viel wahrscheinlicher ist – den einen oder anderen Schwachpunkt in Ihrer Muskelentwicklung haben, möchte ich Ihnen ein paar Tipps geben, die Sie in Ihrer Entwicklung weiterbringen sollten.

Gründe für Schwachstellen

Überlegen wir zunächst, warum eine bestimmte Muskelgruppe ein Schwachpunkt sein kann. Es kann einfach genetische Veranlagung sein, wenn Ihre Brustmuskeln flach sind und kaum wachsen. Dafür können Sie nichts. Es könnte aber auch sein, dass Ihnen Ihr Brusttraining so viel Spaß macht, dass Sie drei- bis viermal die Woche Brust trainieren. Sie geben dadurch Ihrer Brust aber nicht genügend Zeit zur vollständigen Erholung. Erst die Regeneration ermöglicht jedoch Wachstum. Stellen Sie also sicher, dass ausbleibende Erfolge bei der Entwicklung einer Muskelgruppe nicht auf Übertraining zurückzuführen sind. Unterforderung kann natürlich genauso das Problem bei mangelhafter Muskelentwicklung sein wie Übertraining. Was glauben Sie, warum Ihnen häufig gerade das Training Ihrer schwächsten Muskelgruppe am wenigsten Spaß macht? Ist Ihnen schon einmal aufgefallen, dass Sie einen besonders „guten Draht" zu Ihren starken Muskelgruppen haben, während Sie für Ihre schwachen Muskelgruppen einfach nicht dieses Gefühl entwickeln können? Das hat seinen Grund.

In Muskelgruppen, die Schwachstellen in unserer Körperentwicklung darstellen, ist häufig das Nerv-Muskel-Zusammenspiel nicht so gut ausgeprägt wie in starken Muskelgruppen, ebenso ist die Zahl der Muskelfasern meist nicht so hoch wie in den starken Muskeln. Da wir durch das Training die vorhandenen Fasern zwar vergrößern, aber keine neuen Muskelfasern bilden können, kann das Volumen dieser Muskelgruppen im Extremfall tatsächlich von Natur aus nur bis zu einem gewissen, kaum befriedigenden Grad entwickelt werden. Lassen Sie aber bitte jetzt nicht den Kopf hängen! In den allermeisten Fällen können Sie durch eine Spezialisierung im Training auf die Schwachstelle viel erreichen.

Oft wird dazu geraten, eine Schwachstelle mit mehr Übungen und Sätzen zu trainieren als andere Muskelgruppen oder sie häufiger zu bearbeiten als Ihre Stärken. Beides halte ich kaum für geeignet, um Ihre Schwachstelle zu verbessern. Zum einen wissen wir, dass es nichts bringt, das Trainingsvolumen für einen Muskel zu erhöhen, um ihn zu mehr Wachstum zu veranlassen. Zum anderen kann es sein, dass die Regenerationsfähigkeit Ihrer schwachen Muskelgruppe besonders schlecht ist. Es ist daher durchaus möglich, dass Sie Ihren Schwachpunkt durch ständiges, extrem hartes Training überbeanspruchen würden, so dass der betreffende Muskel nicht wachsen wird. Liege ich richtig wenn ich behaupte, dass Sie sich zwar an die Einteilung Ihrer Intensität in bestimmten Phasen für die meisten Körperteile halten, es aber nicht fertigbringen, auch Ihren Schwachpunkt gelegentlich nur mit mittlerer Intensität zu trainieren? Wahrscheinlich, weil Sie denken, dass Sie etwas versäumen, wenn Sie diesen Schwachpunkt nicht ständig „in den Boden trainieren".

Lösungsansätze

Gönnen Sie gerade Ihren schwachen Muskelgruppen hin und wieder die Gelegenheit, sich von den Strapazen des harten Trainings zu erholen. Nach einer solchen kurzen Erholungspause sollten Sie wieder beginnen, die Schwachstelle besonders hart zu trainieren. Beachten Sie bitte, dass „hart" nicht „länger" bedeutet. Konzentrieren Sie sich voll auf die Kontraktion im Muskel und legen Sie 100% Intensität in jeden Satz. Es reicht jedoch nicht, den betroffenen Muskel besonders hart zu trainieren. Sie sollten zugleich Ihre Stärken mit deutlich weniger Intensität trainieren als bisher. Auf diese Weise sparen Sie gewissermaßen Ihre Energie für das Training Ihrer Schwachpunkte auf, so dass Sie sich voll auf deren Training konzentrieren können. Keine Angst: Sie werden keine Muskelmasse in Ihren starken Bereichen verlieren. Um die vorhandene Muskelmasse in Muskelgruppen zu halten, die besonders gut auf das Training ansprechen, bedarf es keiner besonders hohen Intensität.

Wenn Sie einmal eine oder zwei Wochen krank waren, was schien sich zuerst zu verschlechtern: Ihre Stärken oder Ihre Schwächen? Ihre Schwächen sicherlich. Ich kenne dieses Problem aus eigener Erfahrung. Wenn ich einmal krank war, so schienen meine Brustmuskeln schon nach einer Woche alles verloren zu haben, was ich während vieler Wochen mühsam aufgebaut hatte, während meine Arme nicht einen halben Millimeter an Umfang einbüßen mussten.

Manche Bodybuilder haben zum Beispiel gut entwickelte Schultern und Oberarme, während ihre Brustmuskeln in der Entwicklung zu wünschen übrig lassen. In diesem Fall nehmen die vorderen Delta- und die Trizepsmuskeln Ihren Brustmuskeln bei drückenden Bewegungen die Hauptlast ab. Dadurch werden Ihre Brustmuskeln nicht maximal beansprucht und sie werden sich folglich auch nicht maximal entwickeln. Selbst wenn Sie Ihre vordere Schulter und Ihre Trizeps kaum separat trainieren, erhalten diese beim Brusttraining noch eine gewisse Belastung, so dass Ihre Muskelmasse in diesen Bereichen trotzdem erhalten bleiben wird, während ihre Brust nicht maximal trainiert wird.

Es gibt einige Techniken, die sich für die Spezialisierung auf einen bestimmten Muskel besonders eignen. Eine Technik ist das Ihnen bereits bekannte Prinzip der Vorermüdung. Vorermüdung ist deshalb besonders für die Spezialisierung auf einen Schwachpunkt geeignet, weil sie erlaubt, die Intensität einer Übung auf einen ganz bestimmten, an der Übung beteiligten Muskel zu erhöhen. Wenn Sie also das eben erwähnte Problem mit der Entwicklung Ihrer Brustmuskeln haben, während Sie über gute Schulter- und Armentwicklung verfügen, dann können Sie Ihre Brustmuskeln mit einer Isolationsübung bereits stark beanspruchen und „vorermüden", bevor Sie zu einer Grundübung mit schweren Gewichten übergehen. Durch die Vorermüdung bekommt die Brustmuskulatur den Großteil der Übungsbelastung ab. Somit werden Ihre Brustmuskeln zum Beispiel beim Bankdrücken wirklich als erste Muskelgruppe versagen, also maximal beansprucht werden, und es werden nicht zuerst die kleineren Trizeps oder die vorderen Deltamuskeln aufgeben, während Ihre Brustmuskeln am Ende der Übung noch gar nicht maximal beansprucht worden sind. Die Kombination aus isolierter Beanspruchung der Brustmuskeln und den schweren Gewichten der nachfolgenden Grundübung ist Ihr Schlüssel zum Erfolg.

Konzentrieren Sie sich außerdem besonders gut auf den trainierten Muskel. Die „Kopf zu Muskel"-Verbindung muss unbedingt so intensiv wie möglich sein. Wenn Sie die entsprechende Verbindung zu Ihrem schwachen Muskel nicht herstellen können, wird die Beanspruchung niemals so intensiv ausfallen wie möglich. Drücken Sie die Kontraktion am Ende der Bewegung besonders hart nach und spannen Sie Ihre Schwachpunkte auch außerhalb des Studios regelmäßig hart an. Auf diese Weise trainieren Sie die Kopf-Muskel-Verbindung.

Auch alle übrigen Techniken zur Steigerung der Intensität bieten sich für das spezielle Training Ihrer Schwachpunkte an. Vermeiden Sie aber bitte eine übertriebene Anwendung dieser Techniken. Achten Sie deshalb auf wirklich vollständige Erholung der Schwachpunkte zwischen zwei Trainingseinheiten. Wenn eine Muskelgruppe besonders hart trainiert wird, braucht sie besonders viel Zeit zur Regeneration.

Ich möchte außerdem darauf hinweisen, dass es insbesondere für mäßig Fortgeschrittene wenig Sinn macht, sich auf einen Schwachpunkt zu spezialisieren und praktisch den ganzen übrigen Körper zu vernachlässigen. Es ist in Ihrem Trainingsstadium noch unwahrscheinlich, dass Sie wirklich nur zum Beispiel an den Armen an Umfang zulegen werden, während alle anderen Körpermaße gleichbleiben. Es ist also besser, die grundlegenden, hormonstimulierenden Übungen wie Kniebeugen und Kreuzheben beizubehalten und lediglich das *zusätzliche* Training für Ihre Stärken einzuschränken. Wenn Sie fünf Kilogramm an solidem Körpergewicht zunehmen, ist es wesentlich wahrscheinlicher, dass auch Ihre Arme an Umfang zunehmen, als wenn Sie noch so viele Curls und Pushdowns machen, aber Ihr Körpergewicht praktisch unverändert bleibt.

Falls Sie daran denken sollten, Steroide einzusetzen, um eine gravierende Schwachstelle zu beheben, muss ich Sie enttäuschen. Wenn Sie Hormone zuführen, würden nur Ihre Stärken noch besser entwickelt werden und die Diskrepanz zu Ihrem Schwachpunkt würde sich sogar steigern. Denn weil es in Ihren starken Muskelgruppen mehr Rezeptoren für die Steroidmoleküle gibt als in weniger gut entwickelten Muskelgruppen, werden Steroide Ihre Stärken weiter ausbauen, während Ihre Schwächen immer deutlicher werden. Auf natürlicher Basis trainieren, das Training der Stärken reduzieren und die Schwachstellen besonders hart und gezielt bearbeiten, das ist die einzig effektive Methode, um Ihre Schwachpunkte den Stärken anzugleichen.

Posing/Iso-Tension

Dieser Abschnitt richtet sich speziell an alle Athleten, die Wettkämpfe bestreiten oder eine Wettkampfteilnahme für die Zukunft ins Auge gefasst haben. Eigentlich ist jedes Anspannen eines Muskels in gewisser Hinsicht „Posing". Ich möchte mich aber im Folgenden auf die Kunst des Posing beziehen, die für eine erfolgreiche Wettkampfteilnahme von hoher Bedeutung ist. Posing will geübt sein. Man kann richtiges Posen erlernen, selbst wenn es vielen Athleten schon geradezu im Blut zu liegen scheint. Wer aber noch nie an einem Bodybuildingwettkampf teilgenommen hat, wird sich kaum der Tatsache bewusst sein, wie schwer es eigentlich ist, gekonnt zu posen. Ich möchte zwar in diesem Abschnitt keine komplette Anleitung zum perfekten Posing geben, ich möchte aber einige grundlegende Dinge zum Thema Posing erläutern.

Bereits die Grundstellung während der ersten Bewertungsrunde bei einem Wettkampf – also das, was eigentlich als „entspannte Haltung" bezeichnet wird – erfordert ein gleichzeitiges Anspannen nahezu aller Muskelgruppen des Körpers. Versuchen Sie einmal, mehrere Minuten lang alle Muskeln Ihres Körpers möglichst stark anzuspannen, und Sie werden verstehen, warum viele Bodybuilder auf der Wettkampfbühne nach Luft ringen. Während der Vergleiche der Grundposen (Doppelbizeps von vorne, Latissimus von vorne, seitliche Brustpose, Doppelbizeps von hinten, Latissimus von hinten, seitliche Trizepspose und Bauch/Beine-Pose) müssen Sie immer darauf achten, wirklich alle Muskelgruppen, die an der gezeigten Pose beteiligt sind, maximal anzuspannen. Gleiches gilt für die Posingkür. Es reicht zum Beispiel bei der Doppelbizepspose von vorne nicht aus, die Arme und den Latissimus anzuspannen. Auch die vordere Oberschenkelmuskulatur muss angespannt sein, genauso wie Sie Ihre Bauchmuskeln anspannen sollten, um kein „Loch" in der Körpermitte entstehen zu lassen, sondern maximale Härte zu demonstrieren. Angespannte, definierte Bauchmuskeln wirken ohnehin immer vorteilhaft, da sie eine zentrale Lage am Körper einnehmen und ein Symbol für Definition und Härte sind.

Durch gekonntes Posen können Sie Ihre Schwachpunkte so gut wie möglich verdecken. Wenn Sie gewaltige Arme und einen gut entwickelten Rücken sowie eine massive Brust haben, aber Ihre vorderen Oberschenkel eine Schwachstelle bilden, so machen Sie während Ihrer Kür verstärkt Posen in der Rück- und Seitansicht. Doppelbizepsposen von hinten in verschiedenen Variationen, Latissimusposen oder seitliche Brust- und Trizepsposen verdecken Ihre schwachen Oberschenkel und zeigen Ihre starken Bizeps, Trizeps und Pectoralismuskeln von ihrer besten Seite. Sie sollten in diesem Fall natürlich keine Beinposen machen und dadurch Ihre Schwachstelle auch noch betonen. Vermeiden Sie nach Möglichkeit alles, was die Aufmerksamkeit der Kampfrichter und Zuschauer auf Ihre Schwachpunkte richten könnte.

Zwar stellt das Posing selbst kein entscheidendes Wettkampfkriterium dar, es kann aber den kleinen, entscheidenden Unterschied zwischen zwei Athleten ausmachen, die von der Körperentwicklung her praktisch gleich gut sind. Nicht zuletzt begeistern Sie auch die zahlreichen Zuschauer mit einem beeindruckenden Posing und bringen sie auf Ihre Seite. Unterschätzen Sie nicht den Effekt, den ein Begeisterungssturm des Publikums im Saal auf die Kampfrichter hat. Der entsprechende Applaus wird Sie für Ihre Mühen außerdem mehr als entschädigen.

Wie gesagt, Posing will geübt sein. Wenn Sie einen Anfänger beim Posen sehen, wirken dessen Posen meist unbeholfen, manchmal sogar fast lächerlich. Es bedarf einiger Übung, eine Pose wirklich eindrucksvoll aussehen zu lassen. Die richtige Haltung der Arme und Beine ist bei vielen Posen sehr wichtig, ebenso wie das richtige „Ausfahren" der Latissimus-Muskeln bei einer Rückenpose. Es wäre sehr schade, wenn Sie Ihren Körper in eine tolle Form gebracht hätten und diese dann durch schlechtes Posing gar nicht optimal zur Geltung bringen könnten. Üben Sie daher die einzelnen Posen regelmäßig vor einem Spiegel. Ziehen Sie, wann immer möglich, erfahrene Wettkampfathleten zu Rate, die Ihnen die richtige Ausführung einzelner Posen zeigen und Sie im Hinblick auf die Auswahl der für Ihren Körpertyp geeignetsten Posen beraten können. Man hat oft aus dem eigenen Blickwinkel ein völlig anderes Bild vor Augen als das der Zuschauer beim Wettkampf. Lassen Sie sich daher von anderen Athleten beraten. Es kann außerdem hilfreich sein, gelegentlich Fotos von eigenen Posen zu machen. Sie werden vielleicht erstaunt sein, wie anders Ihre Posen darauf wirken können im Gegensatz zu dem, was Sie immer im Spiegel gesehen haben.

Man kann ein gutes Posing auf viele verschiedene Arten gestalten. Man sollte sich dabei stets an den individuellen Stärken im Körperbau orientieren. Sie können auf klassisch-elegante Weise posen oder auf einen eher aggressiven, mitreißenden Posingvortrag bauen. Sie haben dabei freie Auswahl. Liegen Ihre Stärken eher in makelloser Symmetrie und guten Proportionen, so bietet sich eine langsame, elegante Posing-Kür auf klassische Musik an, bei der Sie mittels anmutiger Posen Ihre Stärken präsentieren. Liegen Ihre Vorzüge aber weniger in guter Symmetrie als vielmehr in gewaltiger Muskelmasse und Härte, so könnten Sie auf eine schnellere Rockmusik und aggressives Posing mit vielen „*most-muscular*"-Posen zurückgreifen. Beides kann auf seine Weise sehr beeindruckend sein!

Eine spezielle Form des Anspannens von Muskeln ist das sogenannte „Iso-Tension"-Prinzip. „Iso" steht dabei für isometrisch, also ohne Bewegung. „Tension" ist schlicht das englische Wort für „Spannung/Anspannen". Iso-Tension bedeutet also, einen Muskel eine gewisse Zeit lang maximal anzuspannen, ohne eine Bewegung auszuführen. Eine wirklich maximale Muskelkontraktion kann nur wenige Sekunden gehalten werden. Daher werden die Muskeln hart angespannt und dann wieder entspannt. Wie beim Training mit den Hanteln können auch bei diesen Kontraktionsübungen mehrere Sätze durchgeführt werden. Sie spannen also zum Beispiel den Bizeps einige Sekunden so hart wie möglich an, entspannen ihn dann wieder und wiederholen das ganze mehrmals.

Wenn Sie sich bereits in Wettkampfform befinden und über einen sehr niedrigen Körperfettanteil verfügen, so können mittels Iso-Tension muskuläre Details noch etwas besser ausgeprägt werden und die Muskelhärte kann betont werden. Sie dürfen natürlich nicht erwarten, dass Sie durch Iso-Tension plötzlich „steinhart" werden, wenn Sie zuvor auch nicht richtig hart wurden. Iso-Tension trägt lediglich dazu bei, den Muskel besonders gut auszuprägen. Außerdem bekommen Sie durch die bewusste Kontraktion der einzelnen Muskelgruppen ein besseres Gefühl für die Muskeln, was gerade beim Posing von Vorteil sein kann. Iso-Tension bietet sich besonders im Anschluss an das Training einer Muskelgruppe an. Spannen Sie zum Beispiel nach dem Bizepstraining den Bizeps noch mehrmals maximal an oder führen Sie nach dem Brusttraining einige Brustposen unter maximaler Kontraktion durch, um den Muskeln das Letzte abzuverlangen.

Kapitel 4

Übungskatalog

Vorbemerkung

Nachfolgend finden Sie die wichtigsten Übungen für jede Muskelgruppe. Es gibt neben den aufgeführten Übungen natürlich noch zahlreiche weitere Übungen, die sich allerdings für optimalen Muskelaufbau nicht besser eignen würden. Ich stelle daher eine Auswahl der geeignetsten Übungen vor, unter denen Sie für Ihr aktuelles Trainingsprogramm frei wählen können. Beachten Sie in diesem Zusammenhang bitte aber die vorangegangene Übersicht über Grund- und Isolationsübungen.

Zu den Übungen finden Sie jeweils eine Beschreibung, welche Muskeln primär mit der Übung trainiert werden, welche dabei unterstützend wirken und wie die korrekte Übungsausführung aussehen sollte. Zusätzlich habe ich zu jeder Übung einige Punkte angemerkt, die Sie unbedingt beachten sollten. Das können bestimmte Fehler sein, die bei der Übungsausführung in der Praxis häufig zu beobachten sind, aber auch Tipps und Tricks, wie Sie die Übung besonders effektiv gestalten können. Außerdem werde ich mögliche Variationen der Übung beschreiben. Darunter verstehe ich zum Beispiel die Wahl von verschiedenen Griffbreiten beim Rudern oder die Verwendung einer Smith-Maschine für das Bankdrücken statt einer normalen Langhantel. Wenn dabei für das Bankdrücken mit der Langhantel auf der Flachbank bereits Bilder aufgeführt sind, so habe ich darauf verzichtet, für das Smith-Flachbankdrücken separate Bilder zu zeigen, da die Übungsausführung exakt gleich bleibt, bis auf die Tatsache, dass Sie eben die Hantelstange der Smith-Maschine verwenden. Beachten Sie einfach die jeweiligen Anmerkungen unter „Variationen".

Bei der Aufzählung der Übungen werden alle Hauptmuskelgruppen des Körpers berücksichtigt. Die Übungen sind außerdem so ausgewählt, dass eventuell benötigte Maschinen in allen gut ausgestatteten Sportstudios zu finden sind. Auch wenn in Ihrem Studio Maschinen eines anderen Herstellers vorhanden sind, bleibt die Bewegung doch stets dieselbe, auch wenn Kleinigkeiten am Aufbau der Maschinen wie Haltegriffe oder Polstergröße variieren können.

Bitte beachten Sie außerdem alle Anweisungen und Tipps hinsichtlich Training und Übungsauswahl, die ich im vorhergehenden Kapitel erwähnt habe.

Brusttraining: **Bankdrücken**

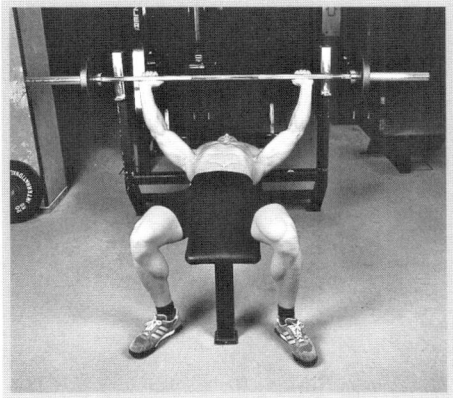 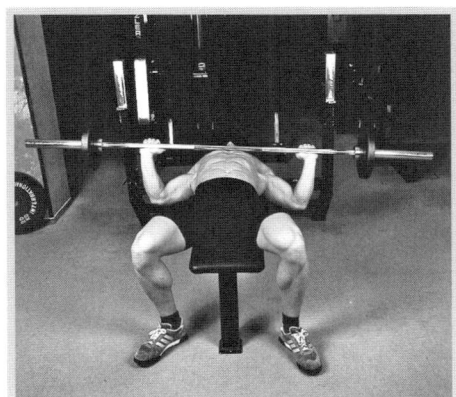

primär: Gesamte Brustmuskulatur (Pectoralis Major/Minor)
sekundär: Schultermuskulatur (insbesondere der vordere Deltamuskel), Trizeps

Ausführung:

Legen Sie sich auf die Drückerbank. Die Füße stehen fest auf dem Boden, um den Körper abzustützen. Die Hantel befindet sich in der Ablage über Ihnen auf Höhe Ihrer Stirn. Nehmen Sie die Hantel aus der Ablage. Lassen Sie sie nun in einer langsamen und kontrollierten Bewegung zur Mitte Ihrer Brust herab, bis sie diese berührt. Atmen Sie dabei tief ein. Drücken Sie nun die Hantel wieder in einer leicht kreisförmigen Bewegung nach oben, bis die Arme durchgestreckt sind.

Zu beachten:

Das Bankdrücken stellt die Grundübung für Ihren Oberkörper dar. Es dient zur Kräftigung und Entwicklung der gesamten an drückenden Bewegungen beteiligten Oberkörpermuskeln. Beim Bankdrücken ist die Belastung auf Brust, Schultern und Trizeps während verschiedener Positionen unterschiedlich stark. Im oberen Teil der Bewegung, wenn die Arme fast durchgestreckt sind, verrichten die Trizeps die Hauptarbeit, während Brust- und vordere Schultermuskulatur im unteren Bewegungsdrittel besonders gefordert werden. Um Ihre Brust maximal zu entwickeln (und um Ihre Gelenke zu schonen), dürfen Sie die Hantel nicht von Ihrer Brust abfedern lassen. Je breiter der Griff gewählt wird, desto mehr wird die Belastung auf die äußeren Brustmuskeln und Schultern verlagert, bei engem Griff dementsprechend mehr auf die innere Brustmuskulatur und die Trizeps. Falls Sie Probleme im unteren Rücken haben, sollten Sie Ihre Füße nicht auf dem Boden lassen, sondern anwinkeln, um eine Hohlkreuzhaltung zu vermeiden und Ihre Wirbelsäule zu entlasten.

Variationen:

Sie können statt der Langhantel die Smith-Maschine verwenden.

Brusttraining: **Kurzhantel-Bankdrücken**

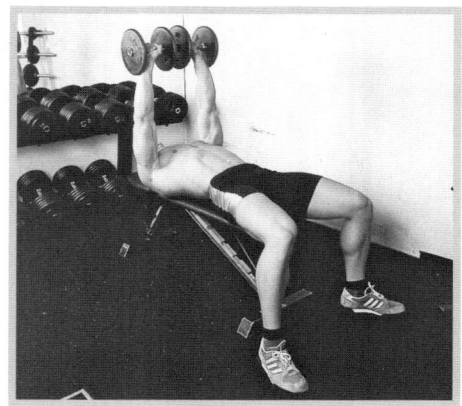 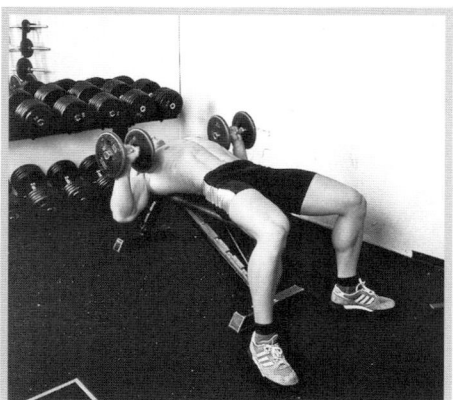

primär: Gesamte Brustmuskulatur (Pectoralis Major/Minor)
sekundär: Schultermuskulatur (insbesondere der vordere Deltamuskel), Trizeps

Ausführung:

Legen Sie sich auf eine Drückerbank ohne Hantelablage. Sie halten in jeder Hand eine Kurzhantel mit ausgestreckten Armen über Ihrer Brust. Die Handinnenseiten zeigen nach vorne. Senken Sie nun die Kurzhanteln in einem leichten Bogen nach unten neben Ihre Brustmuskulatur ab. Drücken Sie dann die Kurzhanteln wieder in einem Rundbogen nach oben zurück; führen Sie dabei Ihre Arme zusammen.

Zu beachten:

Beim Kurzhantel-Bankdrücken haben Sie einen größeren Bewegungsspielraum als beim Langhantel-Bankdrücken, da Sie die Kurzhantel bis neben Ihre Brust herablassen können. Sie können die Handgelenke am Ende der Bewegung nach innen drehen, um eine maximale Kontraktion der Brustmuskeln zu erreichen.

Variationen:

Anstatt die Handinnenseiten nach vorne zeigen zu lassen, können Sie sie auch während der gesamten Bewegung nach innen gedreht lassen und so die Kurzhanteln eng am Körper entlangführen, um die inneren Brustmuskeln stärker zu beanspruchen. Der Trizeps wird dadurch allerdings ebenfalls stärker belastet.

Brusttraining: **Schrägbankdrücken**

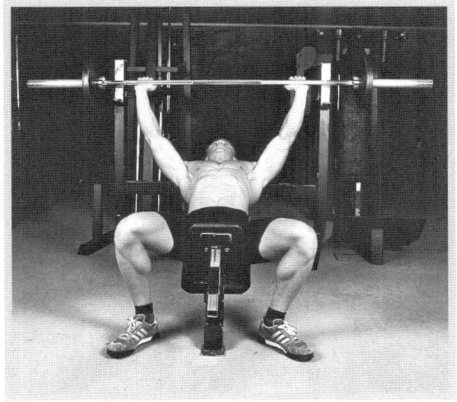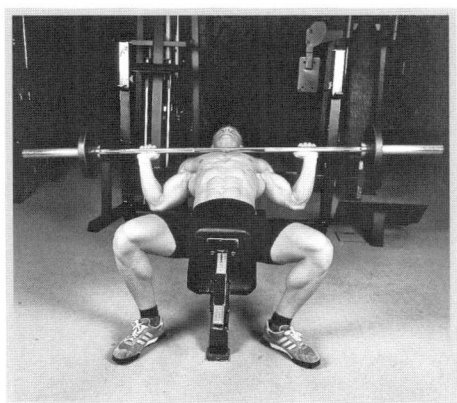

primär: Brustmuskulatur, besonders der Pectoralis Minor (obere Brust)
sekundär: Schultermuskulatur, der vordere Deltamuskel sehr stark; Trizeps

Ausführung:

Legen Sie sich auf die Schrägbank. Stützen Sie sich mit den Füßen auf dem Boden gut ab, um die Balance besser zu halten. Nehmen Sie das Gewicht aus der Halterung. Lassen Sie es dann langsam und kontrolliert in einem Rundbogen zur oberen Brust herunter, bis es diese berührt. Drücken Sie die Langhantel dann wieder in einem Rundbogen nach oben Richtung Halterung.

Zu beachten:

Beim Schrägbankdrücken wird die Belastung mehr auf die oberen Brustmuskeln (Pectoralis Minor) verlagert. Die vorderen Deltamuskeln werden umso stärker beansprucht, je steiler der Winkel der Schrägbank ist. Ein Winkel zwischen 30° und 45° ist zur Entwicklung der Brustmuskeln ideal. Verwenden Sie noch keine schweren Gewichte, wenn Sie den Bewegungsablauf noch nicht gewohnt sind. Machen Sie kein Hohlkreuz während der Bewegung, um eine Schädigung der Wirbelsäule zu vermeiden.

Variationen:

Sie können ähnlich wie beim Bankdrücken die Griffbreite variieren und so die Belastung mehr auf die äußere beziehungsweise innere Brustpartie verlagern. Weitere Variation: Das Schrägbankdrücken an der Multipresse (Smith-Maschine) ist eine Variante zum Schrägbankdrücken, die gute Abwechslung bietet. Durch den vorgegebenen Bewegungsablauf kann nicht abgefälscht werden. Somit wird eine besonders konzentrierte Belastung der Brustmuskeln erzielt. Die Ausführung der Bewegung gleicht dem Schrägbankdrücken.

Brusttraining: **Kurzhantel-Schrägbankdrücken**

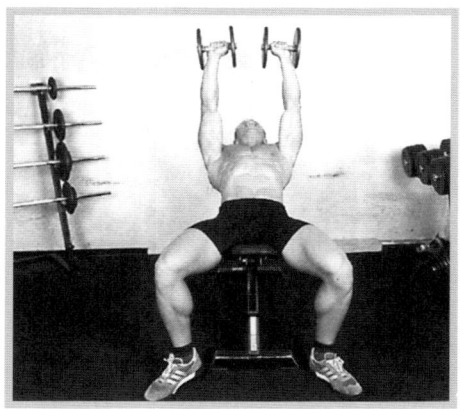 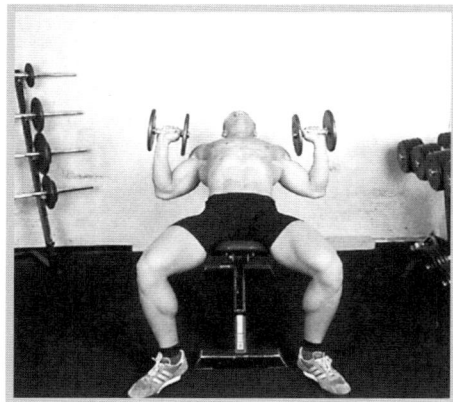

primär: Brustmuskulatur, insbesondere Pectoralis Minor (obere Brust)
sekundär: Schultermuskulatur, besonders stark der vordere Deltamuskel; Trizeps

Ausführung:

Analog zum Kurzhantel-Bankdrücken legen Sie sich auf eine Drückerbank ohne Hantelablage, stellen diese aber auf einen schrägen Winkel ein. Halten Sie die Kurzhanteln mit fast gestreckten Armen nach oben, die Handflächen zeigen nach vorne. Lassen Sie die Hanteln nun in einem Rundbogen zur äußeren Seite der oberen Brust herab. Drücken Sie sie anschließend in demselben Rundbogen wieder nach oben zurück und führen Sie dabei Ihre Arme zusammen.

Zu beachten:

Das Kurzhantel-Schrägbankdrücken ist eine sehr beliebte Übung. Sie wird meistens nach schwerem Bankdrücken ausgeführt. Die oberen Brustmuskeln können durch den großen Bewegungsumfang effektiv trainiert werden. Anfängern empfehle ich diese Übung nicht, da der Bewegungsablauf sehr schwer sein kann, wenn er für Sie noch ungewohnt ist.

Variationen:

Sie können auch beim Kurzhantel-Schrägbankdrücken die Handgelenke nach innen zeigen lassen und die Kurzhanteln eng am Körper führen, um den inneren Bereich der oberen Brust stärker zu belasten.

Brusttraining: **Decline-Drücken**

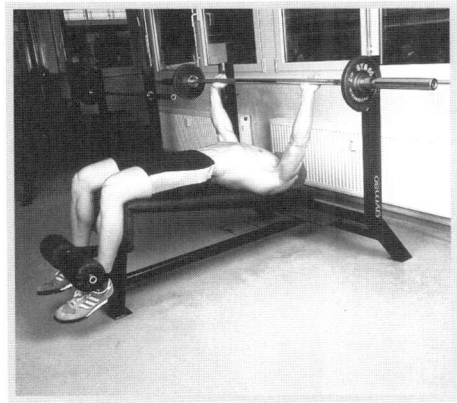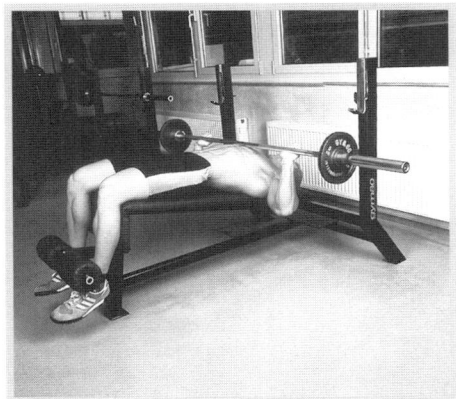

primär: Brustmuskulatur, besonders der untere Bereich
sekundär: Schultermuskulatur, besonders der vordere Deltamuskel; Trizeps; Rückenmuskeln
              (Latissimus)

Ausführung:

Legen Sie sich auf eine negativ geneigte Schrägbank (Kopf nach unten) und haken Sie Ihre Füße in der vorgesehenen Polsterung ein. Nehmen Sie nun die Hantel aus der Ablage und halten Sie sie mit gestreckten Armen über den Bereich zwischen unterer Brust und Bauchnabel. Lassen Sie die Hantel nun zu Ihrer unteren Brust herab, bis sie diese berührt. Drücken Sie sie anschließend wieder leicht schräg nach oben in die Ausgangsposition zurück.

Zu beachten:

Das Decline-Drücken ist eine Übung für Fortgeschrittene. Beim Decline-Drücken helfen indirekt auch die Rückenmuskeln beim negativen Bewegungsteil mit. Daher kann man beim Decline-Drücken die schwersten Gewichte aller drückenden Übungen verwenden. Die Bewegungsausführung ist allerdings sehr gewöhnungsbedürftig, da Sie das Gewicht aus der Halterung hinter Ihrem Kopf nehmen und in schrägem Winkel nach vorne oben drücken. Ich empfehle daher, beim Herausnehmen der Hantel aus der Ablage und beim Wiederablegen den Trainingspartner assistieren zu lassen. Diese Übung ist für Personen mit Bluthochdruck nicht geeignet, da sich aufgrund der Kopf-nach-unten-Lage das Blut verstärkt im Kopfbereich ansammelt und so gefährlicher Überdruck entstehen kann.

Variationen:

Möglich sind die üblichen Variationen der Griffbreite wie beim Bankdrücken und Schrägbankdrücken. Sie können auch Kurzhanteln oder eine Smith-Maschine zum Decline-Drücken verwenden.

Brusttraining: **Dips (Barrenstütz)**

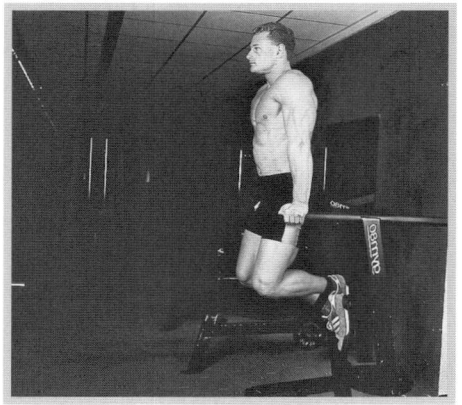 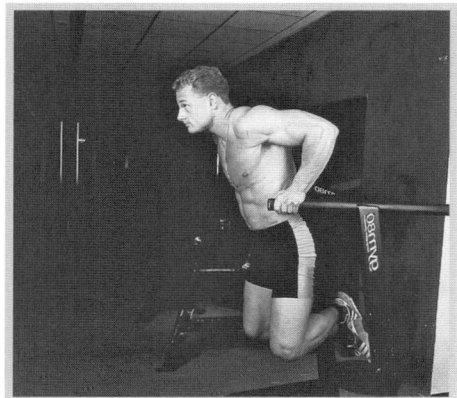

primär: Brustmuskulatur sowie Trizeps
sekundär: Schultermuskulatur; Bauchmuskulatur statisch (zur Balance)

Ausführung:

Stellen Sie sich zwischen die zwei Holme und drücken Sie sich unter Streckung der Arme in die Ausgangsposition (siehe erstes Bild). Lassen Sie sich dann langsam in einem leichten Halbkreis nach vorne herunter, bis Ihre Ellbogen angewinkelt sind. Drücken Sie sich dann in demselben Bogen wieder in die Ausgangsposition zurück.

Zu beachten:

Dips sind eine zentrale Übung für alle an einer drückenden Bewegung beteiligten Muskelgruppen (Brust, Schultern, Trizeps). Durch eine leicht veränderte Bewegungsausführung können Sie die Belastung auf Brust oder Trizeps verlagern. Zur besonders starken Belastung der Brustmuskeln sollten Sie einen relativ weiten Griff einnehmen und Ihren Oberkörper in einem deutlichen Halbkreis nach vorne unten absenken. Für eine verstärkte Belastung der Trizeps nehmen Sie hingegen einen relativ engen Griff ein und lassen sich möglichst geradlinig nach unten herab. Sie können Dips also auch als Übung für Ihre Trizeps ausführen. Ich erwähne sie beim Trizepstraining nicht mehr gesondert. Fortgeschrittene Sportler mit hoher Körperkraft müssen eventuell Zusatzgewichte verwenden (an einem Gürtel um die Taille befestigt), um die Belastung ausreichend hoch zu gestalten.

Variationen:

Griffbreite für Belastungsverlagerung auf Brust oder Trizeps variieren.

Brusttraining: **Fliegende Bewegungen**

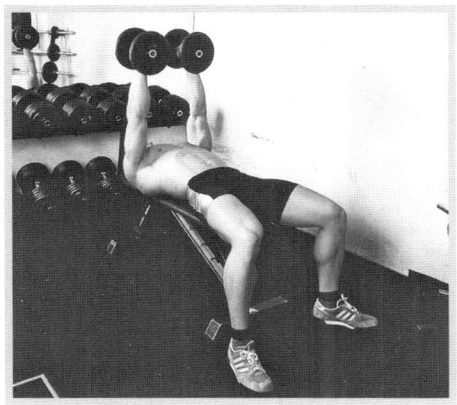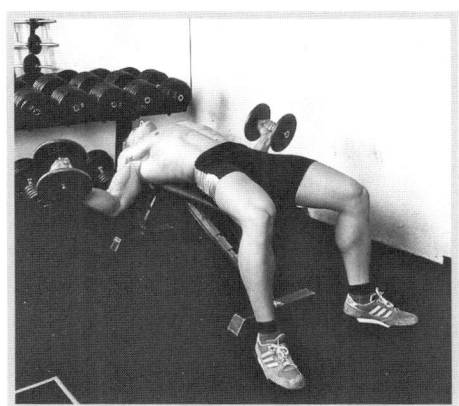

primär: Brustmuskulatur
sekundär: Nur leichte Belastung von vorderen und seitlichen Deltamuskeln

Ausführung:

Legen Sie sich auf eine Bank ohne Hantelablage. Halten Sie die Kurzhanteln mit fast durchgestreckten Armen über Ihrer Brust. Die Handflächen zeigen nach innen. Winkeln Sie nun Ihre Arme leicht an und lassen Sie die Kurzhanteln in einem Bogen zur Seite herab, bis Sie eine starke Dehnung der Brustmuskeln spüren. Bringen Sie dann die Kurzhanteln in demselben Bogen unter Zusammenführen der leicht angewinkelten Arme wieder über Ihrer Brust zusammen. Die Bewegung ähnelt also einer Umarmung.

Zu beachten:

Fliegende Bewegungen haben ihren Namen dadurch erhalten, dass die Bewegung dem Flügelschlagen von Vögeln nachgeahmt ist. Mit fliegenden Bewegungen können Sie die Brustmuskulatur sehr gut isolieren. Achten Sie darauf, dass Sie am unteren Bewegungsende eine Dehnung der Brustmuskulatur erzielen, die Sie allerdings bitte nicht übertreiben. Es besteht ansonsten erhöhte Verletzungsgefahr. Achten Sie besonders auf den Rundbogen und die nur leichte Anwinklung der Arme. Verwenden Sie keine übermäßig schweren Gewichte bei dieser Übung.

Variationen:

Sie können am Ende der Bewegung die Handflächen in Richtung zu Ihrem Gesicht einwärtsdrehen, um eine noch stärkere Kontraktion der Brustmuskeln zu erzielen. Fliegende Bewegungen lassen sich natürlich auch auf einer Schrägbank oder Decline-Bank ausführen.

Brusttraining: **Butterfly**

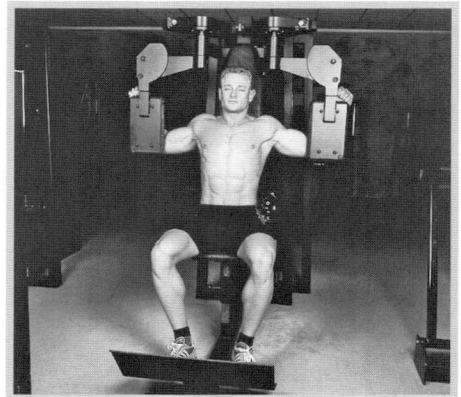 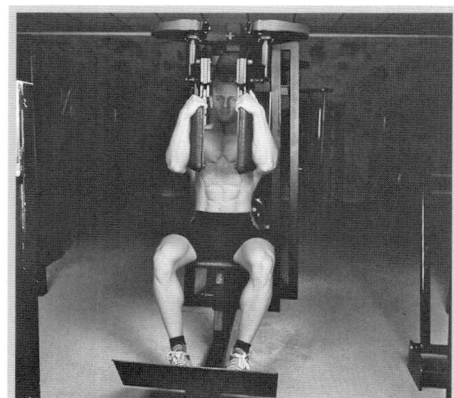

primär: Brustmuskulatur
sekundär: Nur leichte Beanspruchung der vorderen Deltamuskeln

Ausführung:

Setzen Sie sich in die Butterflymaschine. Greifen Sie die Griffe an den Armpolstern und pressen Sie Ihre Ellbogen gegen die Polster. Drücken Sie nun mit Ihren Ellbogen das Gewicht im vorgegebenen Bewegungsspielraum zusammen, bis sich die Polster berühren. Halten Sie diese Position für eine Sekunde. Führen Sie dann die Arme langsam wieder nach außen zurück. Achten Sie während der gesamten Bewegung darauf, aufrecht zu sitzen und die Brust herauszudrücken.

Zu beachten:

Diese Übung birgt bei korrekter Übungsausführung kaum Verletzungsrisiken in sich. Die Butterfly-Übung eignet sich besonders für Anfänger, da der Bewegungsablauf im Gegensatz zu fliegenden Bewegungen mit freien Gewichten klar vorgegeben ist. Achten Sie darauf, dass Sie mit den Ellbogen und nicht nur mit den Händen die Armpolster zusammenführen, um Ihre Brust maximal zu belasten.

Variationen:

Keine.

Brusttraining: **Kabelziehen über Kreuz**

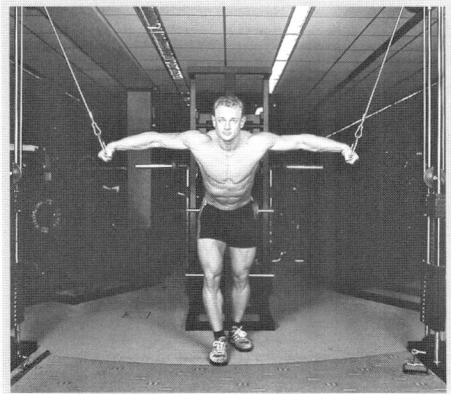 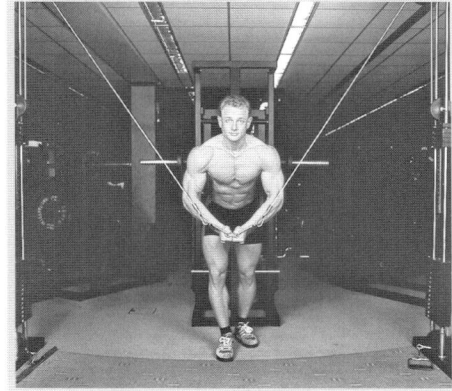

primär: Brustmuskulatur
sekundär: Vordere Deltamuskeln; leichte statische Beanspruchung des Bizeps

Ausführung:

Stellen Sie sich in die Mitte der Kabelzüge und fassen Sie die beiden Griffe von oben. Halten Sie Ihre Arme nur leicht angewinkelt. Beugen Sie sich aus der Taille heraus leicht nach vorne. Bringen Sie dann die Arme in einem weiten Rundbogen nach vorne unten vor den Körper, indem Sie Ihre Brustmuskeln hart kontrahieren. Halten Sie diese Position etwa eine Sekunde, bevor Sie die Kabelzüge wieder nach hinten oben zurückführen.

Zu beachten:

Führen Sie die zwei Kabelzüge ganz zusammen, bis sie sich berühren, um eine maximale Kontraktion der Brustmuskeln zu gewährleisten. Sie können die Hände gegebenenfalls sogar noch weiter überkreuzen, um die Kontraktion zu verstärken.

Variationen:

Je weiter Sie sich nach vorne beugen, desto mehr wird die Belastung auf den oberen Bereich der Brustmuskeln verlagert. Sie können die Übung auch auf einer Bank liegend ausführen.

Brusttraining: **Überzüge**

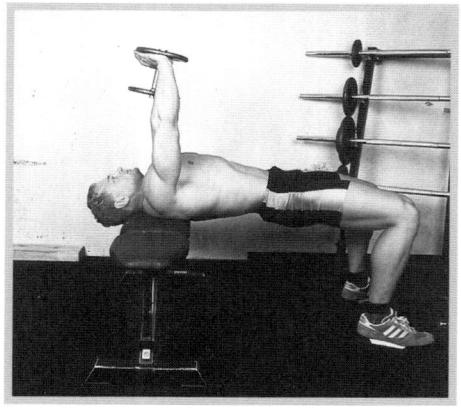 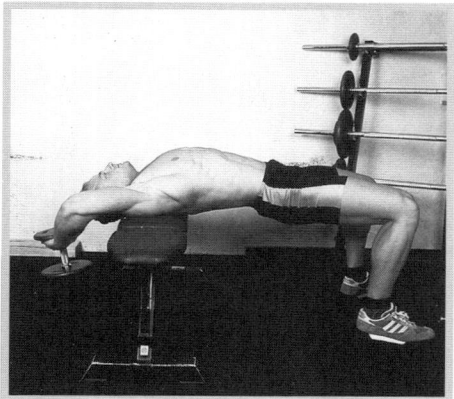

primär: Brustmuskulatur, Latissimus, Serratus
sekundär: Trizeps, besonders äußerer Muskelkopf

Ausführung:

Legen Sie sich quer über eine Flachbank, so dass nur die Schultern und ein Teil des Kopfes aufliegen. Stützen Sie Ihren Körper mit den Füßen auf dem Boden ab. Lassen Sie sich eine Kurzhantel reichen. Greifen Sie mit beiden Händen die obere Gewichtsscheibe der Kurzhantel und halten Sie sie mit leicht angewinkelten Armen über der Brust. Lassen Sie sie nun langsam hinter Ihren Kopf herunter und achten Sie auf eine vollständige Dehnung des Brustkorbs. Sie können, wenn die Hantel am untersten Punkt ist, Ihre Taille ebenfalls leicht nach unten senken, um eine maximale Dehnung zu erzielen. Ziehen Sie dann die Kurzhantel in einem Rundbogen wieder über Ihre Brust zurück.

Zu beachten:

Achten Sie darauf, die Kurzhantel mit Ihren Brustmuskeln und nicht mit Ihren Armen wieder nach oben zurückzuführen. Ein tiefes Einatmen während der Abwärtsbewegung ist unbedingt erforderlich, um den Brustkorb vollständig zu weiten. Überzüge sollen den Brustkorb und die Zwischenrippenmuskeln entwickeln und Ihnen mehr Volumen verleihen. Viele Athleten führen Überzüge auch im Anschluss an ihr Rückentraining durch, da sie den Latissimus stark dehnen.

Variationen:

Sie können die Übung auch ausführen, indem Sie sich längs mit dem ganzen Körper über die Bank legen (mit dem Kopf genau am Ende der Bank) und eine Kurz- oder Langhantel herablassen. Ich halte obige Ausführung allerdings für besser.

Rückentraining: **Klimmzüge**

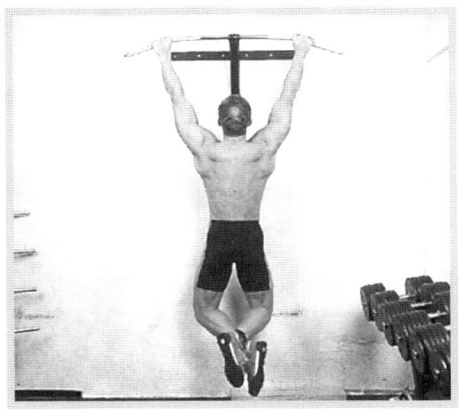 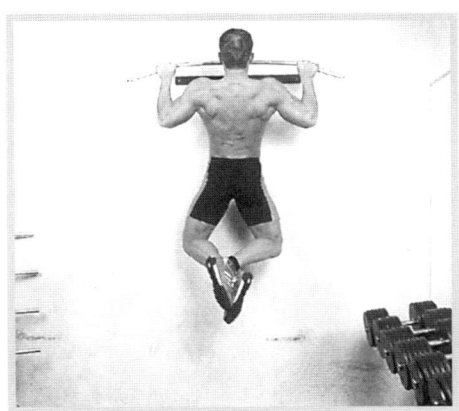

primär:	Alle Muskeln des oberen Rückens, besonders Latissimus dorsi
sekundär:	Schultermuskulatur, besonders hintere und seitliche Deltamuskeln; Trapezius; Bizeps- und Unterarmmuskeln

Ausführung:

Greifen Sie die Klimmzugstange mit weitem Griff an den Enden der Stange. Machen Sie ein leichtes Hohlkreuz. Ziehen Sie sich jetzt unter Kontraktion der Rückenmuskulatur nach oben, bis Sie mit dem Kinn die Stange berühren. Ziehen Sie dabei die Schulterblätter zusammen. Lassen Sie sich nun langsam wieder ganz nach unten, bis Ihre Arme voll durchgestreckt und Ihre Rückenmuskeln voll gedehnt sind.

Zu beachten:

Klimmzüge sind eine der fundamentalen Grundübungen für Ihre Zugmuskeln (Rücken und Bizeps). Sie dienen der Entwicklung von Breite im oberen Rücken, die für die V-Form des Körpers mit ausschlaggebend ist. Achten Sie darauf, dass Sie während der Bewegung Ihren Körper ruhig halten. Nicht mit den Füßen durch ruckartige Bewegungen nachhelfen.

Variationen:

Sie können Klimmzüge auch zum Nacken machen, wodurch Ihr innerer Rücken mehr Belastung erhält (Bewegungsausführung gleicht dem Latziehen zum Nacken), oder mit engem Griff (Bewegungsausführung ähnlich dem Latziehen mit engem Griff).

Rückentraining: **Latziehen zum Nacken**

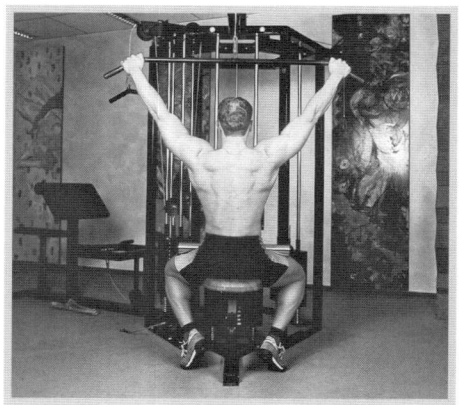 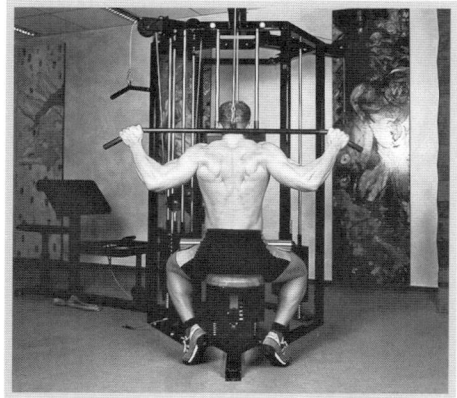

primär: Alle Muskeln des oberen und inneren Rückens
sekundär: Hintere und seitliche Schultermuskulatur, Bizeps und Brachialis

Ausführung:

Setzen Sie sich auf den Sitz der Latzugvorrichtung und greifen Sie die Stange etwa fünf bis zehn Zentimeter von den äußeren Enden entfernt (weiter Griff). Gewöhnlich müssen Sie das Gewicht erst mit Ihrem Körpergewicht nach unten ziehen, um die Knie in den Haltevorrichtungen einzuhaken. Ziehen Sie dann das Gewicht aus der gestreckten Armposition unter Anwinklung der Arme und voller Kontraktion der Rückenmuskeln nach hinten unten. Ziehen Sie dazu die Schulterblätter zusammen. Die Stange sollte am untersten Punkt der Bewegung Ihren Nacken leicht berühren. Sie sollten ein leichtes Hohlkreuz während der ganzen Bewegung machen.

Zu beachten:

Achten Sie nicht nur auf vollständige Kontraktion der Rückenmuskeln am untersten Punkt der Bewegung, sondern auch auf vollständige Dehnung am obersten Punkt. Machen Sie (wie bei allen Rückenübungen) niemals einen Rundrücken.

Variationen:

Sie können die Stange auch zur Brust ziehen, als Simulation für Klimmzüge, falls Ihnen dazu noch die Kraft fehlt oder einfach als Abwechslung zu dieser Version. Lehnen Sie sich dabei nicht nach hinten. Sie können außerdem verschiedene Griffarten verwenden (Parallelgriff, normale Stange).

Rückentraining: **Latziehen mit engem Griff**

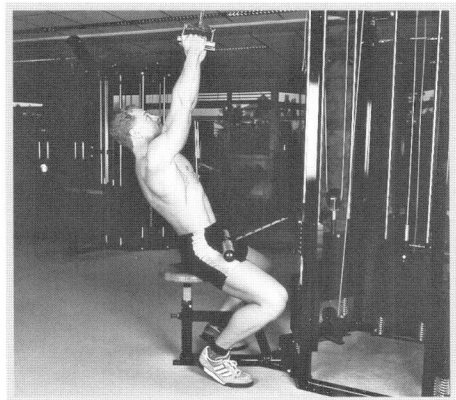 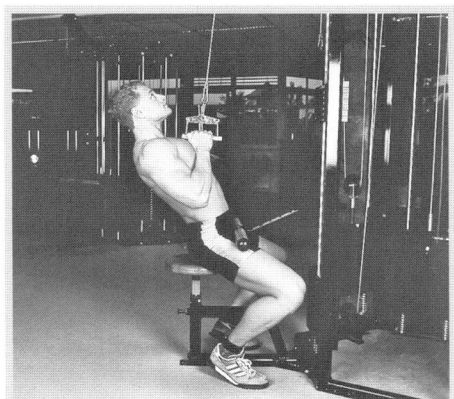

primär: Obere Rückenmuskulatur, speziell Latissimus dorsi
sekundär: Bizeps; Brachialis; hinterer Deltamuskel

Ausführung:

Setzen Sie sich in den Sitz der Latzugvorrichtung und greifen Sie den engen Parallelgriff. In der Ausgangsposition sind Ihre Arme voll durchgestreckt und Ihre Rückenmuskeln gedehnt. Ziehen Sie nun unter Anwinklung der Arme den Griff nach unten, ohne sich nach hinten zu lehnen. Machen Sie ein leichtes Hohlkreuz und halten Sie Ihre Körpermitte (Bauchmuskeln) unter Spannung. Am untersten Punkt kontrahieren Sie Ihre Rückenmuskeln stark. Lassen Sie dann den Griff langsam wieder nach oben.

Zu beachten:

Wenn Sie sich beim Latziehen zur Brust mit engem oder weitem Griff während der Bewegung nach hinten lehnen, verlagern Sie die Belastung vom Latissimus weg. Es ist höchstens im Sinne des Abfälschungsprinzips erlaubt, bei den letzten ein bis zwei harten Wiederholungen leicht nachzuhelfen.

Variationen:

Als sehr effektiv hat sich auch die Variante des Latziehens erwiesen, bei der Sie statt dem engen Parallelgriff einen engen Untergriff (reverser Griff) an einer weiten Latzugstange verwenden.

Rückentraining: **Rudern vorgebeugt**

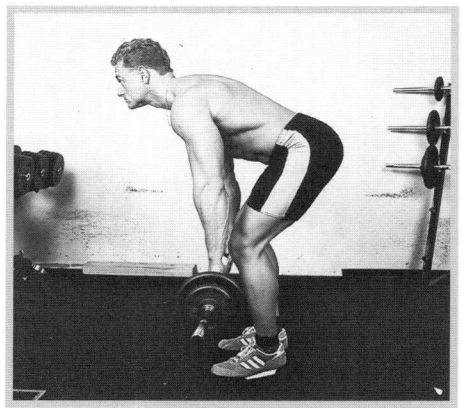 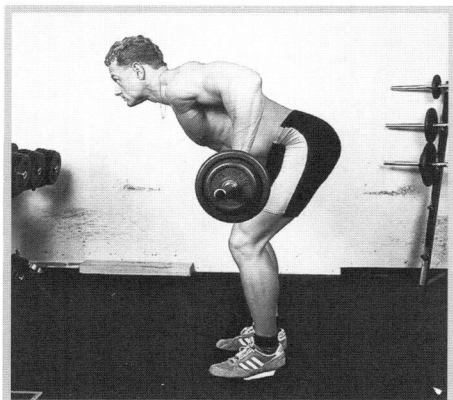

primär: Gesamte obere Rückenmuskulatur
sekundär: Bizeps; Brachialis; hintere Deltamuskeln

Ausführung:

Nehmen Sie einen festen Stand ein und beugen Sie sich aus der Taille mit dem Oberkörper nach vorne, bis Ihr Oberkörper etwas aufgerichteter als in einem 90°-Winkel zu Ihren Beinen ist. Machen Sie dabei unbedingt ein Hohlkreuz. Greifen Sie nun mit mittelweitem Griff eine Langhantel und heben Sie sie an. Ziehen Sie die Hantelstange unter Anwinklung der Arme zu Ihrem oberen Bauch, bis Sie diesen leicht berühren. Benutzen Sie dazu die Kraft der Rückenmuskeln, indem Sie Ihre Schulterblätter zusammenziehen. Lassen Sie dann die Hantel langsam wieder in die voll gedehnte Position zurück.

Zu beachten:

Rudern in vorgebeugter Haltung ist eine Übung mit relativ hoher Verletzungsgefahr. Der Grund dafür ist die ungünstige Haltung der Wirbelsäule in Vorbeuge. Um Verletzungen zu vermeiden, beachten Sie folgende Punkte: Tragen Sie einen Gewichthebergürtel zur Entlastung der Wirbelsäule; machen Sie niemals einen Rundrücken; machen Sie keine ruckartigen Bewegungen. Personen mit Problemen im unteren Rückenbereich dürfen diese Übung nicht ausführen. Ansonsten ist das Langhantelrudern in Vorbeuge eine hervorragende Übung zur Entwicklung des gesamten oberen Rückens.

Variationen:

Sie können viele verschiedene Griffbreiten von eng über mittel bis weit verwenden. Sie können außerdem die Hantel zum unteren Brustbereich oder eher zur Bauchgegend ziehen. Je nach Griffbreite und Bewegungswinkel trainieren Sie spezifische Bereiche des Rückens besonders intensiv (zum Beispiel beim engen Griff die innere Rückenmuskulatur).

Rückentraining: **Rudern sitzend**

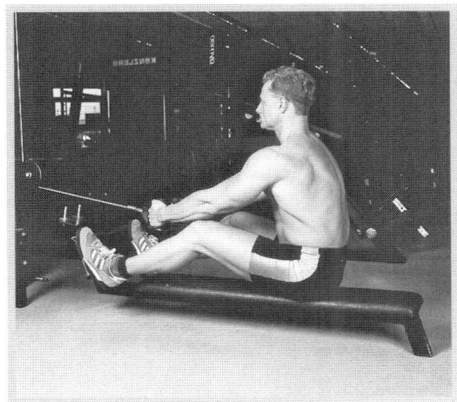 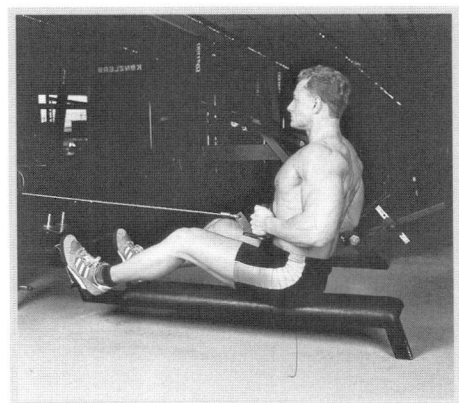

primär: Innere Rückenmuskulatur und unterer Bereich der Latissimi
sekundär: Bizeps; Brachialis; hintere Deltamuskeln

Ausführung:

Setzen Sie sich in die Zugvorrichtung und stützen Sie sich mit den Füßen vorne ab. Greifen Sie den engen Zuggriff. Machen Sie während der Bewegung ein leichtes Hohlkreuz. Ziehen Sie nun unter Anwinklung der Arme den Griff zum oberen Bauch und ziehen Sie dabei Ihre Schulterblätter so weit wie möglich nach hinten zusammen, um eine vollständige Kontraktion im inneren Rücken zu spüren. Lassen Sie dann das Gewicht langsam wieder nach vorne, bis die Arme gestreckt sind. Sie sollten eine intensive Dehnung des Latissimus spüren.

Zu beachten:

Ziehen Sie die Arme eng am Körper entlang so weit wie möglich nach hinten, um den inneren Rückenbereich gezielt zu beanspruchen. Genauso wichtig ist die Dehnung am Ende des negativen Bewegungsteils.

Variationen:

Sie können einen Parallelgriff oder einen Einzelgriff verwenden.

Rückentraining: **T-Bar-Rudern**

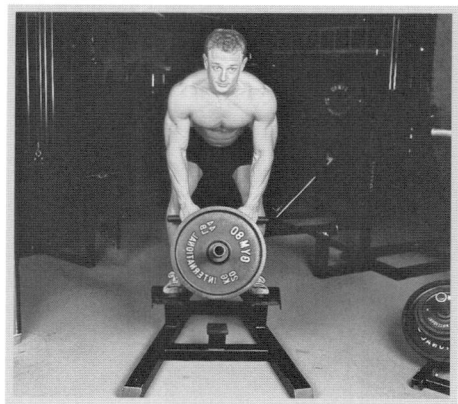 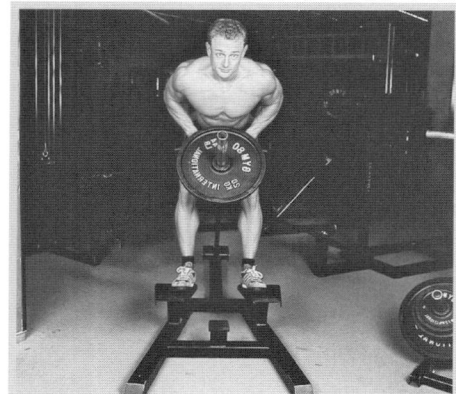

primär: Obere und innere Rückenmuskulatur
sekundär: Bizeps; Brachialis; hinterer Deltamuskel

Ausführung:

Beugen Sie Ihren Oberkörper in der Taille nach vorne, bis er nahezu parallel zum Boden ist. Greifen Sie die Hantel und ziehen Sie sie zu Ihrer oberen Bauchgegend hin. Kontrahieren Sie dabei Ihre Rückenmuskeln stark. Lassen Sie dann die Hantel langsam wieder ab.

Zu beachten:

Es gibt T-Bar-Vorrichtungen mit einer freien Hantel auf dem Boden und solche, bei denen Sie sich mit dem Oberkörper auf ein Polster legen können, was der Entlastung der Wirbelsäule dient. Achten Sie dennoch immer auf ein leichtes Hohlkreuz.

Variationen:

Beim T-Bar-Rudern gibt es zahlreiche Variationen. Sie können zum Beispiel einen engen oder einen weiten Griff wählen. Auch können Sie die Hantel mehr zur Bauchgegend ziehen, um den unteren Bereich der Latissimi stärker zu belasten, oder mehr zur unteren Brust hin, um die oberen Bereiche zu entwickeln.

Rückentraining: **Kurzhantelrudern**

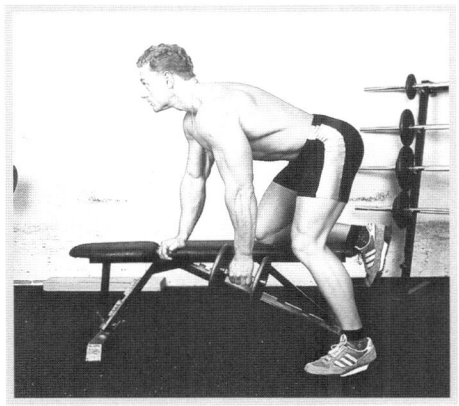 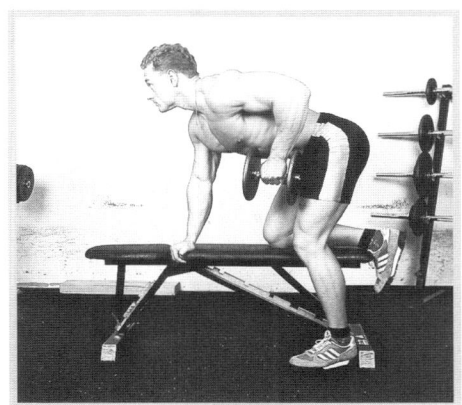

primär: Unterer Bereich des Latissimus dorsi; innere Rückenmuskulatur
sekundär: Hinterer Deltamuskel; Bizeps; Brachialis

Ausführung:

Knien Sie mit einem Bein auf einer Flachbank. Mit dem anderen Bein stützen Sie sich auf dem Boden ab. Nehmen Sie die Kurzhantel in die Hand. Ziehen Sie sie nun aus der Position, in der Ihre Arme voll ausgestreckt und die Rückenmuskeln voll gedehnt sind, unter Anwinklung der Arme neben Ihrem Körper hoch, bis die Kurzhantel Ihre obere Bauchgegend leicht berührt. Ziehen Sie das Schulterblatt weit nach hinten, um Ihre Rückenmuskeln vollständig zu kontrahieren. Senken Sie anschließend das Gewicht langsam wieder ab. Am untersten Punkt der Bewegung sollten Sie den Latissimus komplett dehnen.

Zu beachten:

Wie bei allen Ruderübungen sollte Ihre Rückenmuskulatur am Anfang und Ende der Bewegung vollständig gedehnt werden, während an der höchsten Position eine intensive Kontraktion zu spüren sein sollte. Mit einer Kurzhantel können Sie die Rückenmuskeln relativ isoliert beanspruchen. Sie haben außerdem den Vorteil, dass Sie sich voll auf eine Körperseite konzentrieren können.

Variationen:

Sie können das Gewicht mehr zur oberen Brust hin ziehen oder aber mehr in Richtung der oberen Bauchgegend.

Rückentraining: **Kreuzheben**

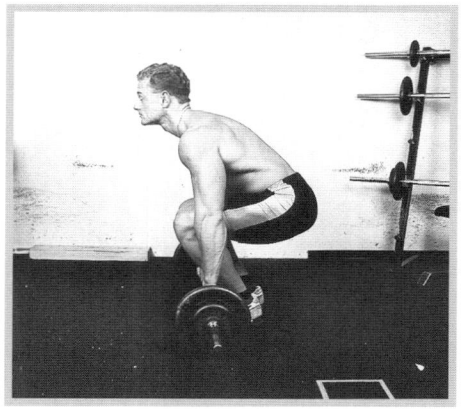 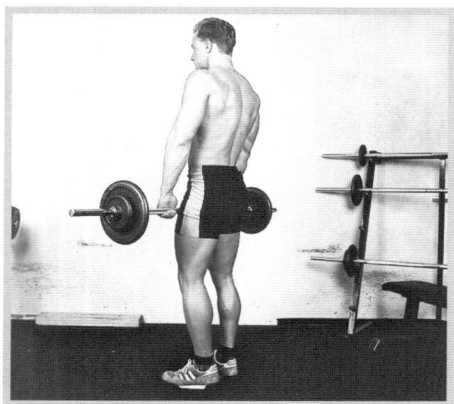

primär: Rückenstrecker; Trapezius; innere Rückenmuskeln
sekundär: Ebenfalls stark beansprucht werden Beinbizeps, vordere Oberschenkel und Gesäßmuskeln

Ausführung:

Legen Sie eine Langhantel vor sich auf den Boden. Beugen Sie die Knie, neigen Sie sich nach vorne, und fassen Sie die Stange mit mittelweitem Griff. Dabei greifen Sie mit einer Hand im Obergriff, mit der anderen im Untergriff. Halten Sie den Rücken unbedingt gerade. Machen Sie niemals einen Rundrücken! Schauen Sie nicht nach unten, sondern halten Sie Ihren Kopf angehoben und sehen Sie nach vorne. Das Heben des Gewichts wird durch das Durchstrecken der Beine eingeleitet. Richten Sie sich dann auf und ziehen Sie Ihre Schultern nach hinten, als ob Sie beim Militär strammstehen müssten. Zum Herablassen des Gewichts beugen Sie wieder die Knie, neigen sich aus der Hüfte heraus vor und lassen das Gewicht auf den Boden aufkommen.

Zu beachten:

Bei falscher Bewegungsausführung besteht hohe Verletzungsgefahr, da der untere Rücken sehr leicht überlastet werden kann. Dazu kommt, dass beim Kreuzheben meist sehr schwere Gewichte verwendet werden. Wenn Sie ernsthafte Probleme im unteren Rücken oder mit den Bandscheiben haben, dürfen Sie kein schweres Kreuzheben ausführen! Ansonsten trainieren Sie mit Kreuzheben so viele Muskeln Ihres Körpers auf einmal wie mit keiner anderen Übung. Sie wissen, was das bedeutet: Verstärkte Hormonausschüttung und besseres Muskelwachstum am ganzen Körper.

Variationen:

Keine.

Rückentraining: **Hyperextensions**

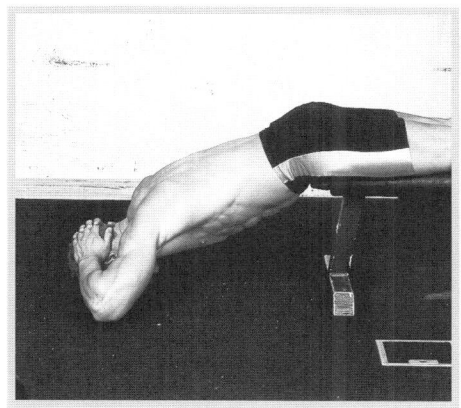 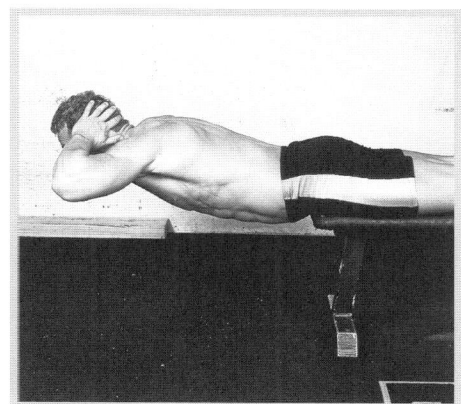

primär: Rückenstrecker
sekundär: Gesäßmuskeln; Beinbizeps

Ausführung:

Klemmen Sie Ihre Fersen in die vorgesehenen Polster. Halten Sie während der Bewegung den Rücken gerade. Auch bei Hyperextensions dürfen Sie keinen Rundrücken machen. Beugen Sie sich dann aus der Hüfte mit dem Oberkörper nach vorne unten ab. Richten Sie sich anschließend nur bis zur Horizontalen oder minimal darüber hinaus wieder auf, indem Sie den unteren Rücken durchstrecken.

Zu beachten:

Hyperextensions sind – soweit korrekt ausgeführt – eine sehr sichere Übung zur Kräftigung des unteren Rückens und daher hervorragend für Personen mit Problemen in diesem Bereich geeignet. Sie können dabei die Rückenstrecker nahezu isoliert beanspruchen. Achten Sie darauf, dass Ihr Becken noch auf dem Polster aufliegt. Richten Sie sich außerdem nur bis etwa zur Horizontalen wieder auf. Wenn Sie sich weiter aufrichten, bringen Sie Ihre Wirbelsäule in eine unnatürliche Position.

Variationen:

Keine.

Schultertraining: **Nackendrücken**

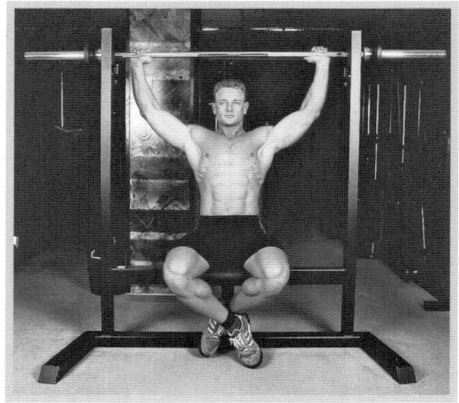 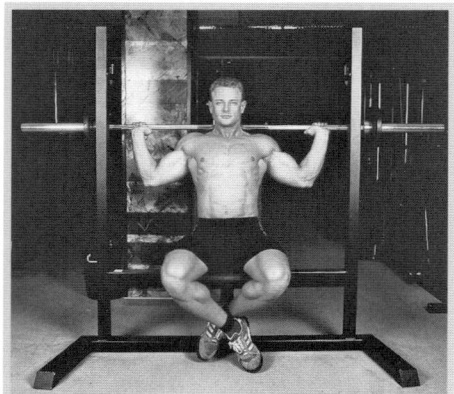

primär: Alle Muskeln des Schultergürtels, speziell vorderer und seitlicher Deltamuskel
sekundär: Trizeps

Ausführung:

Setzen Sie sich auf den Sitz und lehnen Sie sich an das Rückenpolster an. Halten Sie den Rücken während der Bewegung gerade. Nehmen Sie die Langhantel aus der Halterung und halten Sie sie mit durchgestreckten Armen über Ihrem Kopf. Nehmen Sie dabei einen Griff ein, der etwas mehr als schulterbreit ist. Lassen Sie nun die Hantel langsam zum Nacken herab. Zur Mitentwicklung der Nackenmuskulatur lassen Sie die Hantel herab, bis sie fast Ihren Nacken berührt. Für maximale Gewichte und Entwicklung der Deltamuskeln hingegen brauchen Sie die Hantel nur bis knapp über Ihre Ohren herablassen. Drücken Sie sie dann unter Streckung der Arme wieder nach oben.

Zu beachten:

Vermeiden Sie ein übermäßiges Hohlkreuz, nur um schwere Gewichte drücken zu können. Wählen Sie die Griffbreite nicht zu eng, da sonst Ihr Trizeps zu stark miteinbezogen wird. Das Nackendrücken stellt die Grundübung zur Entwicklung der Muskeln des Schultergürtels dar.

Variationen:

Sie können das Nackendrücken auch sehr effektiv an einer Smith-Maschine durchführen, zum Beispiel als Abwechslung.

Schultertraining: **Smith-Frontdrücken**

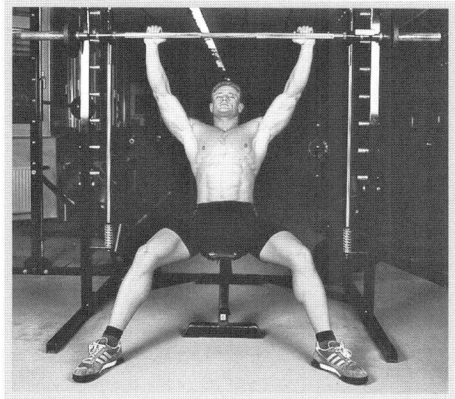 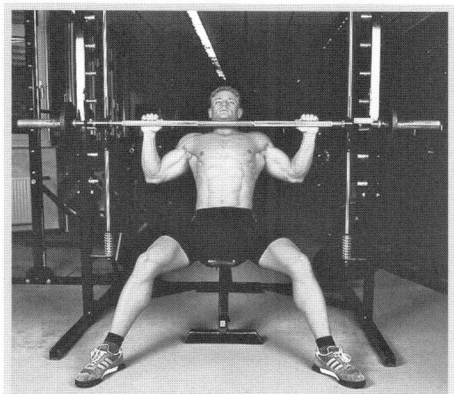

primär: Alle Schultermuskeln, speziell vorderer und mittlerer Deltamuskel
sekundär: Trizeps

Ausführung:

Setzen Sie sich in den Sitz der Drückerbank und lehnen Sie sich an das Rückenpolster an. Legen Sie Ihren Kopf ganz an das Polster an, um so nahe wie möglich am Körper zu bleiben, wenn Sie die Hantel langsam vor Ihrem Kopf bis zur vorderen Schulter herablassen. Verwenden Sie wie beim Nackendrücken einen etwas mehr als schulterweiten Griff. Drücken Sie die Hantel anschließend wieder in die Ausgangsposition zurück.

Zu beachten:

Auch beim Frontdrücken ist es wichtig, den Rücken während der Bewegung gerade zu halten.

Variationen:

Natürlich können Sie das Frontdrücken wie das Nackendrücken genauso mit einer Langhantel ausführen. Ich wollte Ihnen lediglich auch eine Bewegung an der Smith-Maschine gezeigt haben, damit Sie beides kennen.

Schultertraining: **Kurzhanteldrücken**

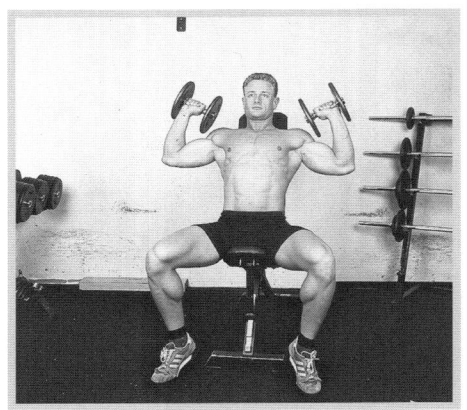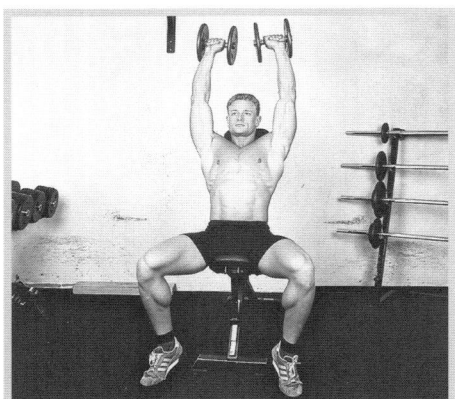

primär: Alle Schultermuskeln, besonders vorderer und seitlicher Deltamuskel
sekundär: Trizeps

Ausführung:

Setzen Sie sich in eine nicht ganz senkrechte, sondern leicht geneigte Bank, lehnen Sie sich an das Rückenpolster und stützen Sie sich mit den Füßen auf dem Boden ab. Sie halten in der Ausgangsstellung die Kurzhanteln auf Schulterhöhe neben Ihrem Körper. Die Handflächen zeigen nach vorne. Drücken Sie die Hanteln dann in einem leichten Rundbogen nach oben und führen Sie dabei die Arme etwas zusammen (die Hanteln müssen sich nicht berühren). Senken Sie die Kurzhanteln anschließend in einem leichten Rundbogen wieder ab.

Zu beachten:

Einige Athleten bevorzugen es, die Kurzhanteln während der Bewegung einwärts zu drehen und sie in der Ausgangsstellung vor statt neben dem Körper zu halten („Arnold-Stil"). Das verlagert die Belastung mehr auf die vorderen Deltamuskeln, erlaubt aber keine ganz so schweren Gewichte wie beim normalen Kurzhanteldrücken. Wenn Sie sehr schwere Gewichte verwenden und Probleme haben, beide Kurzhanteln vom Boden auf Schulterhöhe zu bringen, heben Sie eine Kurzhantel mit beiden Armen auf Ihre Schulter hoch und lassen Sie sich die andere von Ihrem Partner reichen. Ich empfehle außerdem sehr, die Bank nicht senkrecht zu stellen, sondern leicht schräg geneigt zu lassen, da so Ihre Wirbelsäule entlastet wird.

Variationen:

Drehung/Verlagerung der Hanteln im beschriebenen „Arnold-Stil".

Schultertraining: **Rudern stehend**

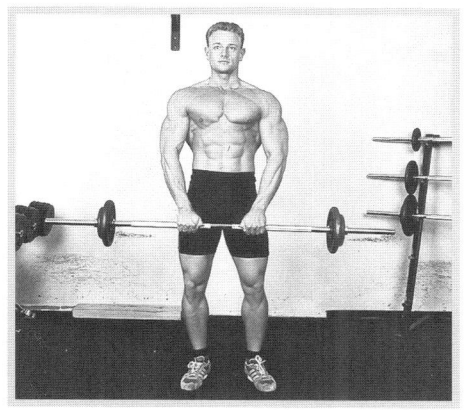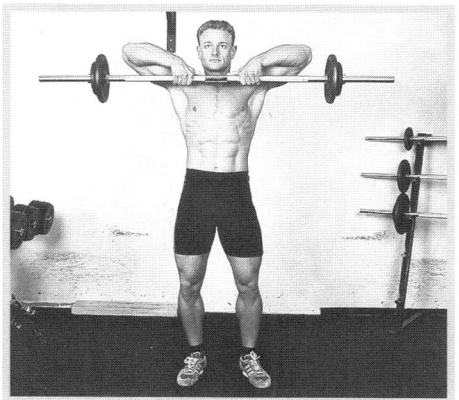

primär: Alle Muskeln des Schultergürtels, besonders vordere und seitliche Deltamuskeln sowie Trapezius

sekundär: Bizeps; Handgelenksmuskeln

Ausführung:

Greifen Sie mit ca. 15 Zentimeter weitem Handabstand eine Langhantel (oder SZ-Hantel). Stehen Sie aufrecht und halten Sie die Hantel mit hängenden Armen vor Ihrem Körper. Ziehen Sie nun die Hantel an Ihrem Körper entlang nach oben bis auf Kinnhöhe. Stellen Sie dabei die Ellbogen nach außen und möglichst weit nach oben, damit Sie mit den Schultermuskeln ziehen und nicht mit den Armen. Halten Sie die Hantel gegebenenfalls eine Sekunde lang ganz oben. Senken Sie sie dann langsam entlang Ihres Körpers wieder ab.

Zu beachten:

Je höher Sie die Hantel ziehen, desto mehr wird der Trapezius mittrainiert. Einige Bodybuilder klagen über Schmerzen in den Handgelenken beim Rudern stehend. Falls Sie zu dieser Gruppe zählen, sollten Sie auf die Übung verzichten.

Variationen:

Sie können die Übung alternativ mit Kurzhanteln oder an einem Seilzug ausführen. SZ-Hanteln sind aufgrund der Wölbung besser zu halten als gerade Hantelstangen.

Schultertraining: **Seitheben**

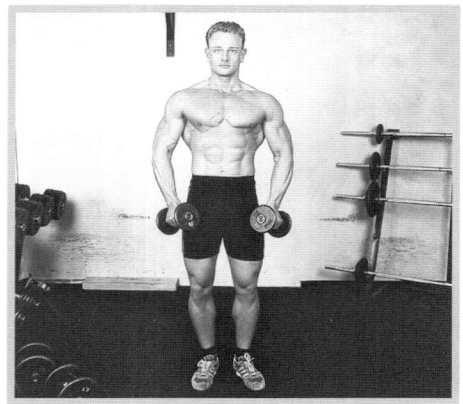 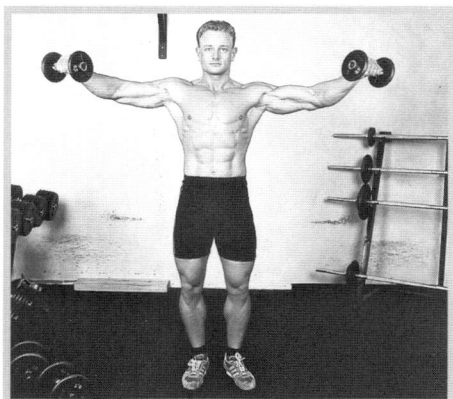

primär: Seitlicher Deltamuskel
sekundär: Vorderer und hinterer Deltamuskel sowie eventuell Trapezius

Ausführung:

Halten Sie zwei Kurzhanteln mit hängenden Armen vor Ihrem Körper, die Handflächen dabei zueinander gerichtet. Heben Sie nun mit leicht angewinkelten Armen die Kurzhanteln zur Seite bis auf Schulterhöhe an. Dabei sollten die Handgelenke nicht über den Ellbogen sein, sondern eine gerade Linie mit ihnen bilden. Wenn Sie die Gewichte über Schulterhöhe hinausheben, kommt zusätzlich der Trapezius mit ins Spiel. Achten Sie darauf, die Gewichte nur mit den Schultern anzuheben. Die Arme dienen lediglich als „Hebel". Senken Sie anschließend die Kurzhanteln langsam wieder vor Ihren Körper ab.

Zu beachten:

Viele Athleten heben die Kurzhantel mehr nach vorne als zur Seite hinauf. Das verlagert die Belastung aber von den seitlichen Deltamuskelköpfen weg zu den vorderen Muskelköpfen. Achten Sie wie beschrieben darauf, die Handgelenke nicht höher als die Ellbogen anzuheben, um die Hauptarbeit auf die Deltamuskeln zu verlagern. Seitheben bietet bei korrekter Ausführung eine optimale Isolation der mittleren Deltamuskeln. Die seitlichen Muskelköpfe sind maßgebend für beeindruckende Schulterbreite.

Variationen:

Sie können die Übung auch nur mit jeweils einem Arm durchführen, um sich maximal auf jede Körperseite zu konzentrieren. Dadurch können Sie auch ungleiche Entwicklung der rechten und linken Schultern ausgleichen. Es gibt außerdem zahlreiche Maschinen, an denen Sie Seitheben ausführen können. Auch an Kabelzügen können Sie Seitheben ausführen. Kabelzüge bieten hier den Vorteil einer konstanten Spannung.

Schultertraining: **Frontheben**

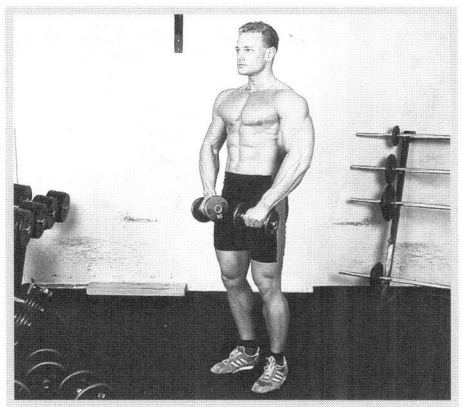 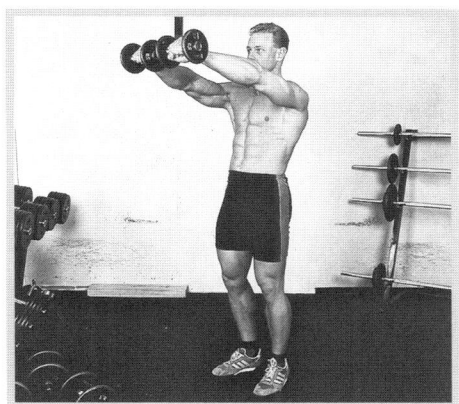

primär: Vorderer Deltamuskel
sekundär: Seitlicher Deltamuskel sowie Trapezius

Ausführung:

Dargestellt ist die Übungsausführung mit Kurzhanteln. Sie können beidarmig oder abwechselnd mit jeweils nur einem Arm arbeiten. Halten Sie die Hanteln vor Ihrem Körper, mit den Handflächen zum Körper gerichtet. Heben Sie nun die Kurzhanteln mit leicht angewinkelten Armen vor dem Körper bis auf Schulterhöhe an. Senken Sie sie anschließend langsam wieder ab.

Zu beachten:

Durch das Brusttraining und drückende Übungen für die Schulter bekommt der vordere Deltamuskel in aller Regel genug Belastung ab, um zu wachsen, so dass kein gesondertes Training notwendig ist. Sollten die vorderen Deltamuskeln allerdings trotzdem einen Schwachpunkt bei Ihnen bilden, kann Frontheben durch isolierte Beanspruchung der vorderen Muskelköpfe gute Dienste leisten.

Variationen:

Die Übung kann auch mit einer Langhantel oder einem Kabelzug ausgeführt werden. Kurzhanteln können Sie wie beschrieben gleichzeitig oder abwechselnd bewegen.

Schultertraining: **Seitheben vorgebeugt**

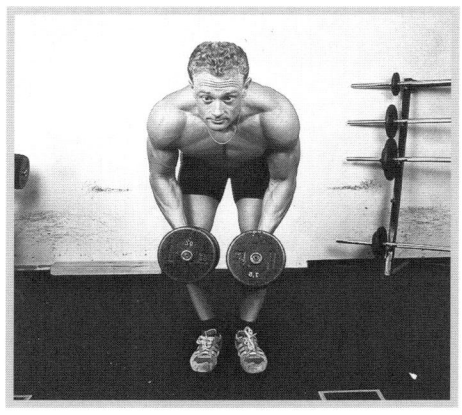 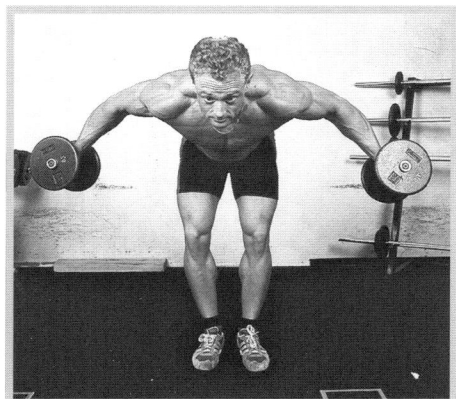

primär: Hintere Deltamuskeln
sekundär: Seitliche Deltamuskeln und Trapezius

Ausführung:

Beugen Sie Ihren Oberkörper schräg nach vorne und halten Sie die Kurzhanteln mit leicht angewinkelten Armen vor Ihrem Körper. Heben Sie die Hanteln nun in einem Rundbogen seitlich an. Die Schulterblätter sollten sich dabei nicht bewegen, und die Ellbogen sollten die Bewegung leiten. Kontrahieren Sie am obersten Punkt die hinteren Deltamuskeln hart. Senken Sie anschließend die Kurzhanteln langsam wieder ab.

Zu beachten:

Die Arme sollten beim Seitheben vorgebeugt etwas stärker angewinkelt werden als beim aufrechten Seitheben. Wenn Sie Ihre Schulterblätter bei der Bewegung nicht mitbewegen, zieht nur Ihr hinterer Deltamuskel das Gewicht nach oben. So können Sie diesen Muskel am besten isolieren.

Variationen:

Sie können die Bewegung auch an einem Kabelzug ausführen, ebenso in liegender Variante, mit nur einem Arm, und so weiter.

Schultertraining: **Hintere Schultermaschine**

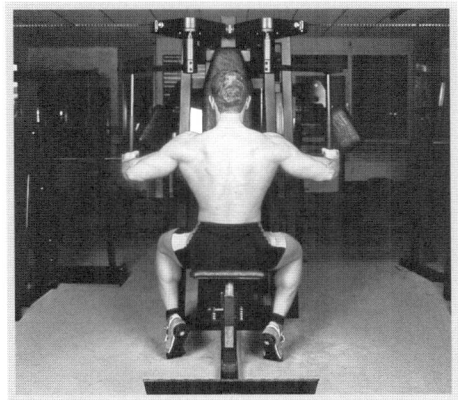 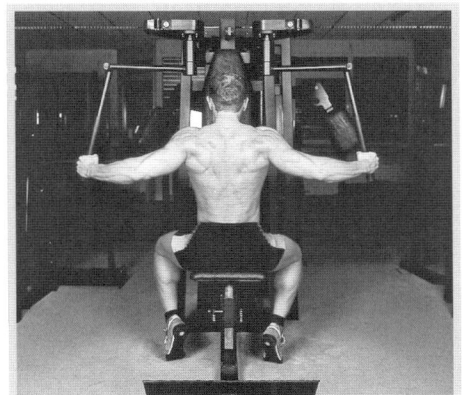

primär: Hintere Deltamuskeln
sekundär: Seitliche Deltamuskeln und Trapezius

Ausführung:

Setzen Sie sich in den Sitz der Maschine und lehnen Sie sich mit der Brust an das Polster. Halten Sie während der ganzen Bewegung die Brust am Polster. Greifen Sie die Griffe etwa auf Schulterhöhe. Führen Sie sie dann in dem vorgegebenen Rundbogen nach hinten zurück, indem die angewinkelten Ellbogen die Übung leiten. Lassen Sie auch bei dieser Übung die Schulterblätter unbewegt. Lassen Sie anschließend die Griffe wieder in die Ausgangsstellung zurück.

Zu beachten:

Sie müssen die Schultern nicht sehr weit nach hinten zusammenpressen, um die hinteren Muskelköpfe zu isolieren. Halten Sie vielmehr unbedingt die Ellbogen gleichbleibend angewinkelt. Mit deren Kraft sollten die hinteren Deltamuskeln zur Kontraktion gebracht werden.

Variationen:

Keine.

Schultertraining: **Shrugs (Schulterheben)**

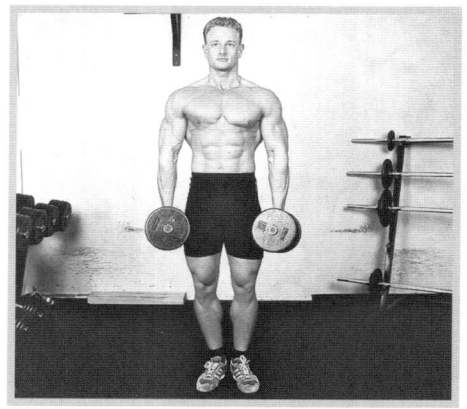 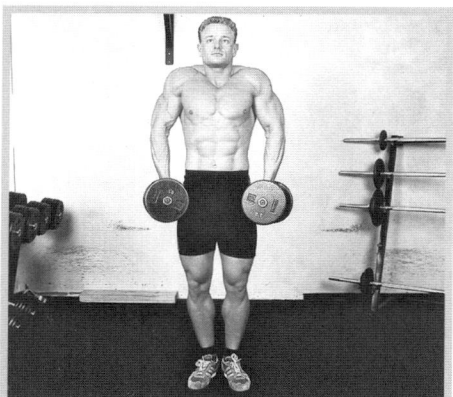

primär: Nackenmuskulatur
sekundär: Unterarmmuskeln (statisch)

Ausführung:

Halten Sie die Kurzhanteln mit durchgestreckten Armen seitlich an Ihrem Körper. Heben Sie die Gewichte nun nur mit der Kraft Ihrer Nackenmuskeln an, indem Sie Ihren Nacken praktisch zu den Ohren „hinaufziehen". Halten Sie die obere Position für ein bis zwei Sekunden, bevor Sie die Hanteln wieder absenken.

Zu beachten:

Sie dürfen das Gewicht nur mit Ihren Nackenmuskeln hochziehen. Das bedeutet, dass die Arme während der gesamten Bewegung nicht angewinkelt werden. Machen Sie auch nicht – wie manchmal empfohlen – eine kreisende Bewegung, sondern ziehen Sie das Gewicht gerade nach oben.

Variationen:

Sie können statt Kurzhanteln auch eine Langhantel oder einen Kabelzug verwenden. Auch eine Bankdrückmaschine bietet sich an.

Beintraining: **Kniebeugen**

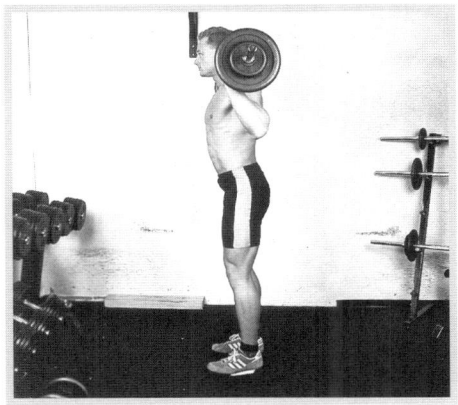 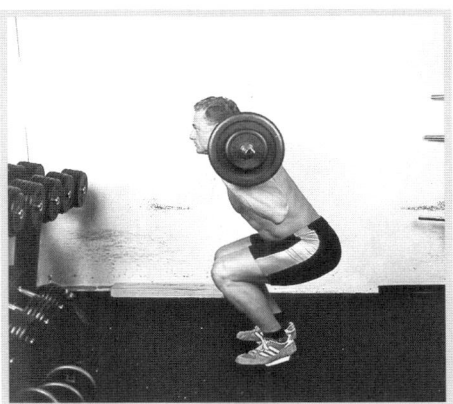

primär: Vordere Oberschenkel
sekundär: Gesäßmuskeln; Beinbizeps; unterer Rücken; Waden

Ausführung:

Heben Sie die Langhantel aus dem Kniebeugenständer, indem Sie unter die Hantel gehen und Sie durch Aufrichten des Körpers anheben. Plazieren Sie die Hantel auf Ihrem Trapezius und keinesfalls oben am Hals oder auf der Wirbelsäule. Halten Sie mit beiden Armen die Hantel zur besseren Balance. Treten Sie nun einige Schritte von der Hantelablage zurück. Gehen Sie jetzt langsam in die Hocke, indem Sie Ihre Knie anwinkeln. Halten Sie Ihren Rücken unbedingt gerade und schauen Sie mit erhobenem Kopf nach vorne, um die Wirbelsäule zu entlasten. Gehen Sie nicht tiefer hinab als bis zu einer horizontalen Haltung der Oberschenkel zum Boden. Richten Sie sich dann durch die Kraft Ihrer Oberschenkel wieder auf. Am Ende der Übung gehen Sie wieder einige Schritte nach vorne und legen die Hantel vorsichtig ab.

Zu beachten:

Die Kniebeuge wird nicht umsonst als die „Königin" der Kraftübungen bezeichnet. Neben dem Kreuzheben werden mit der Kniebeuge die meisten Muskeln auf einmal trainiert. Wenn Sie Kniebeugen korrekt ausführen, sollten Sie davon keine Knieprobleme bekommen. Wenn Sie allerdings bereits bestehende Probleme mit den Knien oder dem unteren Rücken haben, sollten Sie auf (schwere) Kniebeugen besser verzichten.

Variationen:

Sie können Kniebeugen an der Multipresse als gelegentliche Abwechslung durchführen. Freie Kniebeugen sind jedoch wesentlich effektiver.

Beintraining: **Frontkniebeugen**

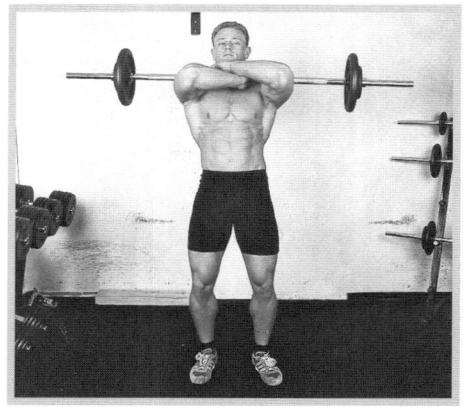 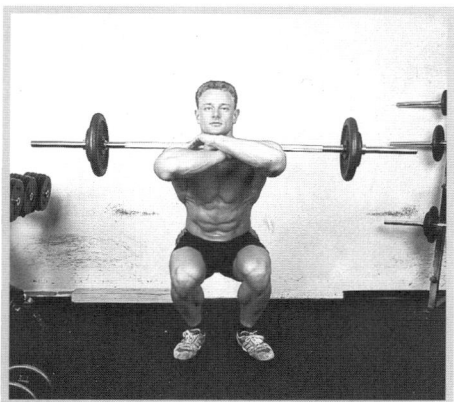

primär: Vordere Oberschenkelmuskulatur
sekundär: Gesäßmuskeln; unterer Rücken

Ausführung:

Stellen Sie sich vor den Kniebeugenständer, bringen Sie Ihre Oberarme unter die Stange, kreuzen Sie die Arme mit hochgestellten Ellbogen und fassen Sie die Stange, so dass Sie sie fest unter Kontrolle haben. Heben Sie das Gewicht von der Ablage ab. Gehen Sie einige Schritte zurück. Halten Sie den Rücken während der ganzen Übung gerade und blicken Sie nach vorne, nicht nach unten. Gehen Sie nun langsam bis zu einer horizontalen Haltung Ihrer Oberschenkel in die Hocke. Richten Sie sich dann wieder auf. Am Ende der Übung legen Sie die Hantel vorsichtig in die Ablage zurück.

Zu beachten:

Frontkniebeugen isolieren die Quadrizeps stärker als normale Kniebeugen. Es ist allerdings nicht ganz einfach, die Balance während der ganzen Bewegung zu halten. Frontkniebeugen sollten nicht von Anfängern ausgeführt werden. Um die Balance zu verbessern, kann es hilfreich sein, eine kleine Holzplatte unter die Fersen zu legen.

Variationen:

Der Abstand der Füße voneinander kann variiert werden.

Beintraining: **Beinpressen**

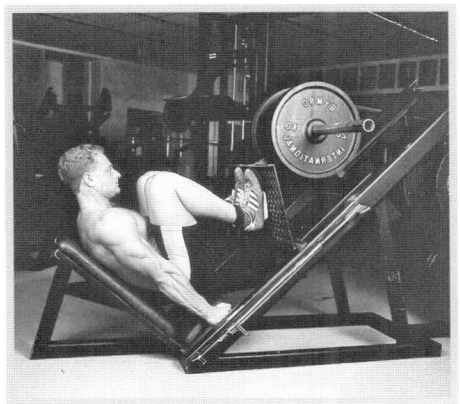 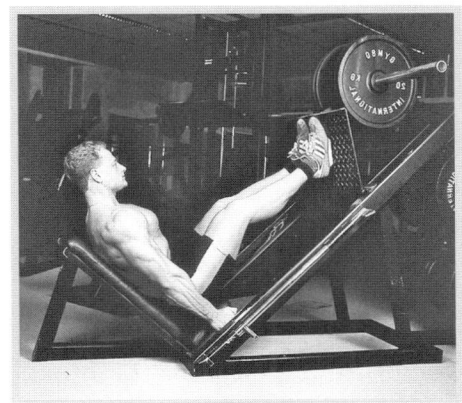

| *primär:* | Vordere Oberschenkelmuskulatur |
| *sekundär:* | Gesäßmuskeln; Beinbizeps (indirekt) |

Ausführung:

Setzen Sie sich in den Sitz der Beinpresse hinein und lehnen Sie sich mit geradem Rücken an das Rückenpolster. Pressen Sie Ihre Füße in mittelweitem Abstand und in mittlerer Höhe gegen die Beinplatte. Strecken Sie Ihre Beine nicht ganz durch. Klinken Sie das Gewicht der Beinpresse aus. Lassen Sie nun das Gewicht langsam zu Ihrem Körper herab, bis Ihre Knie die Brust berühren. Pressen Sie dann das Gewicht wieder in die Ausgangsstellung zurück, wobei Sie die Beine wiederum nicht ganz durchstrecken.

Zu beachten:

Lassen Sie Ihren Rücken immer gerade gegen das Rückenpolster gedrückt, um Ihre Wirbelsäule zu entlasten. Die Beine sollten weder zu Beginn noch am Ende der Bewegung ganz durchgestreckt sein, um eine Überdehnung zu vermeiden. So haben Sie auch das Gewicht immer mit der Kraft der Oberschenkel unter Kontrolle.

Variationen:

Es gibt zahlreiche Variationen von Beinpressen. Als Beispiel sehen Sie die schräge Beinpresse. Es gibt außerdem horizontale und vertikale Beinpressen. Auf eine separate Abbildung der anderen Beinpressvariationen habe ich verzichtet, da der Bewegungsablauf stets derselbe ist. Vertikale Beinpressen bringen die Wirbelsäule in eine ungünstige Position und sind daher nicht unbedingt zu empfehlen.

Beintraining: **Hackenschmidt-Kniebeugen**

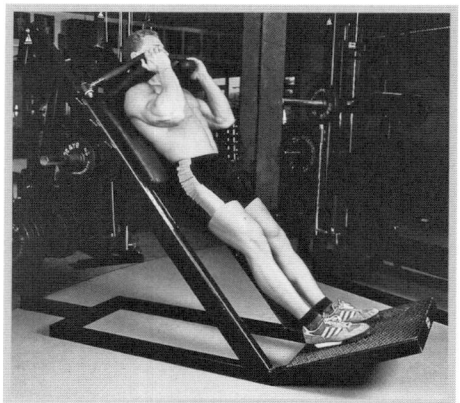 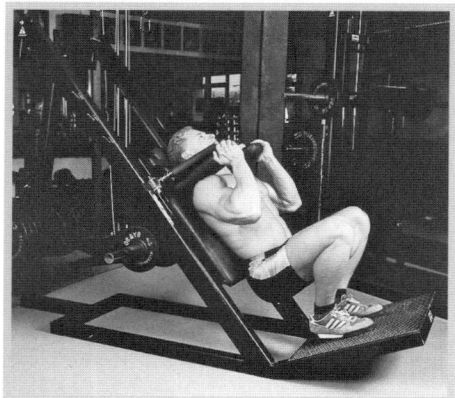

primär: Vordere Oberschenkelmuskulatur
sekundär: Leichte Beanspruchung von unterem Rücken (statisch) und Waden

Ausführung:

Bringen Sie die Schultern unter die Polster und halten Sie sich an den Armgriffen fest. Klinken Sie nun die Halterungen für die Gewichte aus. Strecken Sie Ihre Beine in der Ausgangsposition nicht ganz durch. Halten Sie Ihren Rücken während der ganzen Bewegung gerade am Rückenpolster. Gehen Sie nun langsam in die Hocke und winkeln Sie Ihre Knie an. Gehen Sie dabei etwas tiefer als in die Horizontale hinab. Richten Sie sich dann ausschließlich mit der Kraft der Oberschenkel wieder auf.

Zu beachten:

Hackenschmidt-Kniebeugen dienen der Isolation der Quadrizeps. Besonders die Muskeln im unteren Bereich der Oberschenkel am Knieansatz werden hart beansprucht. Diese Übung ist allerdings nicht für Bodybuilder mit Knieproblemen geeignet. Außerdem haben Hackenschmidt-Kniebeugen nicht denselben hormonstimulierenden und anabolen Effekt auf den ganzen Körper wie schwere Kniebeugen mit einer Langhantel.

Variationen:

Sie können die Beine eng aneinanderstellen oder aber einen weiten Stand einnehmen, um die Belastung mehr auf die äußeren oder die inneren Oberschenkelmuskeln zu verlagern.

Beintraining: **Beinstrecken**

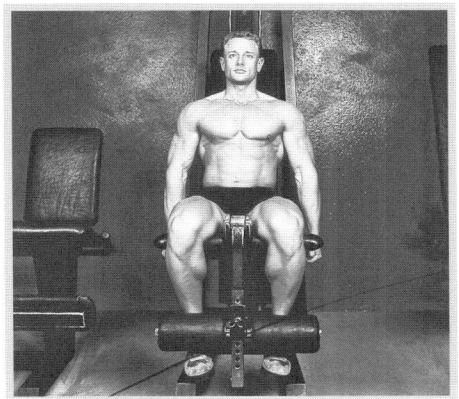 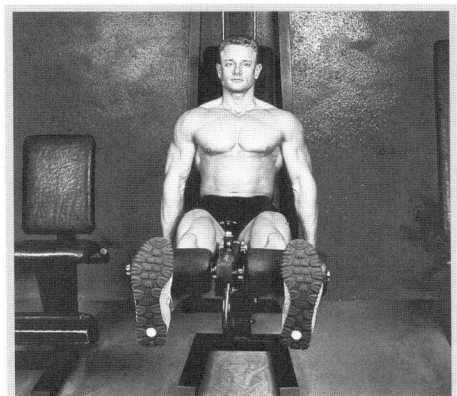

primär: Vordere Oberschenkelmuskulatur
sekundär: –

Ausführung:

Setzen Sie sich in die Beinstreck-Maschine und klemmen Sie Ihre Füße an den dafür vorgesehenen Vorrichtungen ein. Achten Sie darauf, dass Ihre Beine in der Ausgangsstellung schräg nach hinten angewinkelt sind, um eine Dehnung der Quadrizeps zu erreichen. Beginnen Sie nun, Ihre Oberschenkel durchzustrecken. Spannen Sie auf dem höchsten Punkt der Bewegung die Oberschenkel stark an und halten Sie die Kontraktion für etwa eine Sekunde. Senken Sie das Gewicht dann langsam wieder ab.

Zu beachten:

Das Beinstrecken isoliert die Quadrizeps nahezu vollständig. Es ist daher entweder am Ende des Beintrainings geeignet, um die letzten Reserven in den Muskeln zu mobilisieren, oder aber hervorragend zur Vorermüdung der Quadrizeps vor einer Grundübung wie zum Beispiel den Beinpressen.

Variationen:

Wenn Sie Ihre Füße nach außen drehen, verlagern Sie die Belastung verstärkt auf die inneren Oberschenkelmuskeln, bei nach innen gedrehten Füßen mehr auf die äußeren Oberschenkelmuskeln.

Beintraining: **Beincurls sitzend**

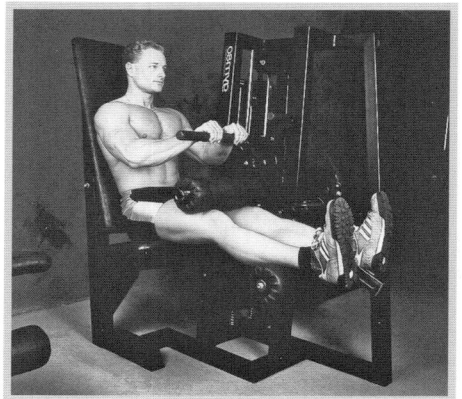 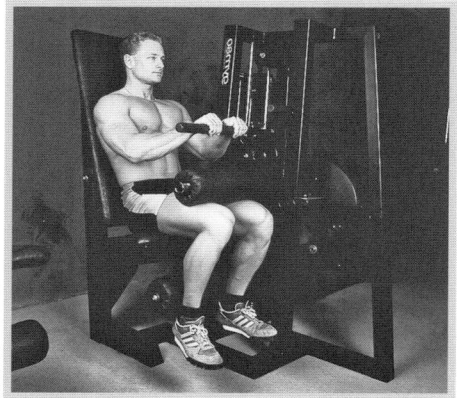

primär: Beinbizeps
sekundär: Leichte Beanspruchung der Waden bei schweren Gewichten

Ausführung:

Setzen Sie sich in die Beincurl-Maschine. Legen Sie Ihre Füße auf das vorderste Polster und justieren Sie die Haltevorrichtung, die Sie für maximale Stabilität während der Bewegung auf Ihre vorderen Oberschenkel pressen. Ziehen Sie Ihre Zehen an und drehen Sie sie etwas nach innen, so dass sie sich leicht berühren. Beginnen Sie dann, das Gewicht mit der Kraft Ihrer Beinbizeps nach unten und hinten zu bewegen. Am hintersten Punkt der Bewegung sollten Ihre Beinbizeps voll angespannt sein. Lassen Sie dann langsam das Gewicht wieder in die Ausgangsstellung zurück.

Zu beachten:

Bleiben Sie während der Bewegung ruhig sitzen, damit wirklich nur Ihre Beinbizeps die Arbeit verrichten. Indem Sie Ihre Zehen anheben und nach innen eindrehen, wird verhindert, dass die Wadenmuskulatur in die Bewegung miteinbezogen wird. Die Bewegung ähnelt von der Form her der Curlbewegung des Bizeps (Arm wird gebeugt). Daher hier der Name „Beincurls".

Variationen:

Neben der sitzenden gibt es auch eine liegende und eine stehende Variante von Beincurls (siehe auch Folgeseite).

Beintraining: **Beincurls liegend**

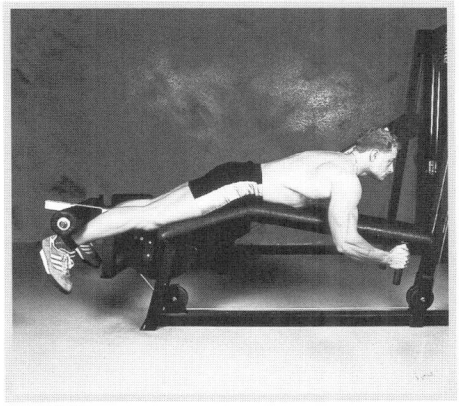 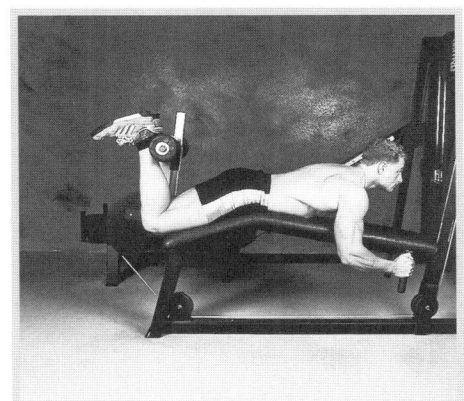

primär: Beinbizeps
sekundär: Leichte Beanspruchung der Wadenmuskulatur möglich

Ausführung:

Legen Sie sich auf die Beincurl-Maschine und klemmen Sie Ihre Fersen unter die dafür vorgesehene Halterung. Halten Sie sich für maximale Stabilität mit den Armen am vorderen Polsterbereich fest. Achten Sie darauf, dass Ihr Körper während der ganzen Bewegung fest auf dem Polster liegenbleibt und nicht bei der Bewegung mitschwingt. Curlen Sie nun das Gewicht ausschließlich mit der Kraft der Beinbizeps in Richtung auf Ihr Gesäß zu. Am Ende der Bewegung sind Ihre Beinbizeps voll kontrahiert.

Zu beachten:

Sie verlagern die Belastung weg von Ihren Beinbizeps, hin auf Ihre Gesäßmuskeln, wenn Sie Ihr Gesäß bei der Bewegung „mitschwingen" lassen. Bleiben Sie deshalb ruhig liegen. Achten Sie darauf, dass das Polster, unter dem Sie Ihre Fersen einklinken, knapp oberhalb Ihrer Fersen und nicht weiter oben an die hintere Wadenmuskulatur gepresst ist, damit Sie während der Bewegung maximale Kraft entfalten können.

Variationen:

Beincurls sitzend wurden bereits beschrieben. Sie können auch Beincurls mit einem Bein im Stehen durchführen. Ich verzichte auf eine separate Darstellung, da anhand der beiden vorgenannten Beincurl-Varianten die grundsätzliche Bewegung beim Beincurl ausreichend erklärt wird.

Beintraining: **Kreuzheben mit gestreckten Beinen**

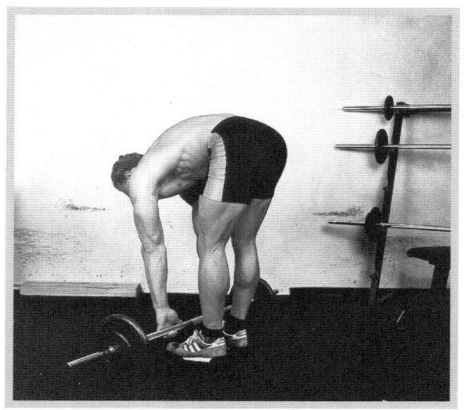 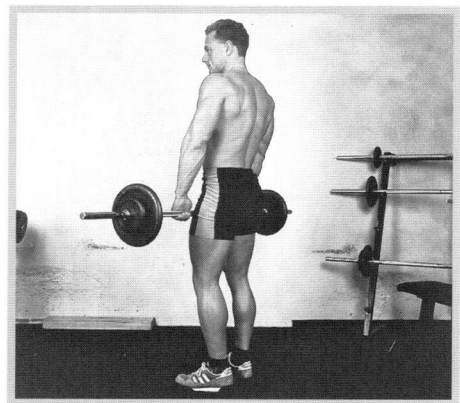

primär: Beinbizeps; unterer Rücken
sekundär: Gesäßmuskeln; Trapezius

Ausführung:

Das Kreuzheben mit gestreckten Beinen wird im Prinzip genauso ausgeführt wie das normale Kreuzheben, nur dass Sie Ihre Beine praktisch durchgestreckt lassen, während Sie das Gewicht bewegen. Dadurch werden Sie auch den Rücken am unteren Punkt der Bewegung nicht gerade halten können. Greifen Sie also die Stange mit Kreuzgriff und ziehen Sie das Gewicht langsam hoch. Sie sollten dabei die intensive Dehnung der Beinbizeps am Anfang der Bewegung spüren. Lassen Sie dann das Gewicht so weit wie möglich wieder herab.

Zu beachten:

Verwenden Sie beim Kreuzheben mit durchgestreckten Beinen keine hohen Gewichte! Der Sinn der Übung ist nicht derselbe wie beim normalen Kreuzheben (maximale Gewichte und maximaler Kraftzuwachs). Sie sollten sich vielmehr voll auf Ihre hintere Oberschenkelmuskulatur konzentrieren. Wenn Sie Probleme mit dem unteren Rücken haben, vermeiden Sie diese Übung.

Variationen:

Keine.

Beintraining: **Wadenheben stehend**

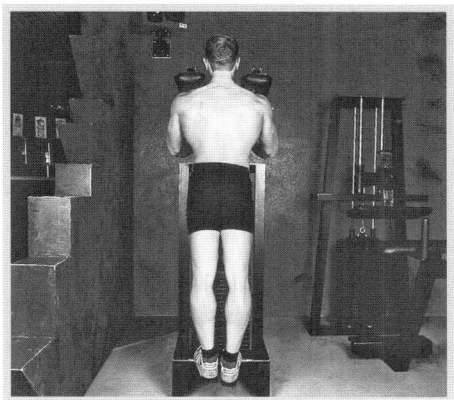 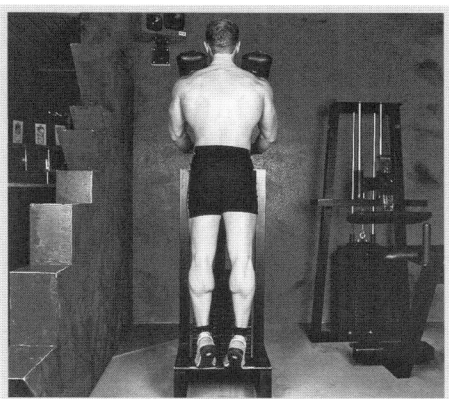

primär: Gesamte Wadenmuskulatur, insbesondere der Gastrocnemius
sekundär: –

Ausführung:

Stellen Sie sich mit den Zehen auf den Tritt einer aufrechten Wadenmaschine. Die Fersen sind frei in der Luft. Bringen Sie die Schultern unter die Polster und heben Sie das Gewicht durch Streckung der Beine an. Lassen Sie in der Ausgangsposition die Fersen so weit wie möglich herabhängen. Heben Sie nun das Gewicht mit leicht angewinkelten Knien, indem Sie auf die Zehenspitzen gehen und dabei die Kraft der Wadenmuskeln einsetzen. Gehen Sie so weit wie möglich nach oben. Lassen Sie dann Ihre Fersen wieder ganz nach unten ab, bis Ihre Waden voll gedehnt sind.

Zu beachten:

Viele Athleten legen keinen Wert darauf, dass sie mit den Fersen ganz nach unten gehen, um ihre Waden maximal zu dehnen. Sie sollten aber das Gewicht so weit wie möglich nach unten herablassen, um eine Verkürzung der Wadenmuskulatur zu verhindern und sie maximal zu beanspruchen. Ebenso sollten Sie es so hoch wie möglich drücken, um Ihre Waden maximal zu kontrahieren. Mit dieser Wadenübung wird vornehmlich der Gastrocnemius (großer Wadenmuskel) trainiert.

Variationen:

Sie können die Füße nach außen oder nach innen drehen, um die Belastung stärker auf den inneren beziehungsweise äußeren Wadenbereich zu verlagern.

Beintraining: **Wadenheben sitzend**

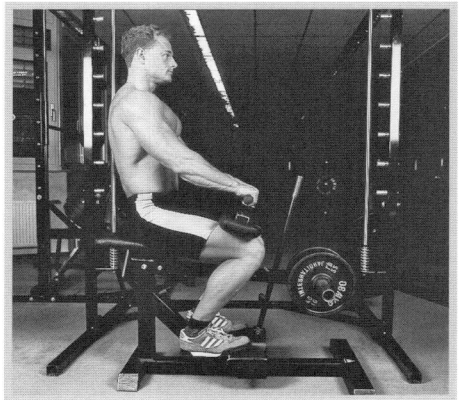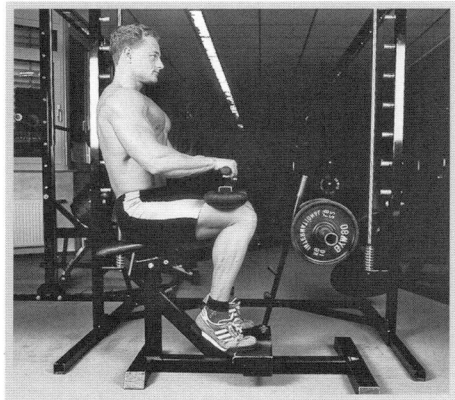

primär: Wadenmuskulatur, besonders der kleine Wadenmuskel (Soleus)
sekundär: –

Ausführung:

Setzen Sie sich auf den Sitz der Wadenmaschine, stellen Sie Ihre Zehen auf das Fußbrett und klemmen Sie Ihre Knie unter die Polsterung. Heben Sie das Gewicht an und klinken Sie die Gewichtshalterung aus. Beginnen Sie die Bewegung mit ganz herabhängenden Fersen und gedehnter Wadenmuskulatur. Rollen Sie nun Ihre Füße nach oben, bis Sie auf Zehenspitzen sind und die Wadenmuskulatur voll kontrahiert ist. Lassen Sie anschließend das Gewicht wieder ganz herab.

Zu beachten:

Im Sitzen trainieren Sie beim Wadenheben verstärkt den kleineren Soleusmuskel, der sich unter dem großen Gastrocnemius befindet. Auch beim sitzenden Wadenheben ist auf vollständige Dehnung und Kontraktion der Wadenmuskulatur zu achten.

Variationen:

Auch beim sitzenden Wadenheben können Sie durch die Stellung der Füße nach außen oder innen die Belastung auf den inneren beziehungsweise äußeren Wadenbereich verstärken.

Beintraining: **Wadenheben vorgebeugt**

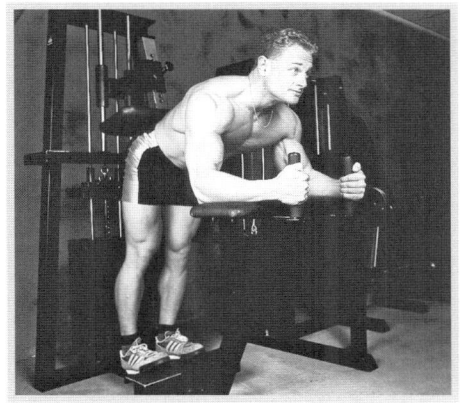 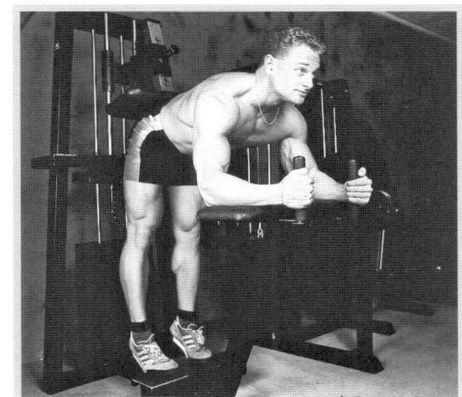

primär: Gesamte Wadenmuskulatur
sekundär: –

Ausführung:

Stellen Sie sich mit den Zehen auf den Fußblock der Wadenmaschine, beugen Sie sich aus der Hüfte vor und gehen Sie mit dem unteren Rücken und dem Gesäß unter das Rückenpolster. Heben Sie nun durch Streckung der Beine das Gewicht an. Drücken Sie das Gewicht nach oben, indem Sie auf die Zehenspitzen gehen und Ihre Wadenmuskulatur am oberen Bewegungsende voll kontrahieren.

Zu beachten:

Wie bei allen anderen Wadenübungen sollten Sie auf eine vollständige Dehnung der Wadenmuskulatur am unteren Bewegungsende und eine volle Kontraktion am oberen Bewegungsende achten. Vorgebeugtes Wadenheben trainiert sowohl Gastrocnemius als auch Soleus.

Variationen:

Spreizen der Füße nach außen oder innen für verstärkte Belastung der inneren beziehungsweise äußeren Wadenbereiche.

Armtraining: **Langhantelcurls**

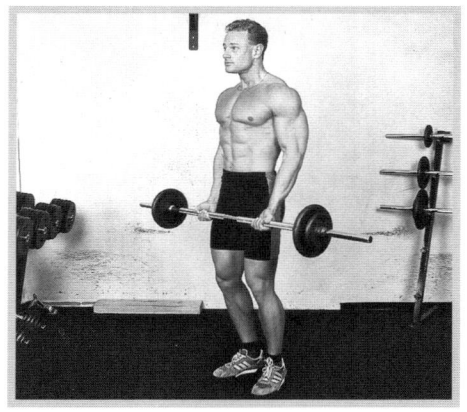 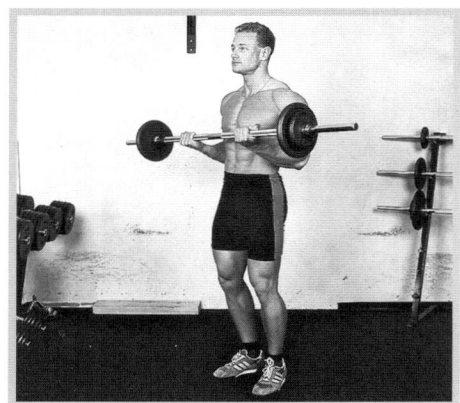

primär: Bizeps
sekundär: Brachialis; unterer Rücken hat Stützfunktion

Ausführung:

Nehmen Sie eine Langhantel und greifen Sie sie mit Untergriff, wobei Ihre Hände etwa schulterbreit voneinander entfernt sind. Halten Sie während der Bewegung die Ellbogen an Ihren Körper gepresst. Beginnen Sie nun, das Gewicht mit der Kraft Ihrer Bizeps in einem Rundbogen nach oben zu heben. Am obersten Punkt der Bewegung sollten Sie Ihre Bizeps hart kontrahieren. Lassen Sie dann das Gewicht langsam wieder ab, bis Ihre Arme vollständig durchgestreckt sind.

Zu beachten:

Langhantelcurls sind die Grundübung für die Bizeps. Sie können dazu eine gerade Hantelstange benutzen oder eine geschwungene SZ-Stange nehmen. Achten Sie darauf, dass Ihre Ellbogen nicht mitwippen, um nur Ihre Bizeps arbeiten zu lassen. Ein Mitwippen im Sinne des Abfälschungsprinzips ist erst bei den letzten harten Wiederholungen bedingt erlaubt.

Variationen:

Sie können die Griffbreite variieren, um jeweils eine leicht unterschiedliche Belastung der Bizeps zu erzielen.

Armtraining: **Kurzhantelcurls**

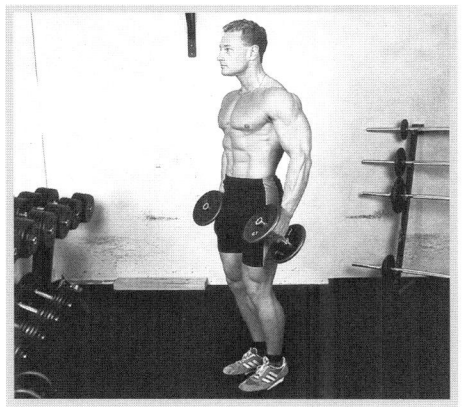 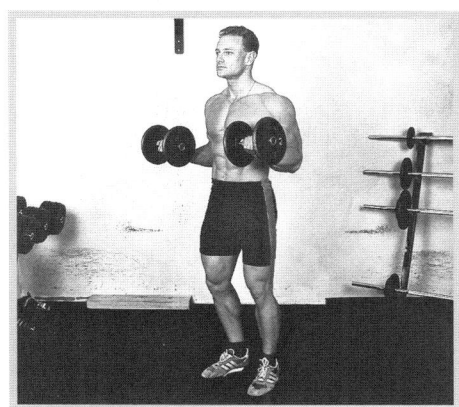

primär: Bizeps
sekundär: Brachialis

Ausführung:

Greifen Sie zwei Kurzhanteln und halten Sie sie mit hängenden Armen neben Ihrem Körper. Die Handflächen zeigen nach innen. Beginnen Sie nun, eine der Kurzhanteln mit einem Arm nach oben zu curlen, indem Sie Ihren Arm beugen. Drehen Sie während der Aufwärtsbewegung die Handflächen zu sich beziehungsweise noch weiter nach außen. Am obersten Punkt der Bewegung spannen Sie Ihren Bizeps hart an. Lassen Sie dann das Gewicht langsam wieder ab und beginnen Sie die Bewegung mit dem anderen Arm.

Zu beachten:

Kurzhantelcurls ahmen die Muskelfunktion der Bizeps am besten nach. Die Kurzhantel lässt sich im Gegensatz zur Langhantel während der Bewegung nach außen drehen, was beide Funktionen des Bizeps – das Beugen der Arme und das Auswärtsdrehen der Handgelenke – in die Bewegung miteinbezieht. Schwingen Sie auch bei Kurzhantelcurls nicht mit dem Oberkörper bei der Bewegung mit.

Variationen:

Sie können auch, wie auf den Bildern gezeigt, beidarmig curlen.

Armtraining: **Scott-Curls**

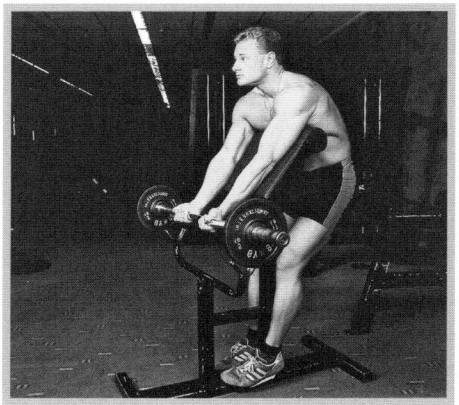 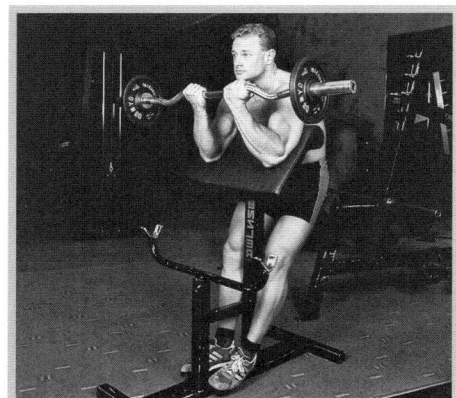

primär: Bizeps
sekundär: Brachialis

Ausführung:

Greifen Sie eine SZ-Stange oder eine normale Langhantel und legen Sie Ihre Ellbogen auf das dafür vorgesehene Polster. Nehmen Sie die Hantel aus der Ablage und curlen Sie sie nach oben, indem Sie Ihre Arme beugen und nur die Kraft der Bizeps einsetzen. Am obersten Punkt spannen Sie die Bizeps hart an, da an diesem Punkt der Bewegung nur eine geringe Belastung durch das Gewicht auf die Bizeps gerichtet wird. Lassen Sie dann die Hantel langsam wieder herab, ohne aber Ihre Arme vollständig durchzustrecken, um eine Überdehnung zu verhindern.

Zu beachten:

Scott-Curls isolieren die Bizeps sehr gut. Es werden dabei besonders die unteren Bereiche der Bizeps angesprochen. Sie merken dies am Muskelkater direkt in der Armbeuge am nächsten Tag. Da am oberen Punkt, wie erwähnt, die Belastung von den Bizeps genommen wird, sollten Sie durch eine zusätzliche Kontraktion die Spannung im Muskel halten.

Variationen:

Sie können die Bewegung auch einarmig mit einer Kurzhantel ausführen oder einen Kabelzug verwenden.

Armtraining: **Konzentrationscurls**

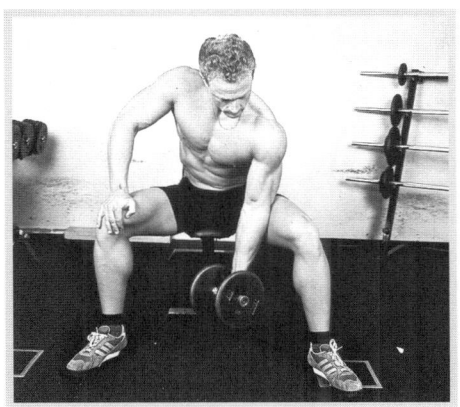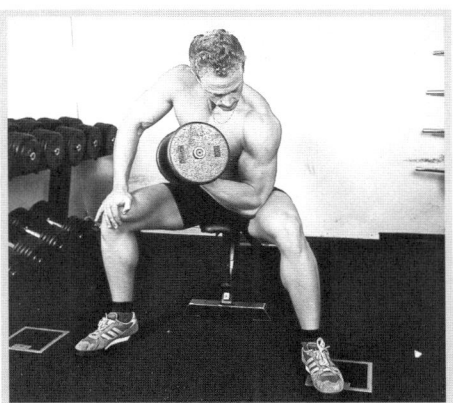

primär: Bizeps
sekundär: Brachialis (nur bedingt)

Ausführung:

Setzen Sie sich auf das Ende einer Bank. Greifen Sie nun mit einer Hand eine Kurzhantel und stützen Sie den Ellbogen auf der Innenseite Ihres Oberschenkels ab. Curlen Sie das Gewicht bis ganz nach oben, indem Sie den Arm beugen. Drücken Sie oben hart nach. Lassen Sie das Gewicht dann langsam wieder ab.

Zu beachten:

Es wird oft behauptet, dass Konzentrationscurls mehr Höhe in die Bizeps bringen. Wir wissen aber, dass die Form der Bizeps genetisch bedingt ist und durch keine Übung verändert werden kann. Was allerdings wahr ist, ist die Tatsache, dass beim Konzentrationscurl eine besonders harte Kontraktion des Bizeps am oberen Punkt der Bewegung möglich ist. Dadurch wird die Belastung auf den oberen Bereich des Bizeps verlagert (im Gegensatz etwa zum Scott-Curl). Der obere Bereich ist für die „Höhe" des Bizeps natürlich wichtig. Konzentrationscurls isolieren insgesamt den Bizeps sehr gut.

Variationen:

Sie können die Übung auch am Kabelzug oder im Stehen vorgebeugt mit einer Langhantel ausführen. Die Kurzhantel-Version ist meiner Meinung nach allerdings die geeignetste Form des Konzentrationscurls.

Armtraining: **Hammercurls**

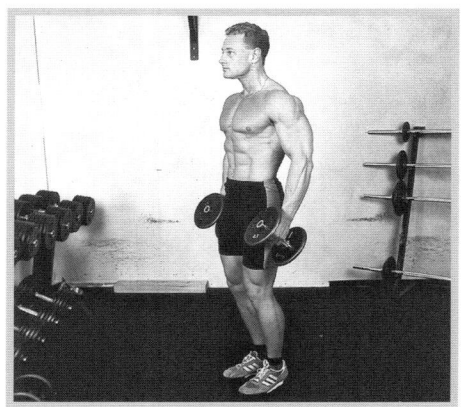 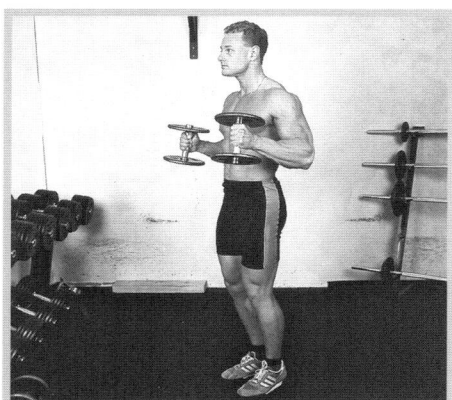

primär:	Bizeps; Brachialis
sekundär:	Handgelenksmuskeln

Ausführung:

Nehmen Sie zwei Kurzhanteln in Ihre Hände. Die Handflächen zeigen nach innen. Während der Aufwärtsbewegung durch Beugen der Arme bleiben die Handflächen nach innen gedreht. Ansonsten ist die Curlbewegung dieselbe wie bei allen anderen Bizepscurlvariationen.

Zu beachten:

Dadurch, dass die Handflächen über die gesamte Bewegung nach innen zeigen, wird die Belastung auf den Brachialis und den unteren Bizepsbereich gelegt. Sollten Sie Probleme mit der Entwicklung der Unterarme haben, stellen Hammercurls das Mittel der Wahl dar. Sie können zusätzlich noch Unterarmcurls durchführen.

Variationen:

Auch bei Hammercurls ist beidarmiges oder abwechselndes einarmiges Curlen möglich.

Armtraining: **Unterarmcurls**

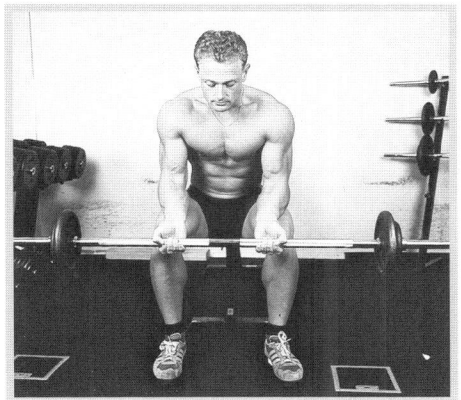 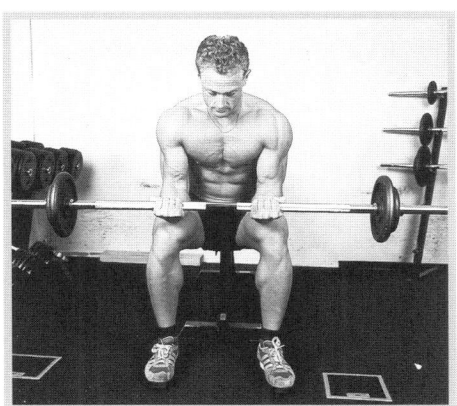

primär: Muskeln der Innenseite der Unterarme
sekundär: Handgelenksmuskeln

Ausführung:

Setzen Sie sich auf eine Bank und greifen Sie eine Langhantel im Untergriff. Legen Sie Ihre Unterarme so auf Ihren Knien auf, dass sie ab den Handgelenken über die Knie hinausragen. Sorgen Sie also für freie Beweglichkeit der Handgelenke. Lassen Sie nun die Hantel nur durch Abrollen der Handgelenke nach unten ab, um Ihre Unterarmmuskeln zu dehnen. Rollen Sie dann Ihre Handgelenke wieder nach oben und kontrahieren Sie die Unterarmmuskeln voll am obersten Punkt der Bewegung. Senken Sie anschließend das Gewicht wieder ab.

Zu beachten:

Wenn Sie Schmerzen in den Handgelenken haben, sollten Sie auf diese Übung verzichten. Ansonsten dient sie der Kräftigung der gesamten Innenseite Ihrer Unterarme. Falls Ihre Unterarme nicht unterentwickelt sind, bedarf es jedoch keines separaten Unterarmtrainings, da die Unterarme beim Bizeps- und Rückentraining bereits beansprucht werden.

Variationen:

Keine.

Armtraining: **Enges Bankdrücken**

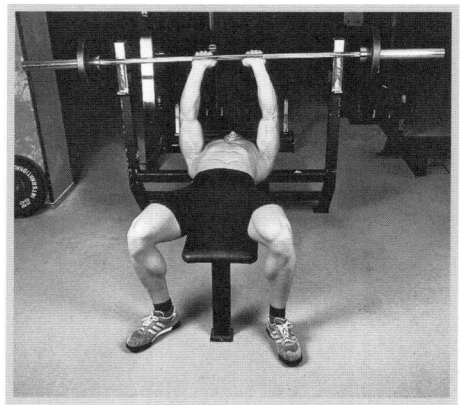 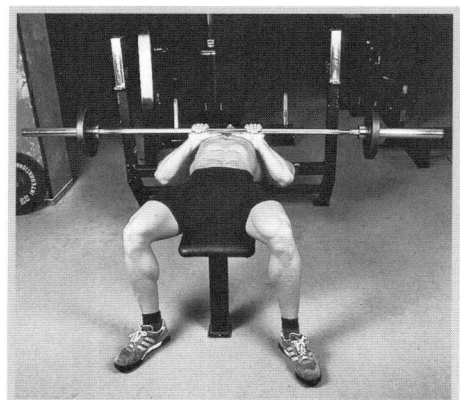

primär: Trizeps
sekundär: Brustmuskeln; Schultermuskeln (besonders vorderer Deltamuskel)

Ausführung:

Legen Sie sich auf eine Drückerbank. Greifen Sie die Langhantel im Gegensatz zum normalen Bankdrücken mit einem nur ca. 10-15 Zentimeter breiten Abstand zwischen den Händen. Nehmen Sie die Hantel aus der Halterung. Lassen Sie sie nun zum unteren Brustbereich herab. Achten Sie dabei besonders darauf, dass Sie die Hantel nicht wie beim Brusttraining in einem leichten Rundbogen herablassen, sondern gerade nach unten führen, bis Sie die untere Brust leicht berührt. Drücken Sie sie dann gerade wieder nach oben.

Zu beachten:

Damit die Übung hauptsächlich die Trizeps belastet, müssen Sie auf die gerade Bewegungsausführung achten. Dann stellt das enge Bankdrücken eine hervorragende Grundübung für die Trizeps dar, weil die Trizeps in diesem Fall vor den Brustmuskeln ermüden und so maximal beansprucht werden können. Ob die Übung mehr auf Trizeps oder innere Brust geht, ist meiner Erfahrung nach auch Konzentrationssache. Konzentrieren Sie sich daher voll auf die Arbeit der Trizepsmuskeln. Die Übung belastet besonders den kurzen Muskelkopf direkt am Ellbogen.

Variationen:

Sie können auch eine geschwungene SZ-Stange verwenden.

Armtraining: **Langhantel-Trizepsdrücken**

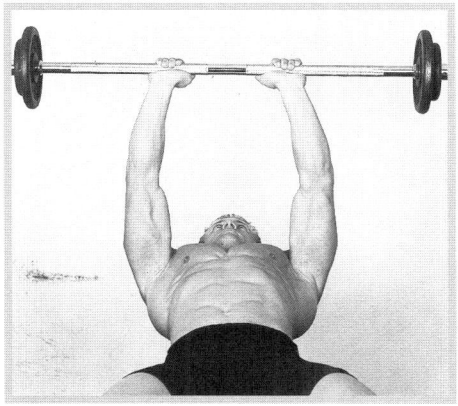 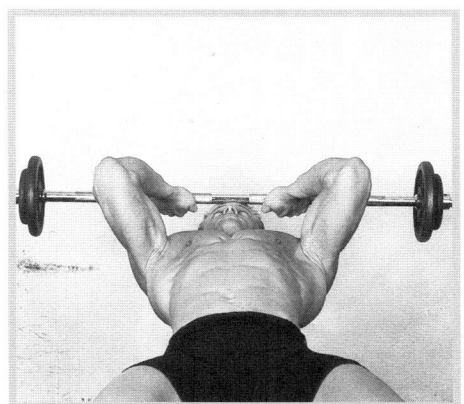

primär: Trizeps
sekundär: Bei korrekter Übungsausführung werden kaum andere Muskeln belastet
(höchstens als Stützmuskeln)

Ausführung:

Legen Sie sich auf eine Bank, so dass Ihr Kopf ganz am oberen Ende der Bank liegt. Halten Sie die Hantel in einem ca. 10-15 Zentimeter breiten Griff mit gestreckten Armen über Ihrer Brust. Versuchen Sie, die Ellbogen während der Bewegung so ruhig wie möglich zu halten. Lassen Sie die Langhantel jetzt in einem Rundbogen bis knapp über Ihre Stirn langsam ab und drücken Sie sie anschließend in demselben Rundbogen wieder nach oben zurück.

Zu beachten:

Der Knackpunkt für die Effektivität der Übung liegt darin, dass Sie die Ellbogen während der Übung nicht bewegen, so dass nur Ihre Trizeps die Arbeit verrichten. Da die Bewegungsaus-führung nicht ganz einfach ist, empfehle ich diese Übung nur fortgeschrittenen Sportlern. Die Übung belastet alle drei Muskelköpfe des Trizeps.

Variationen:

Sie können die Übung auch im Stehen hinter dem Kopf oder im Sitzen (ebenfalls hinter dem Kopf) ausführen. Statt einer normalen Langhantel können Sie auch eine SZ-Stange oder sogar einen Kabelzug verwenden.

Armtraining: **Pushdowns**

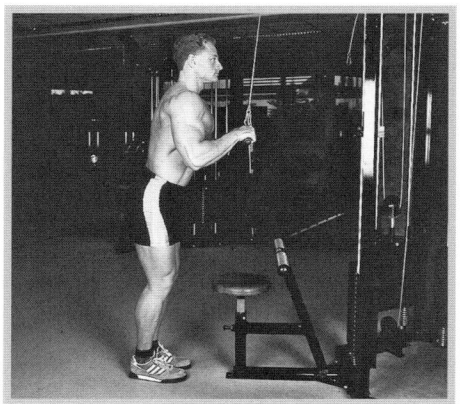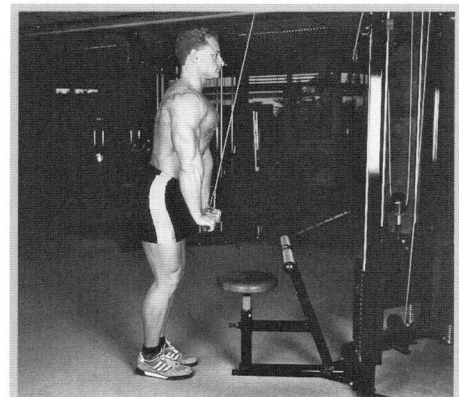

primär: Trizeps
sekundär: Bauchmuskulatur als Stützmuskulatur

Ausführung:

Greifen Sie die kurze geschwungene Stange des Zugturms mit ca. 15-20 Zentimeter Abstand zwischen den Händen. Ziehen Sie das Gewicht bis auf Bauchhöhe herunter. Die Arme sind halb angewinkelt. Beugen Sie sich mit Ihrem Körper etwas über das Gewicht. Bringen Sie nun die Stange in einem leichten Rundbogen zum Körper hin nach unten, wobei Sie die Ellbogen nicht von der Stelle bewegen und nur Ihre Trizeps einsetzen. Drücken Sie am untersten Punkt der Bewegung hart nach und spannen Sie Ihre Trizeps voll an. Lassen Sie dann die Stange langsam wieder in demselben Rundbogen herauf.

Zu beachten:

Mit Pushdowns trainieren Sie den kompletten Trizeps. Wichtig ist, dass Sie Ihren Oberkörper leicht nach vorne beugen, da ansonsten die Bauchmuskeln zur Stabilisierung des Körpers stark herangezogen werden müssen. Ich halte Pushdowns für eine ausgezeichnete Trizepsübung.

Variationen:

Sie können auch gerade Zugstangen verwenden, besser aber leicht geschwungene. Die Übung kann außerdem zur gezielten Belastung des äußeren Muskelkopfes auch mit einem Arm und reversem Untergriff durchgeführt werden.

Armtraining: **Kickbacks**

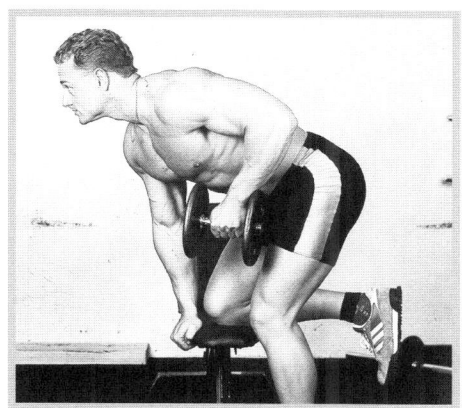 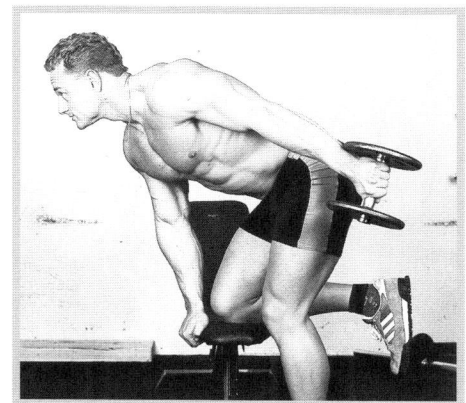

primär: Trizeps
sekundär: Schultermuskel als Stützmuskel; Unterarmmuskeln

Ausführung:

Nehmen Sie eine Kurzhantel in die rechte Hand. Knien Sie sich mit dem linken Bein auf eine Bank und stützen Sie sich mit der linken Hand ebenfalls auf der Bank ab. Halten Sie die Kurzhantel seitlich neben Ihrem Körper mit angewinkeltem Arm. Strecken Sie nun Ihren Arm in einem Rundbogen nach hinten durch, ohne den Ellbogen von der Stelle zu bewegen. Lassen Sie dann die Kurzhantel langsam wieder in einem Rundbogen ab. Gleiches führen Sie für die andere Körperseite aus.

Zu beachten:

Mit Kickbacks können Sie den äußeren Trizepskopf gezielt belasten. Kickbacks sind – richtig ausgeführt – eine reine Isolationsübung.

Variationen:

Keine.

Bauchtraining: **Crunches**

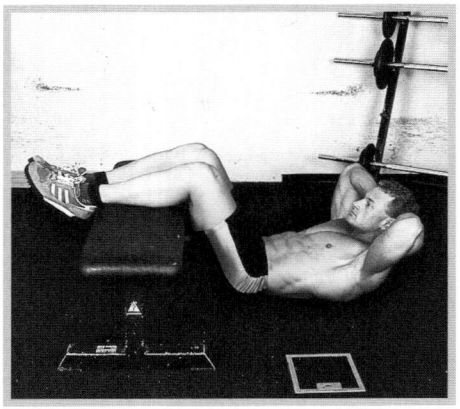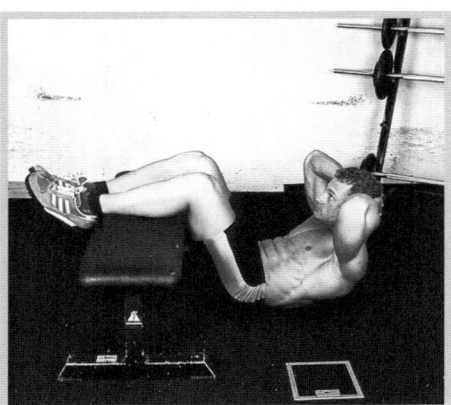

primär: Gerade Bauchmuskeln, besonders oberer Bereich
sekundär: Schräge Bauchmuskeln

Ausführung:

Legen Sie sich auf eine Bank mit Fußbrett. Platzieren Sie Ihre Waden auf dem Fußbrett, so dass Ihre Kniekehlen genau am rechten Winkel des Fußbretts anliegen. Ihr Rücken sollte gerade und entspannt auf dem Liegepolster sein. Ihr Becken bleibt während der ganzen Bewegung fixiert. Wenn Sie in Ihrem Studio keine Bank mit Fußbrett haben, können Sie auch wie auf den Fotos gezeigt auf dem Boden liegend die Ausgangshaltung einnehmen. Pressen Sie nun Ihre Bauchmuskeln zusammen, indem Sie den Kopf und Ihre Schultern in einer runden Bewegung nach vorne rollen. Lassen Sie sich danach langsam wieder in die Ausgangsposition zurück.

Zu beachten:

Crunches sind im Gegensatz zu den altüblichen Situps eine sehr sichere und effektive Bauchmuskelübung. Ihre Wirbelsäule wird komplett entlastet, da Sie nur eine sehr kurze, pressende Bewegung im Oberkörper machen. Machen Sie bei allen Bauchmuskelübungen relativ kurze Pausen zwischen den Sätzen. Verwenden Sie keine Zusatzgewichte, da auch Ihre Bauchmuskeln hypertrophieren können und dadurch Ihre Taille dicker machen (es sei denn, Sie sind Leistungssportler zum Beispiel im Bereich Kampfsport und brauchen explosive, hohe Bauchmuskelkraft).

Variationen:

Sie können eine leichte Drehung am Ende der Bewegung einbauen, um die schrägen Bauchmuskeln mehr einzubeziehen.

Bauchtraining: **Beinheben**

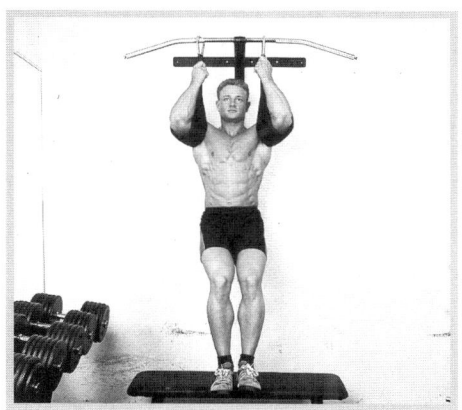 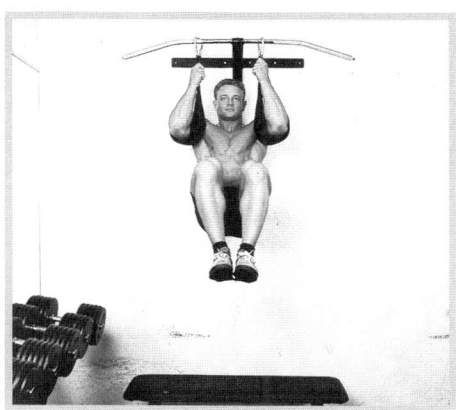

primär: Bauchmuskulatur, besonders unterer Bereich
sekundär: Hüft- und Leistenmuskulatur; schräge Bauchmuskulatur

Ausführung:

Viele Studios haben für diese Übung ein entsprechendes Gestell, an dem Sie Ihren Körper zur freien Bewegung der Beine aufstützen können. Lehnen Sie Ihre Ellbogen auf die Polster und halten Sie sich zusätzlich an den Griffen fest. Lassen Sie Ihre Beine ausgestreckt hängen. Führen Sie nun Ihre Knie zum Bauch hin nach oben, wobei Sie die Beine anwinkeln. Lassen Sie dann Ihre Beine langsam wieder ab. Ihr Rücken bleibt während der ganzen Bewegung am Rückenpolster angelehnt.

Zu beachten:

Auch bei dieser Bauchmuskelübung wird Ihre Wirbelsäule geschont, wenn Sie Ihren Rücken am Polster angelehnt lassen. Die Übung wirkt verstärkt auf die unteren Bauchmuskeln.

Variationen:

Sie können die Beine auch während der ganzen Bewegung gestreckt lassen. Sie können die Übung außerdem auch hängend an zwei Armhalterungen ausführen, so wie auf den Fotos zu sehen. Durch seitliches Hochführen der Beine können Sie Ihre schrägen Bauchmuskeln stärker trainieren.

Bauchtraining: **Bauchmaschine**

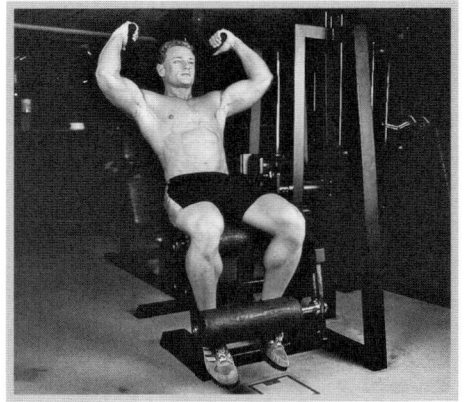 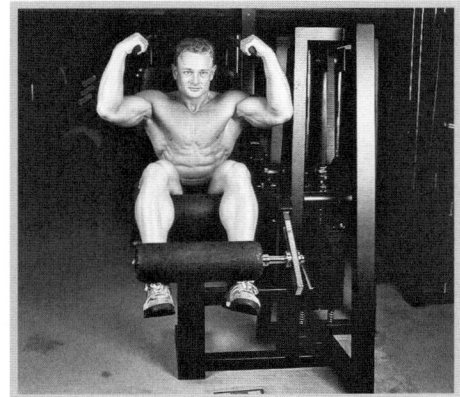

primär: Gerade Bauchmuskulatur
sekundär: Schräge Bauchmuskeln; Hüftmuskeln

Ausführung:

Setzen Sie sich in die Bauchmaschine, greifen Sie mit den Händen die Halterungen und lehnen Sie sich mit dem Rücken ganz an das Rückenpolster. Halten Sie Ihren Rücken unbedingt während der ganzen Bewegung an das Polster gepresst. Haken Sie sich mit den Füßen in die Fußhalterungen ein. Führen Sie nun Oberkörper und Knie nur durch das Zusammenpressen der Bauchmuskeln zusammen. Am Endpunkt der Bewegung sollten sich Knie und Ellbogen nahezu berühren.

Zu beachten:

Das Bauchpressen an der Bauchmaschine stellt ebenfalls eine Übung dar, bei der die Wirbelsäule geschont wird. Dazu müssen Sie allerdings während der ganzen Bewegung den Rücken am Rückenpolster fest angelehnt lassen und das Zusammenklappen des Körpers nur durch die Kraft der Bauchmuskeln bewirken. Konzentration auf die Arbeit der Bauchmuskeln ist beim Bauchpressen an der Bauchmaschine äußerst wichtig.

Variationen:

Keine.

Anhang

Fragen aus der Praxis

Am Schluss dieses Buchs möchte ich noch die Fragen aufführen, die in der alltäglichen Trainingspraxis am häufigsten auftreten. Wahrscheinlich werden Sie die eine oder andere Frage finden, die Ihnen auch selbst am Herzen liegt und die Sie schon lange einmal stellen wollten. Ich führe diese Fragen deshalb erst am Ende auf, da ich bei der Beantwortung der Fragen natürlich auf viele Punkte aus den vorangegangenen Kapiteln zurückgreifen werde. Um also die Antworten vollständig nachvollziehen zu können, sollten Sie als Leser bereits ein umfangreiches Wissen aus allen drei Kapiteln besitzen. Sie können aus den Fragen und Antworten oft erkennen, dass in der Praxis eben immer sowohl Ernährung als auch Training und Regeneration kombiniert werden müssen, um optimale Erfolge zu erzielen. Natürlich stellen die Antworten hier nur eine Kurzform dessen dar, was im Verlauf des Buchs im Detail erklärt worden ist. Wenn Sie das vorliegende Buch vollständig gelesen haben, so müssten Sie die nachfolgenden Fragen eigentlich sogar selbst beantworten können. Sie sind jetzt – wie gewünscht – Ihr eigener Erfolgstrainer geworden!

Frage: Ich esse und esse, nehme aber einfach trotz harten Trainings kein Gramm zu. Was mache ich falsch?

Antwort: Es gibt mehrere Ansatzpunkte. Sie gehören wahrscheinlich zu den extrem ektomorphen Sportlern, die einen sehr schnellen Stoffwechsel haben. Entweder Sie trainieren zu viel und verbrauchen daher zusätzlich zu viele Kalorien, oder aber Sie nehmen einfach trotz großer Nahrungsmengen immer noch zu wenig Kalorien zu sich. Falls eine Steigerung der Nahrungsmenge beim besten Willen nicht mehr möglich ist, müssen Sie mit der gleichen Nahrungsmenge wie bisher mehr Kalorien zu sich nehmen. Das bedeutet, dass Sie bei Bedarf sogar auf einen höheren Anteil an Nahrungsfetten zurückgreifen müssen. Steigern Sie Ihre Kalorienzufuhr schrittweise so weit, bis Sie eine leichte Gewichtszunahme feststellen können. Trainieren Sie unbedingt nach dem HIT-System mit wenigen, schweren Sätzen. Haben Sie Geduld und planen Sie auf lange Sicht!

Frage: Ich fühle mich oft schlapp und ausgelaugt und bin auch anfällig für Erkältungskrankheiten. Was kann ich tun?

Antwort: Diese Anzeichen deuten auf ein Übertraining hin. Wenn Sie derzeit auf konventionelle Art mit vielen Sätzen trainieren, machen Sie zunächst eine Trainingspause von etwa zehn Tagen. Starten Sie dann das HIT-Trainingssystem, um Übertraining zu vermeiden. Achten Sie auf ausreichend Regeneration zwischen den Trainingseinheiten und übertreiben Sie es nicht in Sachen Intensität. Achten Sie besonders auf eine hohe Zufuhr an Vitaminen (vor allem Vitamin C, B-Komplex, E) und Mineralien.

Frage: Ich habe einen zu hohen Körperfettanteil und mache daher seit einiger Zeit eine Diät. Ich habe zwar abgenommen, aber die Fettschicht über meinem Bauch ist immer noch da. Außer Kraft habe ich nicht viel verloren.

Antwort: Fettabbau ist eine Sache, die Zeit erfordert. Was Sie in zwanzig oder dreißig Lebensjahren an Fett eingelagert haben, kann nicht in zwei Wochen völlig verschwinden. Es ist während einer Diät zwar normal, dass Sie etwas an Kraft verlieren, nicht jedoch, wenn dieser Kraftverlust starke Ausmaße annimmt. Dann gehen Sie wohl den falschen Weg, indem Sie durch mehr Hanteltraining die Fettschicht abbauen wollen und so nur übertrainieren. Fettabbau wird durch aerobes Training erreicht, weil dazu Sauerstoff notwendig ist. Trainieren Sie deshalb hart und kurz mit Gewichten und kombinieren Sie das Hanteltraining zum Beispiel mit viermaligem Radfahren à 40 Minuten pro Woche. Streichen Sie Fett nahezu vollständig aus Ihrem Speiseplan (besonders gehärtete Fette) und schränken Sie die Kohlenhydratzufuhr gemäß Ihrem Körpertyp ein. Halten Sie Ihren Proteinkonsum bei ca. 1,8 bis 2 Gramm pro Kilogramm Körpergewicht und bei 30 Gramm pro Mahlzeit. (Das erfordert mehrere kleine Mahlzeiten.)

Frage: Seit ich mit dem HIT-System trainiere, habe ich gute Fortschritte gemacht. Seit Kurzem aber kann ich einfach keine weiteren Erfolge erzielen. Woran kann das liegen?

Antwort: Vermutlich trainieren Sie seit längerer Zeit mit demselben HIT-Programm. Nutzen Sie stattdessen die verschiedenen Varianten, um Adaption zu vermeiden. Stellen Sie außerdem sicher, dass Sie nicht länger als vier bis sechs Wochen mit maximaler Intensität trainieren und dann eine Woche nur locker trainieren. Sie können nicht auf natürlichem Weg Erfolge erzielen, indem Sie das ganze Jahr extrem hart trainieren.

Frage: Mein Trainingspartner macht gerade seine erste Anabolikakur. Früher waren wir gleich stark, aber jetzt ist er deutlich stärker als ich und sieht besser aus. Ich frage mich ernsthaft, ob ich nicht auch einsteigen soll?

Antwort: Lassen Sie bitte Ihre Finger von Steroiden. Natürlich ist Ihr Trainingspartner stärker und massiger geworden, aber um welchen Preis? Warten Sie einmal, bis er seine Steroidkur beendet und den unvermeidbaren Kraft- und Masseverlust erlebt. Wahrscheinlich werden Sie in dieser Phase stärker sein als er. Legen Sie Ihre Erfolge lieber auf Dauer an. Haben Sie Geduld, es geht definitiv auch ohne „Stoff"!

Frage: Ich verstehe die Logik hinter dem HIT-Trainingssystem sehr gut und bin überzeugt von dieser Trainingsmethode. Die besten Bodybuilder in meinem Studio trainieren aber zum Großteil anders, mit mehr Sätzen und Wiederholungen. Sollte ich nicht genauso trainieren?

Antwort: Ich erhebe absolut keinen Anspruch darauf, dass die HIT-Methode für jeden Athleten die absolut einzige Trainingsmethode ist, die Erfolge bringen kann. Wenn Sie einen Muskel hart trainieren und gut essen, werden Sie immer gewisse Fortschritte machen können. Es besteht allerdings ein großer Unterschied zwischen Fortschritten und optimalen, schnellen Fortschritten. Für natürliche Bodybuilder stellt das HIT-System die effektivste Methode dar, um einen athletischen, massigen und muskulösen Körper aufzubauen. Wenn Sie lieber mit einer anderen Methode trainieren, so steht Ihnen das natürlich frei. Es ist lediglich eine Empfehlung aus Erfahrung, diese sehr effektive Trainingsmethode anzuwenden. Überlegen Sie bitte auch immer, ob der Athlet, den Sie so bewundern, tatsächlich „clean" ist. Anabole Steroide sind heutzutage definitiv so weit verbreitet, dass sie auch im Amateur- und Freizeitsport Anwendung finden. Ich warne jedoch auch davor, jeden Athleten, der über eine außergewöhnliche Körperentwicklung verfügt, gleich als Steroidanwender abzustempeln! Oder würde es Ihnen gefallen, wenn Sie wegen Ihrer schnellen Fortschritte mit dem HIT-System von anderen als „Doper"' abgetan werden?

Frage: Ich habe bis jetzt Steroide verwendet, möchte aber doch auf natürliches Training umsteigen. Wie kann ich es vermeiden, dass ich nach dem Absetzen meine Kraft und Masse verliere?

Antwort: Zunächst meinen herzlichen Glückwunsch zu Ihrer Entscheidung. Es gibt allerdings keinen Weg, mit dem Sie Ihre gesamte durch Steroide oder ähnliche Mittel aufgebaute Masse und Kraft erhalten können. Zumal ein großer Teil der Masse oft nur aus vermehrter Wassereinspeicherung besteht, die Sie nach dem Absetzen verlieren. Sie können aber sehr wohl einiges dafür tun, dass Sie wenigstens einen Teil dieser Masse und vor allem der Kraft erhalten können. Steigen Sie auf das HIT-System um. Ich habe bei Athleten, die während der Steroidanwendung mit vielen Sätzen trainiert haben, die Erfahrung gemacht, dass sich ein Großteil der Kraft durch den Umstieg auf wenige, hochintensive Sätze erhalten lässt.

Frage: Ich habe einen anstrengenden Beruf, Familie und noch andere Hobbies außer Bodybuilding, so dass ich kaum Zeit fürs Training habe. Kann ich trotzdem einen muskulösen Körper aufbauen?

Antwort: Ja! Natürlich können Sie nicht erwarten, dass Sie wie ein Leistungsbodybuilder aussehen, aber bereits durch ein zweimaliges Training pro Woche zu ca. 45-60 Minuten können Sie viel an Ihrer Figur verändern. Führen Sie ein Ganzkörperprogramm mit beispielsweise vier intensiven Sätzen für große und zwei Sätzen für keinere Muskelgruppen durch. So trainieren Sie jede Muskelgruppe zweimal die Woche mit minimalem Aufwand, aber maximalem Erfolg.

Frage: Ich möchte mich auf einen Wettkampf vorbereiten, ohne verbotene leistungssteigernde Mittel einzunehmen. Sollte ich jetzt mehr Sätze und Wiederholungen machen, um mehr Definition zu erzielen?

Antwort: Nein! Definition ist eine Frage des Körperfettanteils, und der wiederum ist eine Sache der Ernährung, sowie von aerobem Training zur Fettverbrennung. Sie können nicht mit bestimmten Übungen tiefe „Einschnitte" zwischen Muskeln und eine bessere Definition erzielen. Das Grundprinzip für Muskelaufbau müssen Sie nach wie vor beherzigen. Ihr Muskel wird intensiv, aber kurz trainiert, um maximale Wachstumsstimulation auszulösen. Der Fettabbau wird hingegen durch eine entsprechende Diät und aerobes Training forciert.

Frage: Ich habe durch einige Jahre harten Trainings reichlich Muskelmasse aufbauen können. Mein Ziel ist es, eines Tages Mr. Universum oder Mr. Olympia zu werden. Danach möchte ich eine Karriere in Hollywood machen, so wie es Arnold Schwarzenegger auch vollbracht hat. Wie lange werde ich wohl noch brauchen?

Antwort: Viele Leser werden über diese Frage nur schmunzeln. Zu Recht. Doch was glauben Sie, wie viele Bodybuilder von solch einer Karriere träumen? Glauben Sie mir, mehr als Sie denken. Ich möchte mich so klar wie möglich ausdrücken: Sie werden niemals als natürlicher Athlet ein Mr. Olympia oder Mr. Universum werden. Vergessen Sie all den Humbug, den Ihnen einige „Insider" erzählen wollen. Sie können einen tollen Körper aufbauen, aber verlieren Sie dabei bitte vor lauter Motivation nicht aus den Augen, was auf natürlichem Weg möglich ist. Und es gibt auf der ganzen Welt Millionen von Bodybuildern. Es gibt aber nur einen Arnold Schwarzenegger. Was glauben Sie, wie Ihre Chancen unter Millionen von Bodybuildern stehen, dass ausgerechnet Sie entdeckt werden? Ich drücke Ihnen aber gerne die Daumen.

Frage: Ich habe leider ein typisches Frauenproblem: Ich habe Zellulitis an Oberschenkeln und Po und möchte diese unbedingt loswerden. Hilft in diesem Fall Bodybuilding beziehungsweise Bodyshaping?

Antwort: Zellulitis ist leider ein recht weitverbreitetes Problem bei Frauen. Bodybuilding kombiniert mit aerobem Training und entsprechender Ernährung ist der mit Abstand beste und effektivste Weg, um die Zellulitis zu bekämpfen. Sie brauchen allerdings Geduld, wenn Sie gute Erfolge erzielen wollen. Zellulitis ist nicht von heute auf morgen zu beheben. Durch gezieltes Training der betroffenen Körperstellen werden Muskeln und Haut gestrafft und durch aerobes Training Kalorien und Fett verbrannt. Beides führt zu einer positiven Beeinflussung des Wasserhaushalts im Gewebe der betroffenen Stellen. Durch eine kalorienarme Diät unterstützt, sollten Sie so im Laufe der Zeit überschüssiges Wasser aus dem Gewebe entfernen können und zusätzlich Fett abbauen. Lassen Sie vor allem Ihre Finger von gewissen „Wundermittelchen" und „Zellulitiskillern", die häufig angepriesen werden. Damit wird nicht viel passieren, außer dass die Verkäufer der Mittel reich werden.

Erfolgstabelle

Anhand nachfolgender Tabelle können Sie Ihre Fortschritte auf objektiver Basis nachvollziehen. Genauso können Sie sofort und objektiv erkennen, wann Sie keine Fortschritte machen, um dann entsprechende Änderungen vorzunehmen.

Bitte beachten Sie aber:

→ War ich krank oder im Urlaub während dieser Zeit? Dann fallen in den Bilanzen natürlich die Fortschritte geringer aus.

→ Bedenken Sie die Zielsetzung Ihrer derzeitigen Trainingsplanung: Während einer Wettkampfdiät können Sie als natürlicher Bodybuilder kaum erwarten, an Kraft zuzulegen. Dementsprechend müssen Sie Ihre Erfolgstabelle bewerten.

→ Die Zeitabstände zwischen den einzelnen Bilanzen sollen etwa acht bis zehn Wochen betragen.

→ Sie können beliebige Zusatzübungen in die Tabelle aufnehmen.

→ Bei Gewichtsangaben bitte immer die Angaben für die gleiche Wiederholungszahl eintragen.

→ Bei Maßangaben immer an der gleichen Stelle und immer „kalt" (nicht nach dem Training) messen.

Betrachten Sie immer alle relevanten Aspekte für eine Trainingsphase. Beachten Sie also zum Beispiel während einer Massephase nicht nur Ihr Körpergewicht und Ihren Brust- und Oberarmumfang, sondern auch Ihren Taillenumfang. Wenn Sie fünf Kilo zunehmen, aber Brust- und Oberschenkelumfang annähernd gleichbleiben, dafür Ihre Taille um zehn Zentimeter gewachsen ist, dann läuft etwas falsch.

Hinweis:

Sie können die Erfolgstabelle auch auf der Webseite *www.naturalchallenge.de* herunterladen und ausdrucken. Damit haben Sie Ihr persönliches Exemplar immer zur Hand, ob im Studio oder unterwegs, und Sie können Ihre Trainingsplanung und Erfolgskontrolle jederzeit aktuell halten.

	Beginn	1. Bilanz	2. Bilanz	3. Bilanz	4. Bilanz
Datum					
Körpergewicht					
Trainingsphase					
Trainingsprogramm					
Brustumfang					
Oberarme					
Schultern					
Oberschenkel					
Taille					
Waden					
Unterarme					
Bankdrücken					
Schrägbankdrücken					
Kreuzheben					
Rudern vorgebeugt					
Klimmzüge					
Kniebeugen					
Beinpressen					
Beincurls					
LH-Curls					
LH-Trizepsdrücken					
Wadenheben					
Nackendrücken					
Rudern stehend					
Protein					
Kohlenhydrate					
Fett					
Kalorien					

Was sind „gute Fortschritte"?

Die Antwort auf diese Frage ist leider sehr schwer. Ich verzichte bewusst auf konkrete Zahlen, da Fortschritte von vielen Faktoren wie genetischer Veranlagung, Trainingserfahrung, Körpertyp und momentaner Trainingsphase abhängen. Natürlich nimmt ein endomorpher Athlet viel leichter während einer Massephase zu als ein ektomorpher Sportler. Ebenso wird ein weit fortgeschrittener Bodybuilder mit langjähriger Trainingserfahrung Fortschritte nicht mehr in dem Tempo wie ein Anfänger machen können.

Generell warne ich Sie eindringlich davor, zu schnell zu viel zu erwarten! Eine Zunahme des Körpergewichts von zehn Kilogramm in zwei Wochen (an Muskelmasse) ist auf natürlichem Weg einfach nicht möglich. Versuchen Sie, das Problem lieber so zu sehen: Wenn Sie einer dieser Athleten sind, die bisher einfach nicht zunehmen konnten und fast verzweifelt wären, jetzt aber innerhalb von acht bis zehn Wochen durch Umstellung Ihrer Ernährung und Ihres Trainings zwei bis drei Kilogramm zugenommen haben, dann ist das in der Tat ein toller Erfolg. Planen Sie längerfristig, um sich Enttäuschungen durch übertriebene Erwartungen zu ersparen. Wenn Sie regelmäßig in acht bis zehn Wochen zum Beispiel zwei Kilo zunehmen, so wiegen Sie nach einem Jahr volle zehn Kilogramm mehr! Das ist doch ein großartiger Erfolg für einen ehemals verzweifelten „Hardgainer", finden Sie nicht?

Anatomietafel

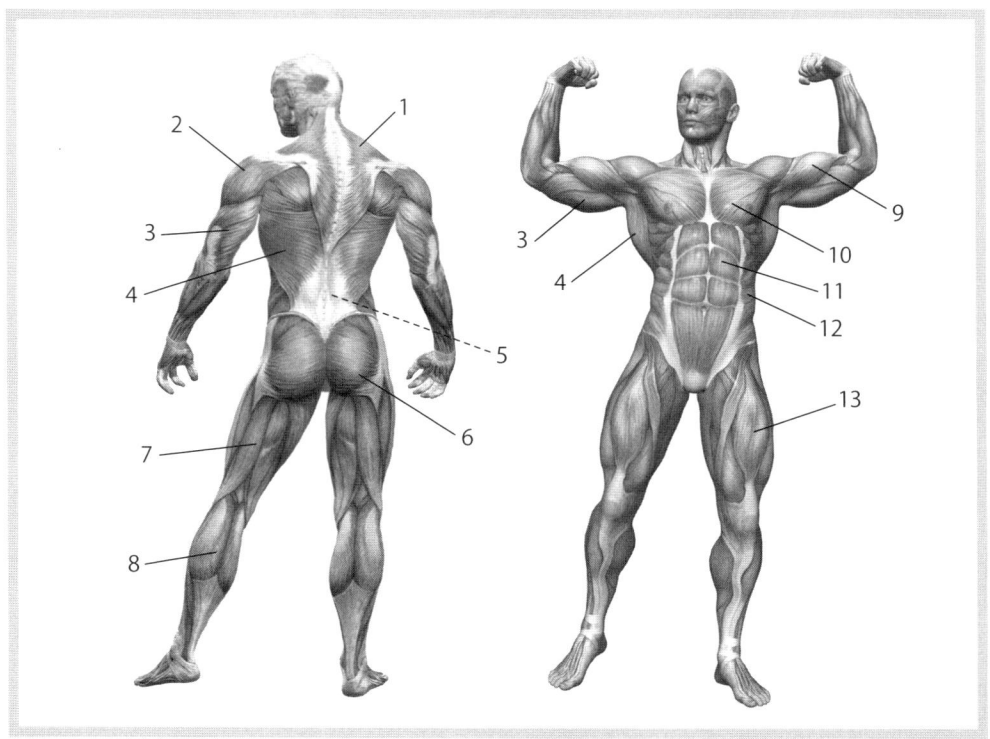

1) Nackenmuskulatur
2) Schultermuskulatur (Deltamuskel)
3) Trizeps (Armstrecker)
4) Latissimus (breiter Rückenmuskel)
5) Im Bild verdeckt: Rückenstrecker
6) Gesäßmuskulatur
7) Beinbizeps (Beinbeuger)
8) Wadenmuskulatur

9) Bizeps (Armbeuger)
10) Brustmuskulatur
11) Gerader Bauchmuskel
12) Schräge Bauchmuskeln
13) Quadrizeps (Beinstrecker)